W0287268

Dr. Verena Breitenbach

das buch von schwangerschaft und geburt

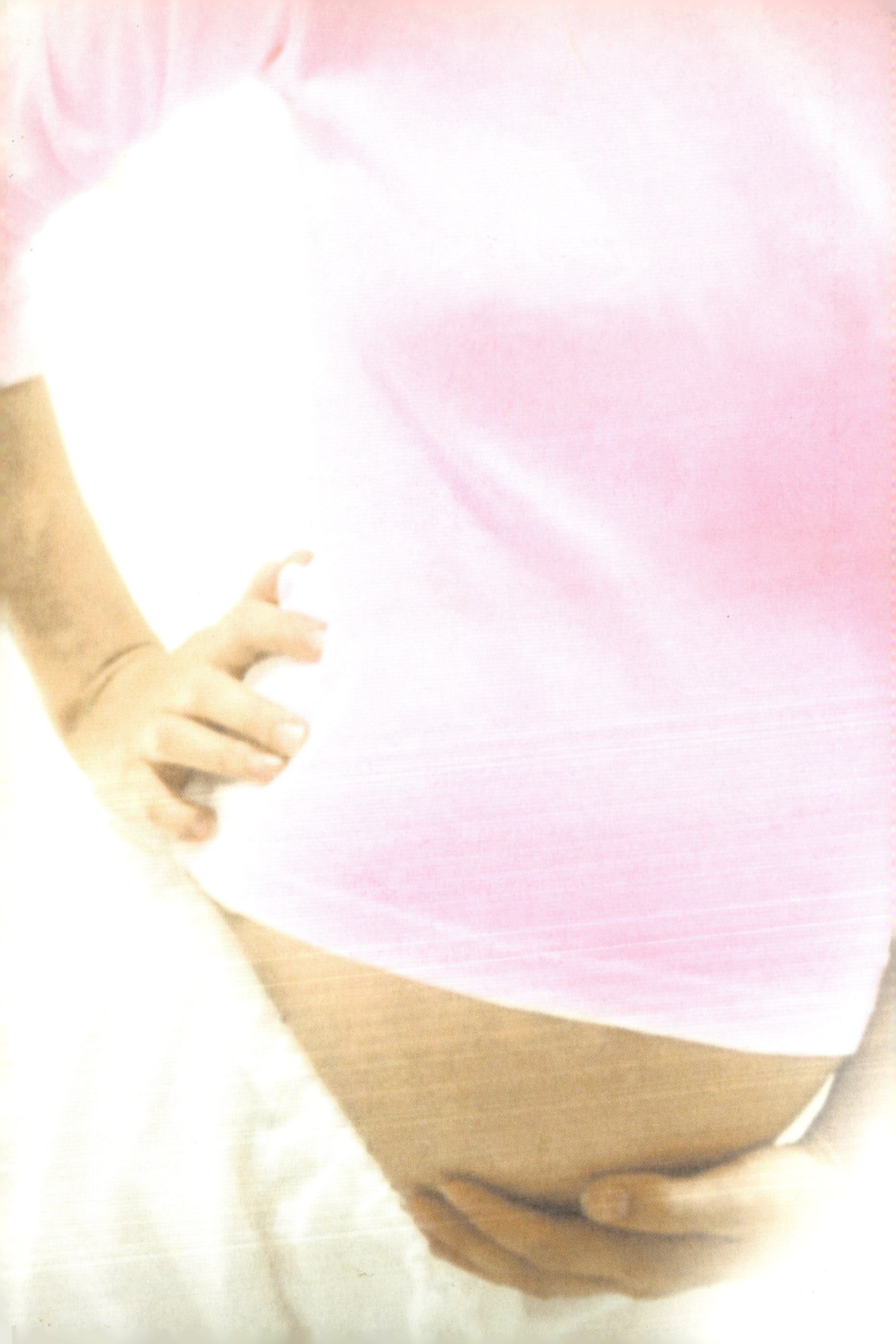

Dr. Verena Breitenbach

das buch von schwangerschaft und geburt

Monat für Monat:
Die Entwicklung des Kindes

Das Beste aus Schulmedizin
und Naturheilkunde

Wertvolle Tipps für Ernährung,
Schönheit und Wellness

HEYNE

Inhalt

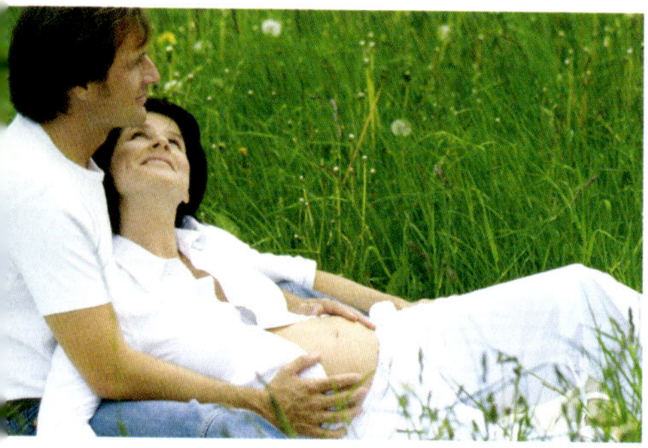

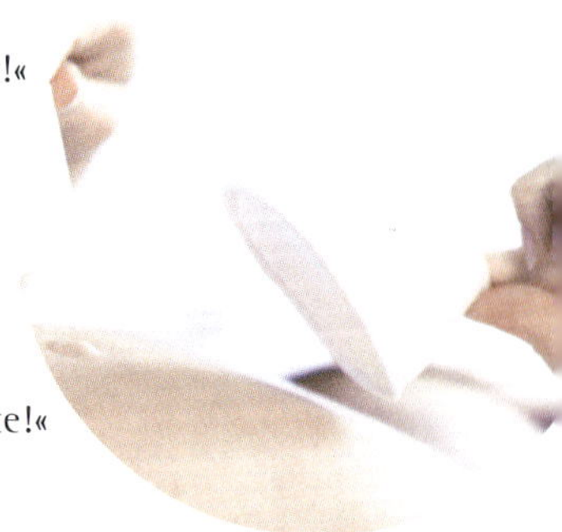

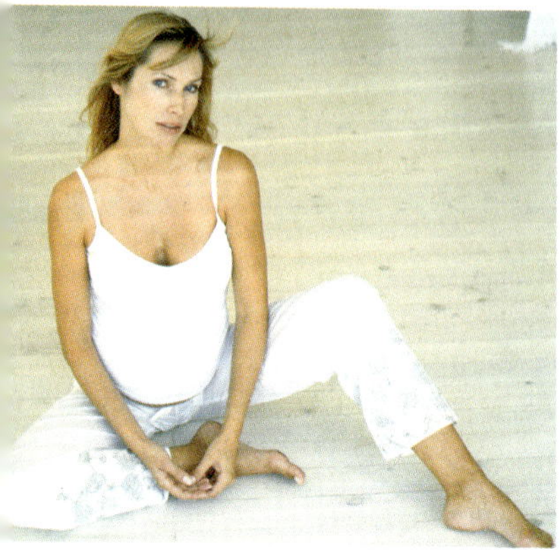

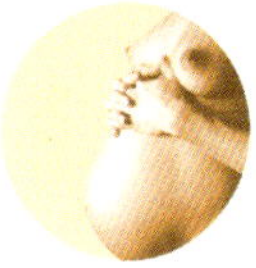

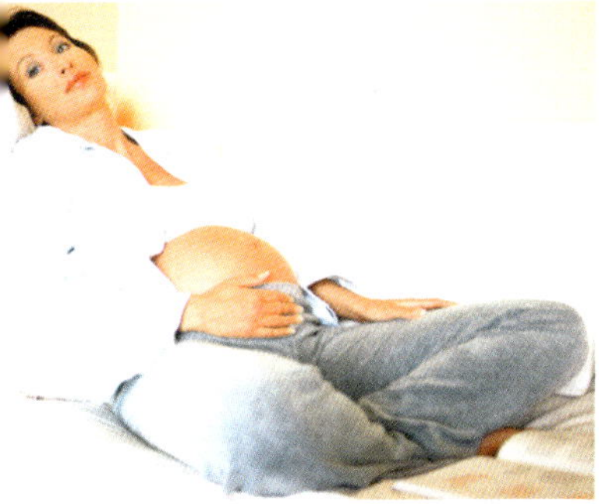

Wenn die Schwangerschaft Probleme macht 108

Herzlich willkommen: Die Geburt 138

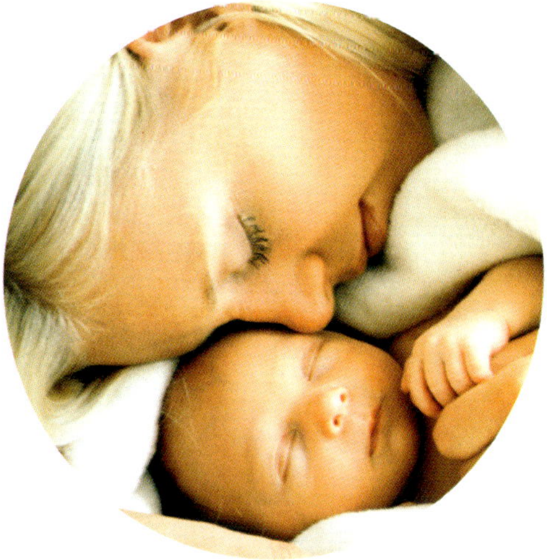

Leben zu zweit: Wochenbett und Stillen 176

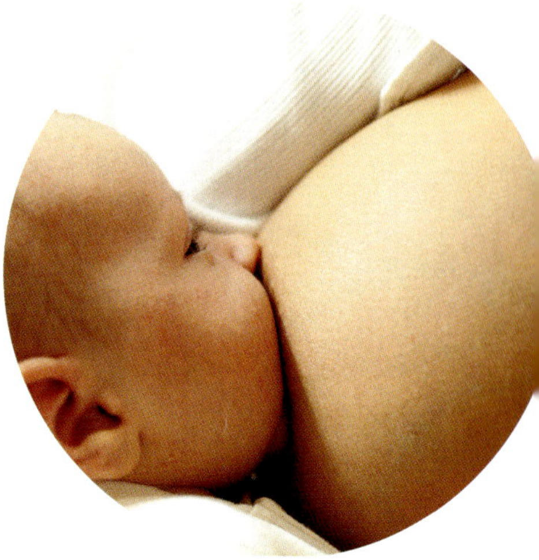

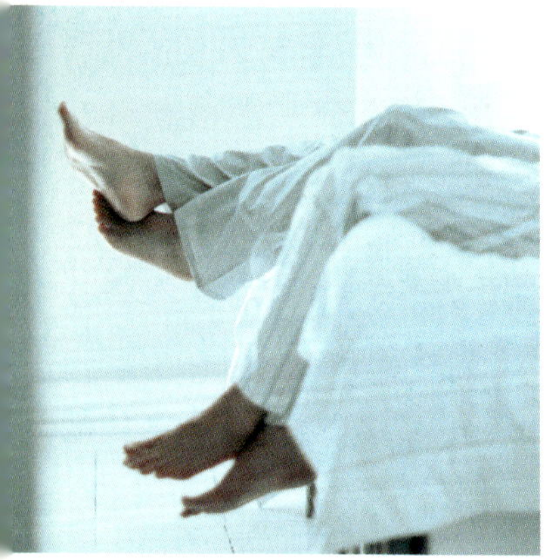

Wenn das Wunschkind nicht kommen will 202

Anhang

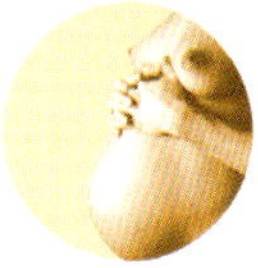

Vorwort

Die Geburt eines Kindes ist wie die Entstehung einer neuen Welt.
Achim Schmidtmann

Für meine Tochter Eva-Maria, für alle Kinder und werdende Eltern

Sie sind schwanger? Herzlichen Glückwunsch. Die Schwangerschaft, die Geburt und Stillzeit sind sehr intensive Zeiten im Leben einer Frau und ihres Partners. Ein neues Leben in sich zu tragen und die Entwicklung eines Kindes zu erleben, gleicht jedes Mal einem Wunder, das Sie intensiv erleben und genießen sollten. Aus meiner klinischen und praktischen Arbeit als Frauenärztin und als Mutter weiß ich, dass werdende Eltern nicht einschätzen können wie alles wird, und was auf sie zukommt. Das verunsichert viele.

Mit diesem Buch möchte ich Sie durch die spannende Zeit Ihrer Schwangerschaft begleiten und Ihre Fragen beantworten. Ich erkläre, wie sich Ihr Kind entwickelt, was in den einzelnen Monaten bei Ihnen selbst passiert, was für Untersuchungen möglich und sinnvoll sind und was es für Hilfen bei Erkrankungen und Wehwehchen gibt. Sie finden Übungen zur Geburtsvorbereitung, Ernährungstipps und nützliche Adressen. Ich möchte für Sie bei der Geburt, dem Wochenbett und der Stillzeit als Ärztin und Freundin da sein. Sie sollen sich geborgen fühlen und gelassen auf die Ereignisse vorbereiten können.

Ärzte und Hebammen haben an diesem Buch mitgearbeitet, darunter viele führende Experten für Schwangerschaft und Geburtshilfe. Schulmedizin, Homöopathie und Naturheilkunde stehen nebeneinander. Meine eigenen reichhaltigen Erfahrungen als Mutter und aus der Arbeit als Frauenärztin in Deutschland, aber auch in Amerika, Afrika, England und der Schweiz kommen Ihnen zugute. Daneben finden Sie ebenso wichtige Tipps aus der traditionellen chinesischen Medizin und dem Ayurveda.

Bedanken möchte ich mich ganz herzlich bei Susanne Schmieg, Ingeborg Stadelmann, Dr. Christiane Terpeluk, Dr. Jakob Derbolowsky, Professor Dr. Friedrich Dittmar, Professor Dr. Karl- Theo Maria Schneider und bei Professor Dr. Ernst Rainer Weissenbacher. Ebenso gilt mein besonderer Dank Silke Amthor für ihre große Hilfe beim Verfassen des Textes und Gudrun Jänisch für die redaktionelle Betreuung im Verlag sowie Lianne Kolf für ihr großes Engagement.

Ich wünsche Ihnen eine schöne und entspannte Schwangerschaft und Geburt und viel Freude mit Ihrem Kind.

Ihre Verena Breitenbach

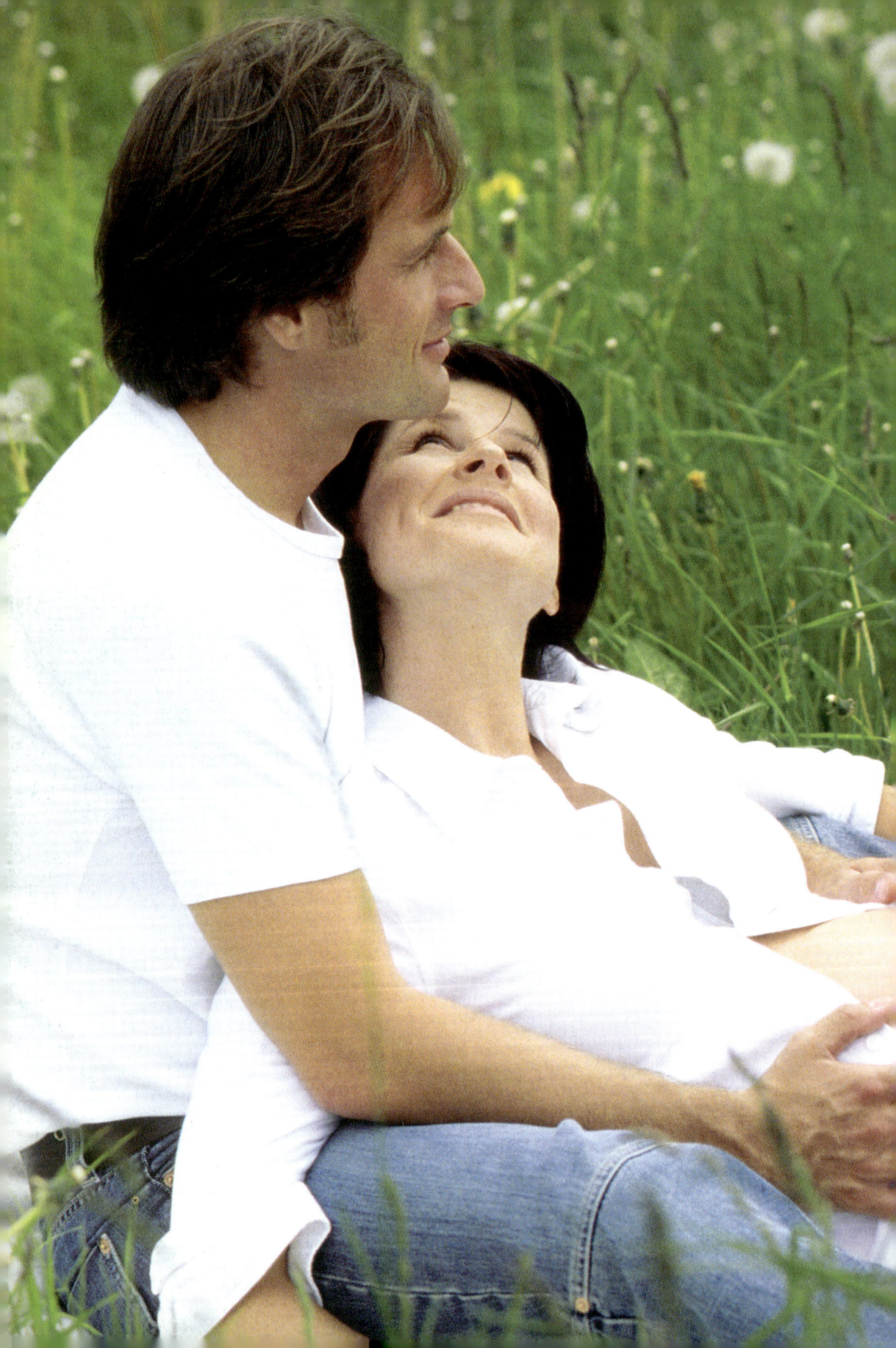

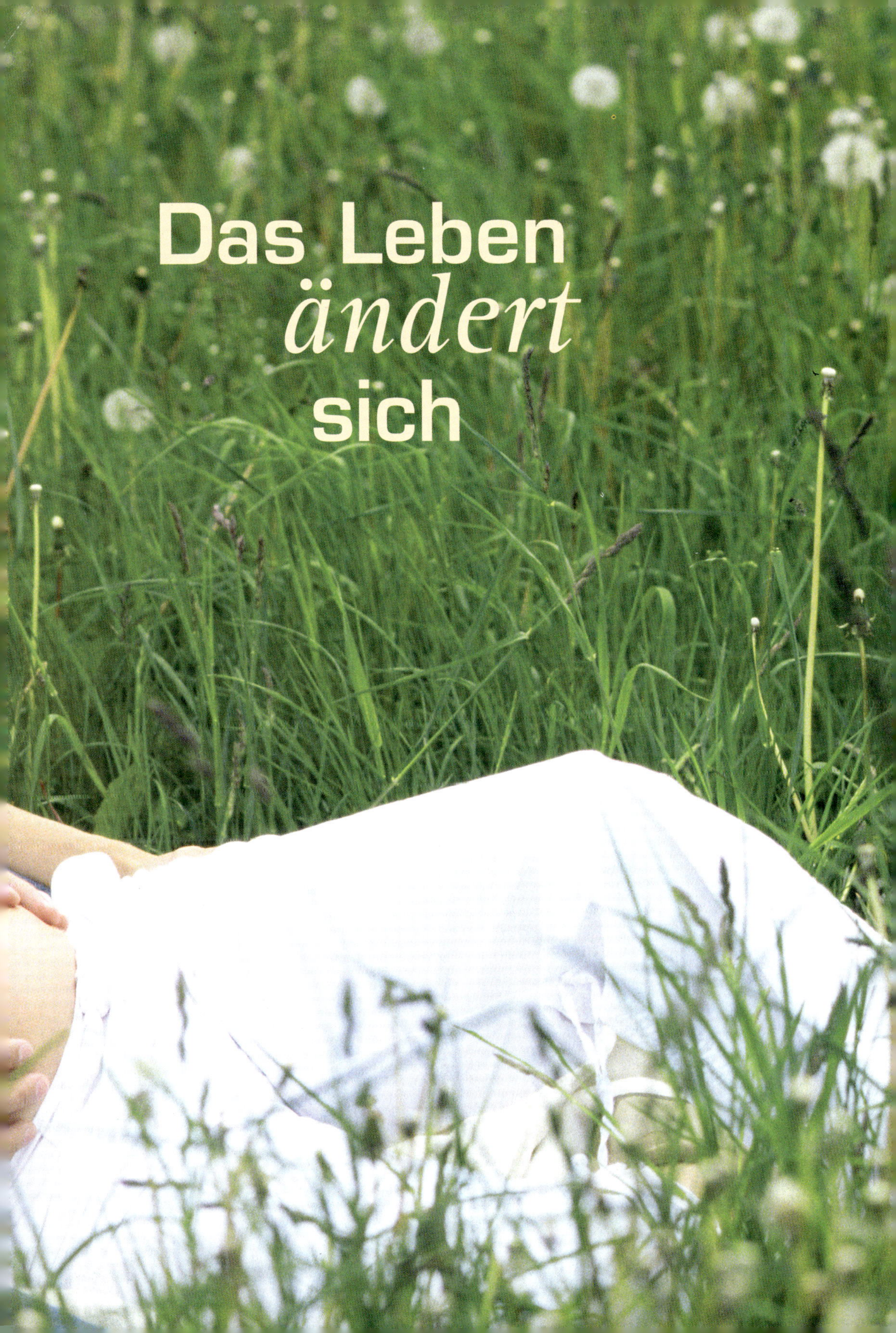
Das Leben
ändert
sich

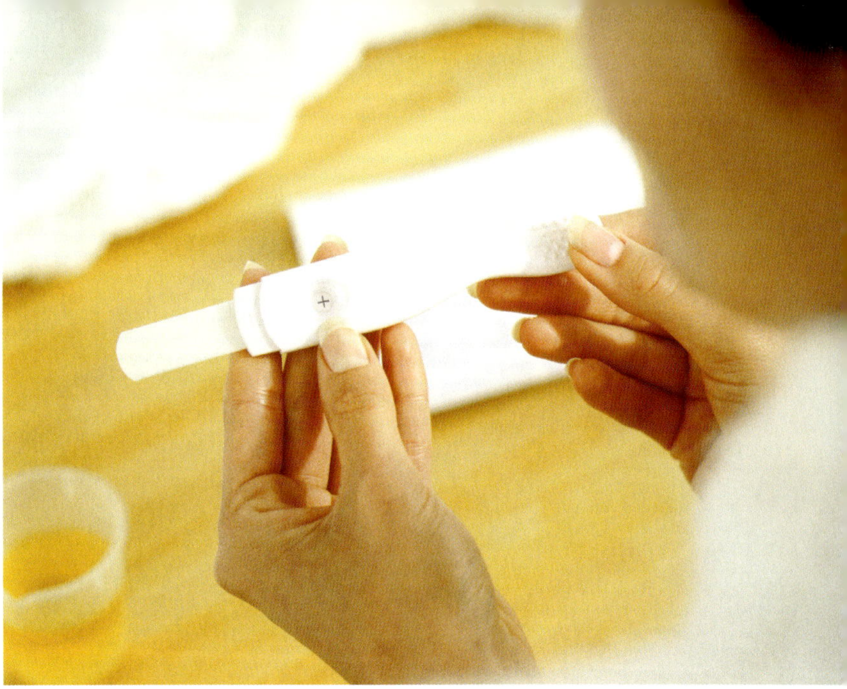

Der Beginn – Was alles im Körper passiert

Wenn sich ein Baby ankündigt, steht die Welt ein paar Sekunden still. Ab jetzt gilt: Nichts bleibt, wie es war. Das Leben ändert sich.

Toll. Sie tragen neues Leben in sich. Nochmals herzlichen Glückwunsch. In meiner Praxis begleite ich viele schwangere Frauen und möchte Ihnen gerne meine Erfahrungen als Ärztin und Mutter weitergeben. Und ich kann immer nur den Ratschlag erteilen: Genießen Sie diese Zeit und erleben Sie möglichst viel bewusst, schreiben Sie Ihre Erlebnisse auf oder tauschen Sie sich mit anderen Frauen aus. Auch Geburtsvorbereitungskurse, Yoga oder Schwimmen in der Gruppe stärken die Erlebnisfähigkeit. Hören Sie in Ihren Körper und reden Sie mit Ihrem Kind, tun Sie einfach alles, was Ihnen gut tut. Umso intensiver und bewusster können Sie diese Zeit erleben und später noch lange davon zeh-

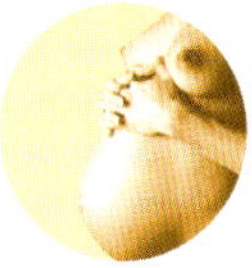

ren. Lassen Sie auch Ihren Partner daran teilhaben, denn er kann das kleine Wesen nicht so direkt spüren. Genießen Sie die Partnerschaft, denn eine Schwangerschaft kann eine ganz innige Zeit für eine Beziehung und sogar die Krönung der Liebe sein.

Ermutigen möchte ich Sie auch für die anderen Zeiten. Himmelhoch jauchzend zu Tode betrübt. Wie die Freude und das fast übergroße Glück, das Mütter erleben, gehören auch Zweifel, Ängste und Sorgen dazu. Die Schwangerschaft macht sensibler und Dinge berühren mehr.

Jede Frau, jede Lebenssituation und jede Schwangerschaft ist anders. Machen Sie sich also keinen Stress, wenn Sie mal nicht so glücklich sind oder Zweifel haben. Das geht vielen Frauen so. In dieser Zeit, in der Frauen gerade Zuwendung brauchen, kann es auch Probleme in der Partnerschaft geben, Auseinandersetzungen mit den Eltern oder Stress im Job. Dazu kommen körperliche Beschwerden, wie Übelkeit, Sodbrennen, Müdigkeit, Rückenschmerzen, Wadenkrämpfe oder Ähnliches. Leider, es gibt sie, diese Probleme. Aber für die meisten gibt es auch Lösungen, viel Gutes leisten die Schulmedizin und die Naturheilkunde. Und auch Ihre Gefühle können Achterbahn fahren. Suchen Sie sich eine gute Freundin, die Sie versteht: Sprechen Sie mit Ihrem Partner über Ihr Empfinden. Sie dürfen auch mal nicht gut drauf sein oder weinen. Nehmen Sie die Hilfe von Arzt und Hebamme in Anspruch. Auch sie werden treue Begleiter durch alle Höhen und Tiefen sein.

Ich hoffe, ich kann in diesem Buch viele Ihrer Fragen beantworten und so zu einer schönen und entspannten Schwangerschaft beitragen, damit es gute neun Monate für Sie, Ihr Kind und Ihren Partner werden.

Positive Vorzeichen: Bin ich wirklich schwanger?

Frauen, die sich ein Kind wünschen, kennen den spannenden Moment jeden Monat: Kommt die Regel oder kommt sie nicht? Wenn sie ausbleibt, heißt es schwanger oder nicht? Gewissheit bekommen Sie schnell mit einem Schwangerschaftstest aus der Apotheke. Bereits 24 Stunden nach der Befruchtung produziert der Körper ein Hormon namens HCG (Humanes Chorion-Gonadotropin). Dieses Hormon wird in der Schwangerschaft gebildet und lässt sich entweder im Blut oder Urin nachweisen. Im Blut schon 10 bis 12 Tage nach der Befruchtung, im Urin beim Ausbleiben der Regel. Dazu halten Sie das Teststäbchen am besten in den Morgenurin, hier ist das HCG besonders konzentriert und deshalb früher messbar. Nach fünf Minuten zeigt ein Farbsignal dann an, ob ein Baby unterwegs ist. Der Embryo ist zu diesem Zeitpunkt 10 bis 14 Tage alt. Falls der Test negativ ausfällt, Sie also laut Anzeige nicht schwanger sind, sollten Sie ihn dennoch eine Woche später wiederholen. Schwangerschafts-Heimtests sind übrigens sehr zuverlässig. Endgültige Sicherheit gibt eine Untersuchung bei Ihrem Frauenarzt.

Heißt es dann mit Sicherheit »schwanger«, stellt diese Nachricht für viele Frauen das Leben total auf den Kopf. »Ich könnte die ganze Welt umarmen« oder »Ich bin so glücklich wie selten im Leben« sind Sätze, die vielen Frauen in diesem Moment durch den Kopf gehen. Dazu kommen aber auch Zweifel, Sorgen und Ängste. Fragen wie

info
GESUNDHEIT

Bin ich schwanger – die wichtigsten (möglichen) Anzeichen

- Ausbleibende Regelblutung.
- Der Busen schwillt an, wird fester und druckempfindlicher, die Brustwarzen verfärben sich bräunlich.
- Gefühlsschwankungen wie Reizbarkeit oder Traurigkeit.
- Müdigkeit, geringe Belastbarkeit, Kreislaufprobleme.
- Eventuell Übelkeit am Morgen oder sogar Erbrechen.
- Eigenartige Essgelüste.
- Weißlicher Ausfluss aus der Scheide.
- Die Pigmentierung der Schamlippen kann stärker werden.
- Die Beine werden schwerer.
- Der Halsumfang wächst. Früher bekamen die Frauen von ihren Müttern Samtbänder. Haben diese nicht mehr gepasst, wussten sie von der Schwangerschaft. Der vergrößerte Halsumfang kommt durch das Wachstum der Schilddrüse zustande.
- Absolut sicher ist übrigens nur der Nachweis eines kindlichen Herzschlages im Ultraschall, der etwa ab der siebenten bis achten Schwangerschaftswoche nachweisbar ist.

»Bin ich wirklich reif für ein Kind?«, »Wird es auch gesund zur Welt kommen?« oder »Wird das Kind unsere Partnerschaft verändern?«, »Passt das Kind in die Lebenssituation?«, »Wie geht es beruflich weiter?« stehen den positiven Gefühlen entgegen.

Jede Frau kennt den Satz: Schwangerschaft ist keine Krankheit. Ist sie auch nicht, trotzdem bedeutet sie für die Frau sowohl eine körperliche als auch eine seelische Anpassung an eine veränderte Situation innerhalb kürzester Zeit. Sie können stolz auf sich und ihren Körper sein. Er vollbringt jetzt Höchstleistungen. Das kann auch eine Belastung bedeuten, bei der die eigene Frauenidentität und Mutterrolle geklärt werden muss. Häufig treten auch gerade in dieser ereignisreichen Zeit nicht geklärte Konflikte mit den Eltern oder Geschwistern wieder auf. Versuchen Sie möglichst jetzt darüber zu reden. Auch Selbsterfahrung und das Gespräch mit einem Therapeuten helfen Ihnen. Und geklärte Beziehungen geben dem Kind auch einen leichteren Start ins Leben.

Trotz allem: Bei den meisten Frauen überwiegen die positiven Gefühle und die Freude auf ihr Kind.

Aber nicht nur für die Frauen ist es eine Umstellung. Auch die Männer brauchen Zeit, um in die Vaterrolle zu wachsen. Denn sie haben häufig Zukunftsängste: Kann ich eine Familie ernähren, wie ändert sich unsere Beziehung, und schaffe ich es, Beruf und Familie zu kombinieren. Auch an die neue Frauenrolle müssen sie sich gewöhnen. Jetzt ist ihre Freundin oder Frau nicht nur noch für sie da. Sie wird jetzt Mutter. Aus zwei werden drei. Also weniger Zeit und Aufmerksamkeit für die Paarbeziehung. Und die anderen Kinder, wenn schon welche da sind, müssen die Mutter teilen. Das ist nicht immer leicht. Selbst die Großeltern müssen in ihre Rolle wachsen, für manche Frauen heißt Oma werden, auch

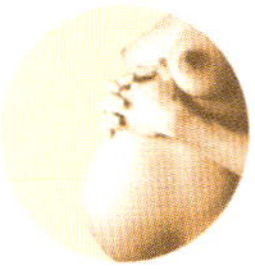

älter werden. Ich rate den Partnern und der ganzen Familie, über ihre Sorgen zu sprechen und ihre Empfindungen mitzuteilen. Kommunikation ist in dieser Zeit der Veränderung besonders wichtig.

Ich lade häufig die ganze Familie ein, mit zur Ultraschalluntersuchung zu kommen. So können alle gemeinsam die Schwangerschaft und das Wachstum des Kindes erleben. Und dadurch wird es für alle eine sehr intensive Zeit. Ich erlebe immer wieder, dass die Freude bei allen Familienmitgliedern wächst, und wenn das kleine Wesen erst einmal das Licht der Welt erblickt hat, ist meist alles andere vergessen.

Nicht nur die Gefühle fahren Achterbahn, auch Ihr Körper verändert sich durch die Hormonflut komplett. Er wird weiblicher, die Rundungen nehmen schnell zu. Häufig sind Frauen, die einen eher kleinen Busen haben, stolz auf das üppige Dekolleté. Es ist nicht selten, dass man in der Schwangerschaft ein bis zwei BH-Körbchengrößen mehr braucht. Verantwortlich ist vor allem das Hormon Prolaktin, das jetzt verstärkt gebildet wird und für die Milchbildung verantwortlich ist. Das Becken wird breiter, die Hosen spannen schon bald, obwohl noch gar kein Bäuchlein zu sehen ist. Das Atemvolumen steigert sich um bis zu 40 Prozent, das Herz schlägt häufiger, anderthalb Liter mehr Blut kreisen schon bald durch Ihren Körper. Der Körper arbeitet buchstäblich für zwei – das ist anstrengend und erklärt auch die Gefühle von starker Müdigkeit und Abgespanntsein in den ersten drei Monaten, mit denen fast alle Schwangeren zu kämpfen haben. Viele Frauen bemerken ein Ziehen in der Leistengegend. Das ist kein Grund zur Sorge, denn jetzt dehnen sich die Mutterbänder und das andere Bindegewebe im gesamten Beckenbereich.

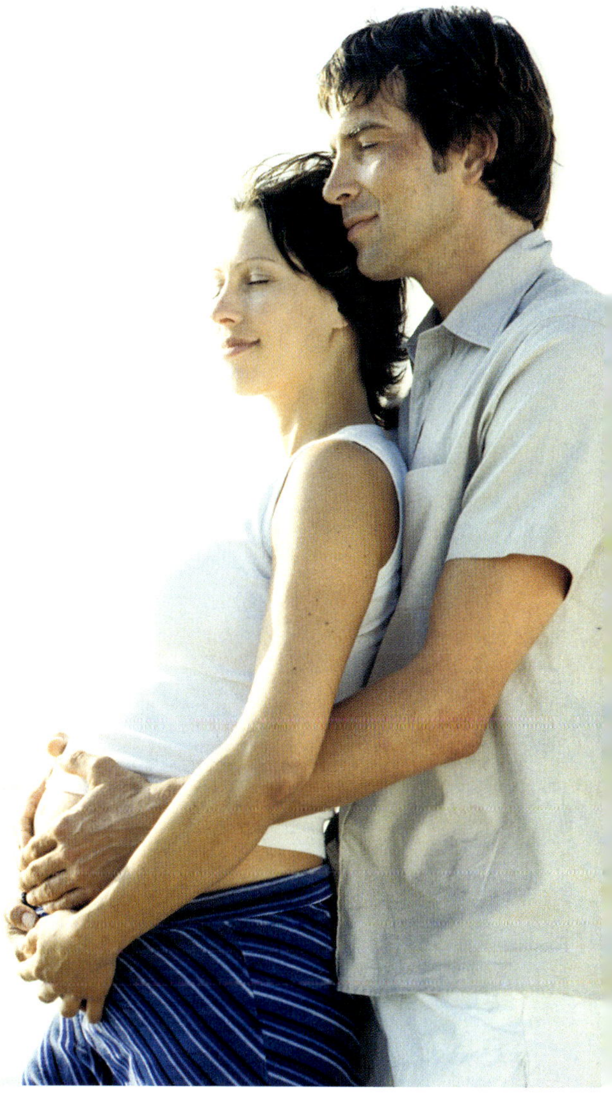

Schwanger: Das stellt das bisherige Leben komplett auf den Kopf. Auch die Partnerschaft verändert sich durch ein Kind.

Hormone, die Kuriere im Körper

Ohne sie läuft in unserem Körper überhaupt nichts: Hormone. Diese natürlichen Botenstoffe helfen dabei, Informationen von einer Zelle zur anderen zu übermitteln. So können sie verschiedene Körperfunktionen hemmen oder stimulieren. Hormone haben auf unterschiedliche Bereiche des Körpers Einfluss, auf Herz und Nerven, auf Wachstum, auf unsere Gefühle und natürlich besonders auf die Sexualität und Fortpflanzung. Im Grunde genommen findet die Hormonproduktion in drei voneinander abhängigen Zentren statt: An der Spitze steht dabei der so genannte Hypothalamus im Gehirn. Er steuert unter anderem Kreislauf, Atmung, Stoffwechsel sowie die Geschlechtsfunktionen. Dort wird über die Aussendung eines Hormons die zweite Station, die Hirnanhangsdrüse (Hypophyse), angeregt, ihrerseits stimulierende Hormone zu bilden. Sie sind es, die in der dritten Station, den Eierstöcken, die Produktion der eigentlichen Geschlechtshormone auslösen. Der Gehalt der Hormone im Blut wirkt wiederum auf den Hypothalamus zurück. Sind genügend Hormone vorhanden, werden weniger Steuerungshormone gebildet und umgekehrt.

Regelkreis der weiblichen Hormone:
Zu ihm gehören Hypothalamus, Hypophyse und Eierstöcke.

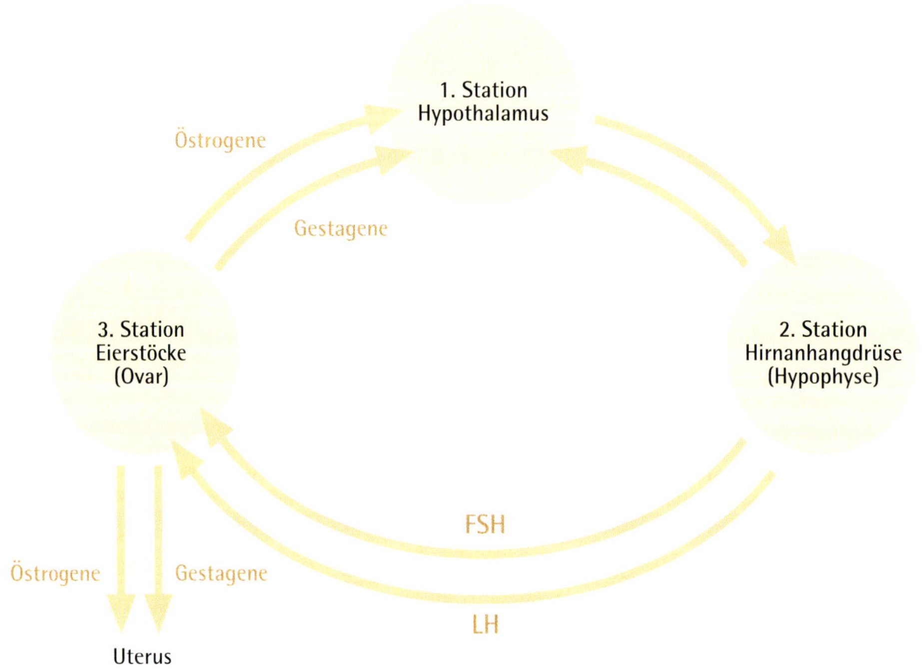

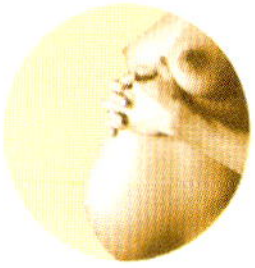

Während der Level der männlichen Geschlechtshormone in etwa immer gleich bleibt, unterliegt der Hormonspiegel im weiblichen Körper im Laufe des monatlichen Zyklus großen Schwankungen. Damit es überhaupt zu einer Schwangerschaft kommen kann, ist ein fein abgestimmtes Zusammenspiel mehrerer Hormone nötig.

Gonatropin-Freisetzungshormon (GnRH)

Dieses Hormon wird vom Mittelhirn (Hypothalamus) gebildet und regt wiederum in der Hirnanhangsdrüse die Ausschüttung von zwei wichtigen Steuerungshormonen im weiblichen Körper an: dem Follikelstimulierenden Hormon (FSH) und dem Luteinisierenden Hormon (LH).

Follikelstimulierendes Hormon (FSH)

Dieses Hormon wird besonders in der ersten Zyklushälfte gebildet und sorgt unter anderem für die Bildung von Eibläschen, die Östrogen produzieren. Ist genügend von diesem Hormon vorhanden, wird weniger FSH gebildet, die Eireifung wird reduziert. Nur ein einziges Eibläschen, der so genannte Leitfollikel, wird weiterhin mit FSH versorgt, kann so weiterreifen und steht für eine eventuelle Befruchtung zur Verfügung. Die anderen Bläschen bilden sich zurück.

Luteinisierendes Hormon (LH)

Hat der Leitfollikel eine bestimmte Größe erreicht und ist zum Eisprung bereit, schnellt der Gehalt des Luteinisierenden Hormons in die Höhe. Es löst nach 16 bis 36 Stunden den Eisprung aus, das Ei löst sich dann aus dem Follikel und kann befruchtet werden. Nach dem Eisprung wird der Rest des gesprungenen Follikels unter Einwirkung des LH und durch Einlagerung eines gelben Pigments zum Gelbkörper (Corpus luteum), der wiederum das Hormon Progesteron produziert, es wird deshalb auch Gelbkörperhormon genannt.

Gestagen

Das Progesteron ist ein Hormon aus der Familie der Gestagene. Sein Name ist Programm: Progesteron bedeutet »für die Schwangerschaft«. Seine Aufgaben innerhalb des weiblichen Körpers sind vielfältig. So wandelt es in der Zyklusmitte die durch Östrogen aufgebaute Schleimhaut der Gebärmutter um und verändert die Konsistenz des Schleims am Gebärmutterhals. Den Anstieg der Körpertemperatur um rund ein halbes Grad nach dem Eisprung bewirkt ebenfalls das Progesteron. Wird ein Ei in einem Zyklus nicht befruchtet, so sinkt der Progesteronspiegel wieder ab – das ist auch der Startschuss für die nächste Regelblutung. Nistet sich dagegen ein befruchtetes Ei ein, so übernimmt der Gelbkörper eine Art Bodyguard-Funktion: Er bildet so lange ausreichend Progesteron, bis die Plazenta selber ausreichend davon produzieren kann. Und auch in der Schwangerschaft selbst übernimmt das Progesteron eine wichtige Aufgabe. Es entspannt die Gebärmuttermuskulatur, damit keine Frühgeburt durch vorzeitige Wehen ausgelöst wird.

Östrogen

Östrogene sind eigentlich ein Überbegriff für eine ganze Gruppe von weiblichen Geschlechtshormonen. Die wichtigsten Vertreter sind das Östradiol, das Östriol und das Östron. Der Einfachheit halber spricht man aber meistens von Östrogen. Östrogen wird in den Follikeln der Eierstöcke und in kleinen Mengen auch in der Nebennierenrinde gebildet. Das Hormon, das uns Frauen zur Frau macht, hat entscheidende Aufgaben im Körper. Es fördert die Reifung der Eifollikel in den Eierstöcken, hilft der Eizelle beim Weg durch den Eileiter und ist beim Aufbau der Gebärmutterschleimhaut in jedem Zyklus behilflich, nachdem die alte Schleimhaut mit der Regelblutung abgebaut und abgestoßen wurde.

Androgene

Androgene sind die Gruppe der männlichen Geschlechtshormone, der wichtigste Vertreter ist das Testosteron. Doch auch im weiblichen Körper sind Androgene in geringer Menge vorhanden. Sie werden von den Eierstöcken und den Nebennieren gebildet. Kreist allerdings zu viel von diesem Männlichkeitshormon im Körper, kann das bei Frauen zu Problemen wie vermehrtem Haarwuchs am Körper, einer tiefen Stimme und auch Akne führen. Androgene wirken eiweißaufbauend (anabol), lassen daher Muskeln schneller wachsen. In den Wechseljahren, wenn der Körper die Östrogenproduktion reduziert, werden auch weiterhin Androgene produziert. Ein Teil von ihnen wird im Unterhautfettgewebe wieder in Östrogen umgewandelt, so dass das Weiblichkeitshormon nicht ganz versiegt.

Prolaktin

Prolaktin ist, wie der Name schon deutlich macht (lat. pro=für, lac=Milch), für die Milchbildung zuständig. Dieses Hormon wird, wie das LH und das FSH, in der Hypophyse gebildet. Ab dem zweiten Schwangerschaftsmonat erhöht sich der Prolaktin-Spiegel im Körper deutlich und bleibt auch in der Stillzeit auf einem hohen Level. Die vermehrte Prolaktin-Ausschüttung hemmt gleichzeitig die Hormone LH und FSH. Folge: Der normale Zyklus ist noch nicht wieder in vollem Gange. Meistens findet in der Stillzeit keine Regelblutung statt. Das heißt jedoch nicht, dass Sie in dieser Zeit mit Sicherheit nicht schwanger werden können. Lediglich wenn Sie voll stillen, das heißt mindestens sechsmal in 24 Stunden, davon einmal nachts, können Sie ziemlich sicher sein, dass Sie in den ersten 12 Wochen nach der Geburt nicht schwanger werden. Frauen, die nicht oder nur teilweise stillen, können bereits nach drei bis sechs Wochen wieder fruchtbar sein.

Humanes Choriongonatropin (HCG)

Wenn sich die befruchtete Eizelle rund sechs Tage nach dem Eisprung in der Gebärmutter einnistet, bildet sie das so genannte Schwangerschaftshormon oder genauer das Humanes Choriongonatropin (HCG). Das Hormon hilft, den Gelbkörper und die Gebärmutterschleimhaut zu erhalten. Schwangerschaftstests weisen genau dieses Hormon nach, das ein relativ sicheres Indiz für eine Schwangerschaft ist. Die Ausscheidung von HCG beginnt etwa zehn Tage nach der Befruchtung und steigt bis zur 12. Woche stetig an. Faustregel: In einer normal verlaufenden Schwangerschaft verdoppelt sich der HCG-Spiegel bis zur 12. Woche alle zwei Tage. Deshalb ist es auch wichtig, einen Schwangerschaftstest nicht zu früh durchzuführen. Eventuell reicht die HCG-Konzentration im Urin noch nicht aus, der Test zeigt dann ein negatives Ergebnis, obwohl Sie schwanger sind. Machen Sie den Schwangerschaftstest am besten morgens, denn im Morgenurin ist HCG konzentrierter und deshalb früher messbar.

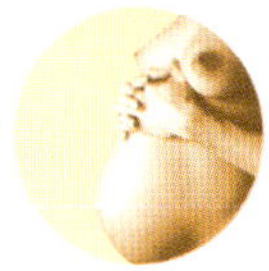

Neun Monate oder wie lange eigentlich?

Die normale Schwangerschaft dauert durchschnittlich 267 Tage, gerechnet ab der Befruchtung, 281 Tage, gerechnet ab der letzten Periode bei einem regelmäßigen Zyklus. Das entspricht 40 Wochen oder zehn Lunarmonaten, wobei diese ab der letzten Periode gerechnet werden und nicht ab der Befruchtung. Eigentlich sind es also nur 38 Wochen. Diese Berechnung stammt noch aus früherer Zeit.

Heute wird der Geburtstermin mit Ultraschall in den ersten drei Monaten bestimmt. Der Arzt gibt im Mutterpass die Schwangerschaft in abgeschlossenen Wochen und zusätzlichen Tagen an. Die Schwangerschaft dauert 40 Wochen, steht im Mutterpass 33+2, bedeutet das, die Frau hat 33 Wochen und 1 Tag der Schwangerschaft hinter sich und befindet sich am 2. Tag der 34. Schwangerschaftswoche. Vor der abgeschlossenen 37. Schwangerschaftswoche spricht man von einer Frühgeburt.

Übrigens: Nur vier Prozent der Kinder kommen am errechneten Termin zur Welt.

Zum Selberrechnen: Errechneter Geburtstermin nach der Naegelschen Regel

1. Tag der letzten Regel +7 Tage und Monat der letzten Regel – 3 Monate + 1 Jahr.

Abweichungen vom 28-Tage-Zyklus müssen mit berechnet werden.

Beispiel: Die letzte Periodenblutung war am 15.4. in diesem Jahr. Das heißt 15+7=22 (das ist der Tag) und 4–3=1 (das ist der Monat). Voraussichtlicher Geburtstermin ist also der 22.1. im nächsten Jahr.

Es gibt im Handel inzwischen aber auch praktische Drehscheiben, mit denen sich sowohl Eisprung, fruchtbare Tage als auch der voraussichtliche Entbindungstermin blitzschnell ermitteln lassen.

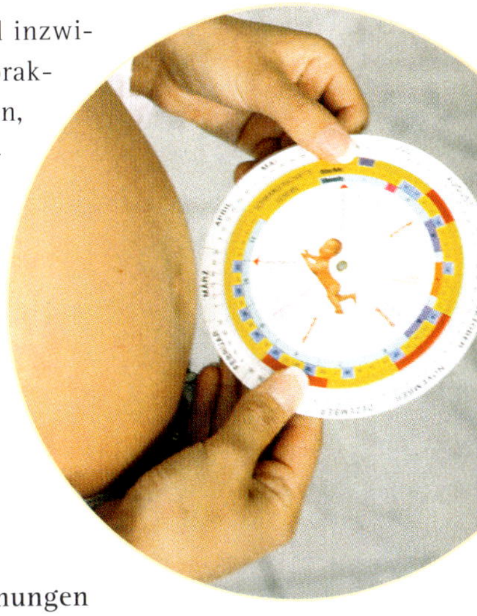

Weil die Bezeichnungen immer wieder für Verwirrungen sorgen:

Erstes Schwangerschaftsdrittel	
(1. Trimenon)	1. bis 12. Woche
Zweites Schwangerschaftsdrittel	
(2. Trimenon)	13. bis 28. Woche
Drittes Schwangerschaftsdrittel	
(3. Trimenon)	29. bis 40. Woche

Erster Monat	1. bis 4 Woche
Zweiter Monat	5. bis 8. Woche
Dritter Monat	9. bis 12. Woche
Vierter Monat	13. bis 16. Woche
Fünfter Monat	17. bis 20. Woche
Sechster Monat	21. bis 24. Woche
Siebenter Monat	25. bis 28. Woche
Achter Monat	29. bis 32. Woche
Neunter Monat	33. bis 36. Woche
Zehnter Monat	37. bis 40. Woche

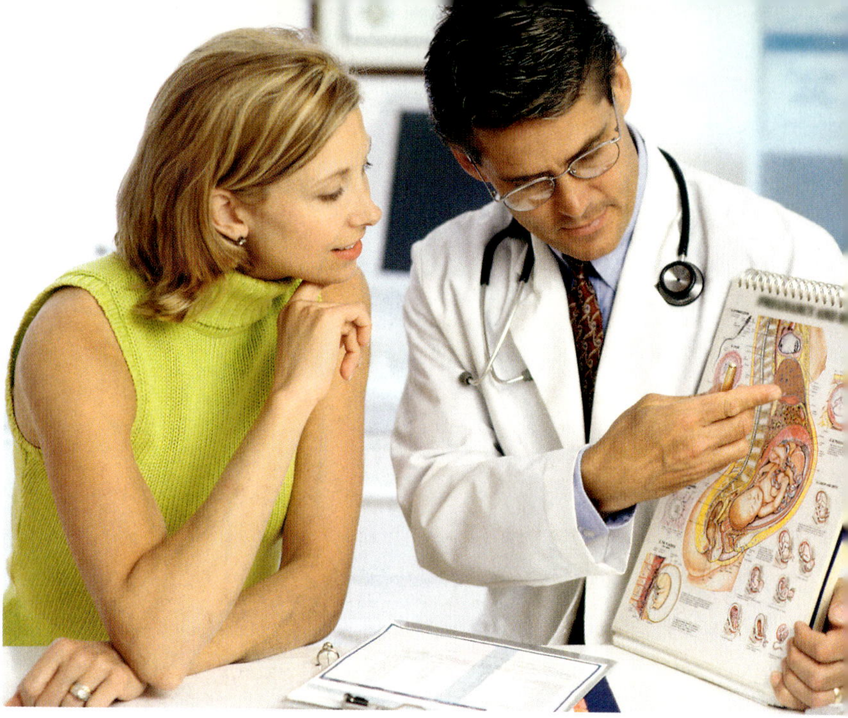

Alles mal zwei: Der Start ins neue Leben

Der Countdown läuft. Es gibt noch eine Menge zu regeln. Aber vergessen Sie dabei nicht das Wichtigste: Ihre Schwangerschaft zu genießen.

Zu zweit zu Arzt und Hebamme

Als Schwangere haben Sie ein Recht auf kostenlose, regelmäßige Vorsorgeuntersuchungen beim Frauenarzt und bei einer Hebamme. Beide sollten Sie frühzeitig aussuchen. Gehen Sie dorthin wo, Sie sich wohl fühlen. Gerade in der Schwangerschaft ist dieses Vertrauensverhältnis sehr wichtig. Beide beraten Sie und begleiten Sie durch die Schwangerschaft bis zur Geburt und auch danach. Und während der Schwangerschaft wird über alle Untersuchungen Buch geführt.

Der Mutterpass

Sie bekommen einen Mutterpass ausgestellt, in dem alles, was für die Schwangerschaft wichtig ist, eingetragen wird: Untersuchungsergebnisse, Termine der Vorsorgeuntersuchungen, die Ergebnisse aller Untersuchungen sowie die Laborwerte. Natürlich gehört auch Ihre eigene »Anamnese« dazu. Dazu gehören eigene oder familiäre Erkrankungen, Risikofaktoren usw. Außerdem Informationen über frühere und die jetzige Schwangerschaft, der errechnete Geburtstermin und eine Beurteilung des Geburtsrisikos. Dazu kommen natürlich alle Untersuchungsergebnisse Ihres Kindes wie Wachstum, Herztöne, Ultraschallbefunde. Ihr Arzt wird Ihnen bei einer der ersten Untersuchungen Blut abnehmen, um die Blutgruppe und den Rhesusfaktor zu ermitteln. Das ist wichtig, um eine mögliche Blutgruppenunverträglichkeit zwischen Ihnen und Ihrem Baby festzustellen. Auch die Untersuchungen auf Infektionskrankheiten wie Röteln, Syphilis, Chlamydien und Hepatitis – und bei Verdacht auch Toxoplasmose – gehören zur Standarduntersuchung. Zusätzlich wird ein Abstrich aus der Scheide und vom Gebärmuttermund gemacht, um Infektionen auszuschließen. Wenn Sie möchten, wird auch ein HIV-Test durchgeführt. Nach der ersten Untersuchung gehen Sie in den ersten Monaten alle vier Wochen, in den letzten Wochen vor der Geburt alle 14 Tage, dann wöchentlich zur Vorsorgeuntersuchung. Zu Ihrer eigenen Sicherheit sollten Sie den Mutterpass immer dabei haben und zu jedem Besuch beim Arzt oder bei der Hebamme mitnehmen.

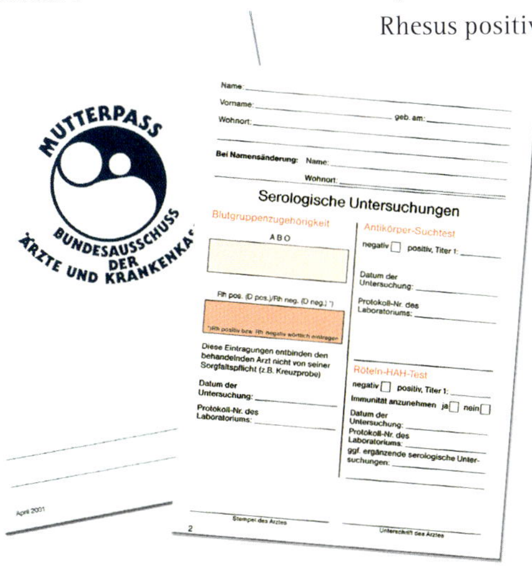

Das sagt Ihnen der Mutterpass Blutuntersuchungen (Seite 2/3)

Auf den Seiten 2 und 3 Ihres Mutterpasses sind die Ergebnisse der serologischen Untersuchungen vermerkt. Das bedeutet: Hier stehen Ihre Blutgruppe und der so genannte Rhesusfaktor. Es gibt vier Blutgruppen: A, B, AB und 0. In Mitteleuropa haben etwa 45 Prozent der Menschen Blutgruppe A, 40 Prozent Blutgruppe 0, 10 Prozent Blutgruppe B und rund 5 Prozent Blutgruppe AB.

Ihre Blutgruppe wird im hellrosa Kästchen eingetragen. In dem darunter liegenden Feld wird der Rhesusfaktor vermerkt. Er kann positiv (D+) oder negativ (D-) sein. Falls Sie zu den wenigen Frauen (rund 15 Prozent) gehören, die über keinen Rhesusfaktor verfügen, also Rhesus negativ sind, der Vater des Kindes aber Rhesus positiv ist, kann das erhebliche Probleme mit sich bringen. Denn wenn der Vater Rhesus positiv ist, ist es das Kind in der Regel auch. Geht dann während der Schwangerschaft oder – häufiger – unter der Geburt kindliches

Blut in Ihren Blutkreislauf über, kann es sein, dass Sie Antikörper gegen das »fremde« Blut bilden. Sie greifen den Rhesusfaktor des Kindes an, und das kann zu extremen Schädigungen oder sogar zum Tod des Kindes führen.

Doch keine Angst: Während Frauen den falschen Rhesusfaktor früher als Schicksalsschlag hinnehmen mussten, können Ärzte heute Vorsorge treffen. Diese Maßnahmen sind so wirksam, dass Rhesusfaktor-Komplikationen heute sehr, sehr selten sind. In einem Antikörper-Suchtest wird ermittelt, ob der Körper der Mutter Antikörper gegen das Kind gebildet hat oder nicht. Falls er positiv ausfällt, wird der so genannte Titer eingetragen, das ist die Konzentration der Antikörper im Blut der Mutter. Zudem bekommen Sie als Mutter mit einem negativen Rhesusfaktor (und Rhesus-positivem Vater) Anti-D-Globuline gespritzt, die die Bildung von Antikörpern verhindern sollen. Wenn sich nach der Geburt bestätigt, dass das Kind wirklich Rhesus positiv ist, wird diese Anti-D-Prophylaxe bei der Mutter innerhalb von 72 Stunden wiederholt.

Röteln, Chlamydien und Co.

Röteln: Auch im nächsten Punkt Ihres Mutterpasses finden Sie den Begriff Titer wieder, beim so genannten Röteln-HAH-Test. Je höher der Titer, umso geringer die Gefahr, dass sich Ihr Kind durch Sie mit Röteln anstecken kann. Ab einem Titer von 1 : 32 hat Ihr Körper sehr sicher Abwehrstoffe gegen Röteln-Viren gebildet, sie sind dann immun gegen diese Krankheit. Eine Gefahr für das ungeborene Kind ist nahezu ausgeschlossen. Ist der Röteln-Titer allerdings niedriger, sind Sie nicht ausreichend vor Röteln geschützt. Ihr Arzt wird Ihnen ein Medikament verschreiben, das den Ausbruch der Krankheit in der Schwangerschaft vermindert. Zusätzlich wird meist eine Impfung der Mutter direkt nach der Geburt vorgenommen, um sie für eventuell folgende Schwangerschaften zu schützen.

Chlamydien: Eine weitere Untersuchung erfolgt, um Chlamydien festzustellen. Diese können bei Ihrem Baby zu Augen- und Lungenentzündungen führen. Sie sind leider sehr verbreitet (→ auch Seite 117). Die Chlamydien-Untersuchung erfolgt über einen normalen Abstrich, bei dem mit einem Wattestäbchen etwas Schleim vom Gebärmuttermund entnommen und im Labor untersucht wird. Sind wirklich Chlamydien die Ursache von Beschwerden, muß auch Ihr Partner mitbehandelt werden, da Sie sich sonst immer wieder gegenseitig anstecken könnten.

Lues/Syphilis: Der nächste Punkt in Ihrem Mutterpass ist die Lues-Such-Reaktion (LSR). Lues, besser als Syphilis bekannt, kann zu schweren Missbildungen des Kindes, aber auch zu Fehl- oder Frühgeburten führen. Ist der Lues-Test positiv, die Mutter also erkrankt, wird Ihnen der Arzt schwangerschaftsverträgliche Antibiotika verschreiben. Diese Behandlung muß vor dem vierten Monat erfolgen, da erst danach eine Übertragung der Krankheit auf das Kind möglich ist (→ auch Seite 119).

Hepatitis B: Ein weiterer Test weist das so genannte HBs-Antigen im Blut nach, das bedeutet den Nachweis der Erreger von Hepatis-B, einer infektiösen Leberentzündung. Er wird ab der 32. Schwangerschaftswoche durchgeführt (→ auch Seite 118).

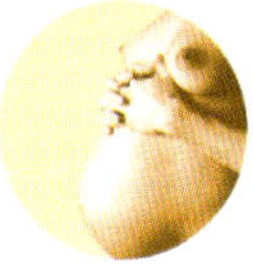

gut ZU WISSEN

Immer noch sind Infektionen eine der häufigsten Ursachen für Frühgeburten. Mittels spezieller Handschuhe können Sie den pH-Wert der Scheide daheim in den Intervallen zwischen den Arztbesuchen selbst messen. Liegt eine Infektion vor, muss sie behandelt werden. Die Scheidenflora können Sie stärken, indem Sie Naturjoghurt in die Scheide einführen (zum Beispiel auf einen Tampon streichen und dort für einige Stunden wirken lassen).

Toxoplasmose, Listerien und HIV

Nicht zu den routinemäßigen Untersuchungen, die im Mutterpass vorgesehen sind, gehören Tests auf Toxoplasmose, Listerien oder das HIV-Virus. Toxoplasmose kann durch Hunde und Katzen übertragen werden, besonders im Katzenkot können die Krankheitserreger gehäuft vorkommen. Falls Sie eine Katze zu Hause haben, machen Sie mit Beginn der Schwangerschaft nicht mehr das Katzenklo selbst sauber und gehen Sie etwas zurückhaltender mit Ihrem Tier um, falls Sie nicht immun sind. Die Toxoplasmose-Parasiten finden sich übrigens auch in rohem oder nicht ganz durchgegartem Fleisch. Verzichten Sie daher während der Schwangerschaft am besten ganz auf Carpaccio, Tartar, Mett, Roastbeef, blutige oder medium gegrillte Steaks.

Listerien befinden sich vor allem in Rohmilchkäse, Weichkäse, unpasteurisierter Milch und fertigem Krautsalat – am besten meiden!

Rund die Hälfte aller Schwangeren hat schon einmal eine Toxoplasmose oder Listeriose unbemerkt durchgemacht und ist daher immun gegen diese Erkrankung. Falls nicht, kann eine Infektion in der Schwangerschaft beim Kind zu schweren Entwicklungsstörungen, Blind- und Taubheit führen.

Mein Rat deshalb: Da der Test nur bei begründetem Infektionsverdacht momentan von der Krankenkasse bezahlt wird, lassen Sie sich auf jeden Fall auf Toxoplasmose testen und bezahlen Sie notfalls den Bluttest selbst. Denn: Eine Infektion ist nur gefährlich, wenn sie nicht rechtzeitig erkannt wird. Ansonsten kann sie mit Antibiotika behandelt werden – und Ihr Kind wird keinen Schaden nehmen.

Ein Hinweis noch zur HIV-Infektion: Falls Sie den Verdacht haben, sich angesteckt zu haben, sollten Sie in jedem Fall einen AIDS-Test machen lassen. Wenn der Arzt Ihnen eine besondere Gefährdung bescheinigt, zahlt die Krankenkasse den HIV-Test.

Hinweise zu vorangegangenen Schwangerschaften (Seite 4)

Auf der Seite 4 trägt der Arzt Informationen zu bisherigen Schwangerschaften ein. Wenn Sie das erste Mal schwanger sind, muss diese Seite also frei bleiben. Zum besseren Verständnis möchte ich Ihnen kurz erklären, was die Fachausdrücke bedeuten:

Spontangeburt: die normale vaginale Geburt ohne operative Maßnahmen wie etwa einen Kaiserschnitt.

Sectio: Kaiserschnitt.

Vaginale Operation: Geburt per Saugglocke oder Zange oder auch ein operativer Muttermundverschluss (→ Seite 171).

Abort: Fehlgeburt.

Abruptio: Abbruch, also eine Abtreibung.
EU: steht für Extrauteringravidität, also eine Eileiter- oder Bauchhöhlenschwangerschaft.

Anamnese und Risikokatalog (Seite 5/6)

Auf der Seite 5 finden Sie Informationen zu Ihrem Alter, Ihrem Gewicht vor Schwangerschaftsbeginn, Ihrer Größe (kann wichtig sein für die Dosis des Narkosemittels bei einem plötzlichen Kaiserschnitt oder anderer Medikamente).

Außerdem finden sich die Begriffe Gravida und Para oben auf der Seite. Gravida sagt, wie oft Sie bereits schwanger waren, Para, wie viele Geburten Sie erlebt haben.

Auf der Seite 5 finden Sie außerdem einen Fragenkatalog A, der Ihr Schwangerschaftsrisiko bestimmen soll. Dort geht es unter anderem um eigene frühere schwere Erkrankungen, Neigung zu Thrombosen oder Allergien, frühere Bluttransfusionen, psychische Belastungen, Übergewicht, Diabetes, einen fehlenden Rhesusfaktor, das Alter der Schwangeren (unter 18 oder über 35 wurden als erhöhte Risikofaktoren festgelegt), Ihren Zustand und Komplikationen während oder nach unterschiedlichen Geburten. Wichtig: Lassen Sie sich durch diesen Risikokatalog nicht zu sehr verunsichern. Sehr viele Frauen beantworten mindestens eine Frage mit ja und sind dennoch nicht automatisch eine Risikoschwangere. Sprechen Sie mit Ihrem Arzt oder der Hebamme über Ihr tatsächliches Risiko.

Auf Seite 6 geht es im Fragenkatalog B um unterschiedliche Befunde, die sich ausschließlich auf die bestehende Schwangerschaft beziehen. Dazu gehören unter anderem dauerhaft einzunehmende Medikamente, Missbrauch von Drogen, besondere psychische und soziale Belastungen, Blutungen vor und nach der 28. Schwangerschaftswoche, eine Placenta praevia (→ Seite 171), ob Sie zu viel oder zu wenig Fruchtwasser haben, eine vorzeitige Wehentätigkeit vorliegt, Ödeme oder ein zu hoher oder zu niedriger Blutdruck vorhanden sind. Außerdem wird der voraussichtliche Geburtstermin eingetragen.

Gravidogramm (Seite 7/8)

Hier werden die Untersuchungsergebnisse von Arzt und Hebamme eingetragen. An erster Stelle das Untersuchungsdatum, dann die Schwangerschaftswoche, eventuell auch die mit Ultraschall korrigierte Schwangerschaftswoche.

Beim Fundusabstand wird die Höhe der Gebärmutter eingetragen, zum Beispiel S+1, das heißt ein Querfinger über der Symphyse (Schambein). N-2 heißt zwei Querfinger unterhalb des Nabels, Rb bedeutet Rippenbogen. Nicht jeder Arzt benutzt die gleichen Abkürzungen.

Bei der Kindslage wird die Lage des Kindes, zum Beispiel SL für Schädellage, BEL für Beckenendlage eingetragen. Ql bedeutet Querlage.

In der Spalte für Herztöne wird die Anzahl der kindlichen Herztöne pro Minute eingetragen. Die Normwerte liegen zwischen 120 und 160 Schlägen pro Minute.

Wenn Sie Kindsbewegungen bemerken, werden diese in der nächsten Spalte vermerkt. Stellen Sie Veränderungen fest, so sollten Sie das bei der Vorsorgeuntersuchung unbedingt sagen.

In der nächsten Spalte steht Ödeme, das sind Wasseransammlungen im Gewebe. Eine gewisse Wassereinlagerung ist normal. Lagert sich Wasser jedoch an den Händen ein und kommen andere Veränderungen wie erhöhter Blutdruck und/oder Eiweiß im Urin dazu, kann das ein Zeichen für eine Schwangerschaftsvergiftung (Präeklampsie oder EPH-Gestose) sein. Gekennzeichnet werden die Ödeme je nach Schweregrade mit +, ++ oder +++.

Varikosis bedeutet Krampfadern. Sie können in der Schwangerschaft entstehen oder dadurch stärker werden. Falls Sie zu Venenproblemen neigen oder öfter geschwollene Knöchel haben, lassen Sie sich von Ihrem Arzt Stützstrümpfe verschreiben (→ auch Seite 120).

Das Gewicht wird regelmäßig kontrolliert. Jede Frau nimmt unterschiedlich zu. Meistens nehmen schlanke Frauen mehr zu. Die früher genannten Werte von 12 bis 15 Kilogramm gelten heute als überholt. Setzen Sie sich damit nicht unter Druck. Für viele Frauen ist es sehr angenehm, einmal nicht nach Kalorien leben zu müssen und ihren Bauch mit Stolz zeigen zu können. Und die meisten Frauen haben wirklich kein Problem mit dem Gewicht in der Schwangerschaft, weil sie ein gesundes Essverhalten haben. Der Körper sagt meist, was Sie brauchen. Bei starker Neigung zu einer Gewichtszunahme sollten Sie jedoch auch in der Schwangerschaft etwas auf das Gewicht schauen.

CTG-Befunde (Seite 9)

In den letzten zwei bis drei Monaten wird Ihr Arzt Sie bei jedem Vorsorgetermin auch an den Herzton-Wehen-Schreiber (Cardiotokograph, CTG) anschließen. Bequem auf einem Sofa oder Sessel sitzend, können Sie den Herztönen Ihres Babys lauschen und auch jede Drehung oder Bewegung durch ein Poltern im Lautsprecher mitverfolgen. Neben den Herztönen misst das Gerät auch die Gebärmutterbewegungen, kann also Aufschluss über vorzeitige Wehen geben. In manchen Geräten können zusätzlich die kindlichen Bewegungen aufgezeichnet werden. Das CTG werden Sie übrigens auch bei der Geburt wiedersehen. Es kann Gefahrensituationen anzeigen. In besonderen Situationen macht der Arzt ein Belastungs-CTG, bei dem die kindlichen Herztöne nach körperlichen Belastungen, wie zum Beispiel Kniebeugen oder der Gabe von dem Wehenmittel Oxytocin, gemessen werden.

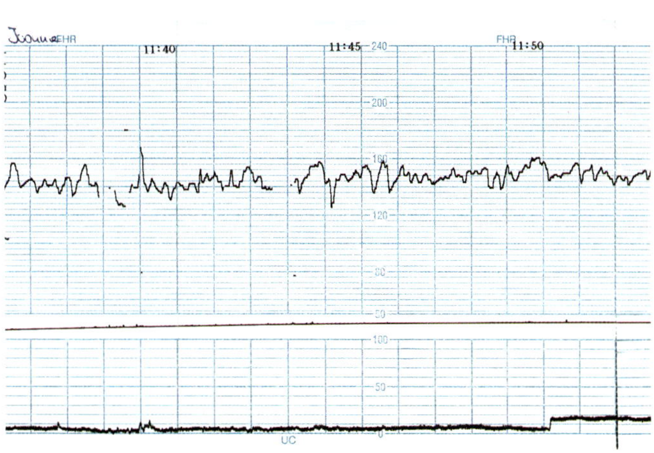

Die obere Kurve zeigt die kindlichen Herztöne. Die untere Kurve zeichnet die Kontraktionen der Gebärmutter und die Wehen auf.

offen GESPROCHEN

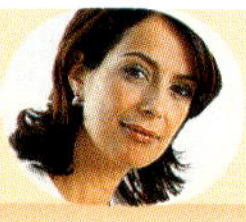

Ultraschall

Viele Eltern fiebern der ersten Ultraschalluntersuchung zwischen der 9. und 12. Woche regelrecht entgegen, weil sie dabei das erste Mal ihr Kind beobachten, seinen Herzschlag sehen können. Zwischen der 19. und 22. Woche folgt dann die zweite, zwischen der 29. und 33. Woche die dritte. Der Ultraschall ermöglicht es dem Arzt, sich auf für Mutter und Kind schmerzlose und ungefährliche Weise ein Bild von Lage, Wachstum und Bewegungen des Kindes zu machen. Alle kindlichen Organe kann er sehen, Fehlbildungen frühzeitig erkennen und außerdem Plazenta, Fruchtwassermenge und Muttermund kontrollieren. Ganz wichtig ist die Ultraschalldiagnostik für folgende Fehlbildungen: Wasserkopf (Hydrozephalie), einen offenen Rücken (Spina bifida), eine Wirbelsäulenspaltbildung (Meningomyelozele), einen Nabelschnurbruch (Omphalozele) oder gewisse genetische Defekte. Meist schon ab der 20. Woche kann der Arzt auch das Geschlecht des Kindes erkennen. Obwohl die Ultraschallwellen als unschädlich gelten, rate ich doch, diese Untersuchung nicht als Baby-TV zu missbrauchen und öfter und länger als nötig zu schallen. Übrigens: In vielen anderen europäischen Ländern oder auch den USA werden Ultraschalluntersuchungen hauptsächlich bei Verdacht auf Fehlentwicklungen durchgeführt.

Ultraschalluntersuchungen (Seite 10 bis 14)

Momentan gehören drei große Ultraschalluntersuchungen zum Vorsorgeprogramm der Krankenkassen, zwischen der 9. und 12. Woche, zwischen der 19. und 22. Woche und zwischen der 29. und 32. Woche. Auch bei dieser Untersuchung gibt es viele Abkürzungen:

SSL bedeutet Scheitelsteißlänge und FS bedeutet Fruchtsack. Diese Werte werden am Anfang der Schwangerschaft gemessen. BPD bedeutet Kopfdurchmesser, KU Kopfumfang, FOD Längsdurchmesser des Kopfes, AU Umfang des Leibes, FL Femurlänge, also Länge des Oberschenkelknochens.

Abschlussuntersuchung/Epikrise (Seite 15)

Epikrise bedeutet Verlauf- und Abschlussbericht. Auf der letzten Seite Ihres Mutterpasses werden die Daten des Schwangerschaftsverlaufs, der Geburt und des Wochenbetts eingetragen. Das sind unter anderem erneut Angaben zur Anzahl der Schwangerschaften, wo das Kind zur Welt gekommen ist, zur Geburtsart und zur Lage des Kindes. Außerdem wird die Apgar-Zahl nach fünf und zehn Minuten eingetragen. Sie gibt Aufschluss über den Zustand des Kindes direkt nach der Geburt (→ auch Seite 158).

Regelmäßig untersucht

Folgende Untersuchungen werden regelmäßig in der Schwangerschaft beim Frauenarzt vorgenommen:

Blutdruckmessung

Ein zu hoher Blutdruck kann Ihnen und Ihrem Kind schaden. Der normale Wert liegt

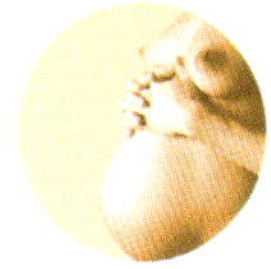

bei 120/80 mm Hg(Millimeter Quecksilbersäule). Die Abkürzung lautet RR (nach Riva-Rocci). Kritisch ist ein Wert über 140/90 mm Hg. Zu hoher Blutdruck ist für Mutter und Kind gefährlich. Falls zu dem hohen Blutdruck noch Symptome wie Wasseransammlungen und/oder Eiweiß im Urin dazukommen, spricht man von einer Schwangerschaftsvergiftung (Gestose, → Seite 115). Ein niedriger Blutdruck liegt unter 100/70 mm Hg.

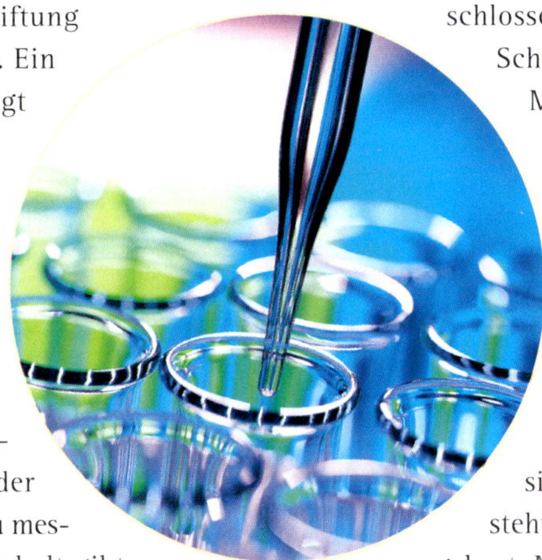

Blutuntersuchung

Mindestens bei jeder zweiten Untersuchung wird aus dem Finger etwas Blut abgenommen, um den Hämoglobingehalt (Hb) der roten Blutkörperchen zu messen. Der Hämoglobingehalt gibt Aufschluß über den Eisenwert. So kann der Arzt frühzeitig einen Eisenmangel feststellen. Die Normwerte liegen zwischen 12 und 16 g %. Ein leichter Abfall ist normal, gut wäre es, wenn er nicht unter 10,5 g % sinkt. Aus der Armvene wird Blut für die übrigen Untersuchungen abgenommen.

Urinanalyse

Bei jeder Untersuchung werden Sie gebeten, eine Urinprobe abzugeben. Sie wird untersucht auf Zucker (kann auf Diabetes hinweisen), Nitrit oder Blut (kann auf Harnwegsinfekte oder eine Nierenbeckenentzündung hinweisen) sowie Eiweiß (kann auf Nierenprobleme oder eine Schwangerschaftsvergiftung hinweisen) und weiße Blutkörperchen (Leukozyten: können Hinweis auf Entzündung geben).

Tastuntersuchung

Der Arzt tastet bei der Vorsorgeuntersuchung den Bauch ab, um die Lage des Kindes festzustellen (Leopold-Handgriffe). Durch eine vaginale Untersuchung können der Gebärmutterhals und der Muttermund untersucht werden. So kann der Arzt feststellen, ob der Muttermund noch verschlossen ist. Während der Schwangerschaft geht der Muttermund nach hinten und ist geschlossen. (MM steht häufig für Muttermund und Cx für Zervix, Gebärmutterhals.) Ferner tastet er das Becken ab und beurteilt, wie das Kind liegt. Öffnet sich der Muttermund, besteht die Gefahr einer Frühgeburt. Mit einem Papierstreifen misst der Arzt den pH-Wert der Scheide. Erhöht er sich auf Werte über 4,4, kann das auf eine Infektion hindeuten.

Zuckerbelastung

Einige Frauen, die normalerweise keine Stoffwechselstörungen haben, entwickeln in der Schwangerschaft plötzlich einen Diabetes, also eine Zuckererkrankung. Ein Zuckerbelastungstest ist daher angebracht, leider gehört er noch nicht zu den Routineuntersuchungen. Denn ein unerkannter Diabetes kann schwere Folgen für das Kind haben. Durch den erhöhten Blutzuckerspiegel der Mutter gelangt auch viel Zucker durch die Plazenta zum Kind und mästet es regelrecht. Das Baby wird sehr schnell sehr groß und sehr schwer (häufig um die 4500 Gramm), die Organe sind ebenfalls sehr groß, aber oft unreif. Die Neugeborenen leiden dann häufig unter Atemnot, bekommen Herzprobleme und haben eine höhere Wahrscheinlichkeit, selbst an Diabetes zu erkranken. Lassen Sie deshalb Ihren Zuckerwert im Blut einmal nach einer Zuckerbelastung messen. Der Nüchternzucker sollte unter 90 mg/dl liegen. Dann trinken Sie 75 Gramm Zucker, der Blutzuckerwert nach einer Stunde sollte kleiner als 160, nach zwei Stunden kleiner als 140 mg/dl sein.

Falls Sie auch vor der Schwangerschaft schon Diabetikerin waren und auf Insulin angewiesen sind, muss in der Schwangerschaft der Insulinbedarf neu eingestellt werden. Zu Beginn der Schwangerschaft brauchen die meisten Diabetikerinnen weniger, zum Ende mehr Insulin als sonst.

Was ist, wenn ...

Alle Eltern sehnen sich nach einem gesunden Kind. Doch einer von 1000 Säuglingen kommt heute mit einem offenen Rücken (Spina bifida) zur Welt, auf 700 Geburten kommt ein Kind mit dem Down-Syndrom. Frühzeitig lassen sich solche Krankheiten und Behinderungen durch die so genannte Pränatal-Diagnostik (prä = vor, natal = Geburt) erkennen. Solche Untersuchungen sind sinnvoll, wenn Sie schon ein behindertes Kind haben, wenn es in Ihrer Familie erbliche Krankheiten gibt oder wenn Sie über 35 Jahre alt sind. Durch die Pränatal-Diagnostik lassen sich Fehlbildungen, Infektionen, Erbkrankheiten sowie chromosomale Erkrankungen wie die Trisomie 21, auch Down-Syndrom oder Mongolismus genannt, erkennen. Folgende Untersuchungsmethoden gibt es:

Messung der Nackentransparenz (genetischer Ultraschall)

Der genetische Ultraschall kann zwischen der 12. und dem Ende der 14. Woche durchgeführt werden. Er beruht darauf, dass es einen Zusammenhang zwischen der Dicke der Nackenfalte und der Wahrscheinlichkeit für eine Trisomie 21 (Down-Syndrom) und andere genetische Veränderungen gibt. Jeder Embryo hat im dritten Monat eine Wasseransammlung (Ödem) in der Nackenhöhe. Ist sie jedoch besonders stark ausgeprägt, kann das ein Hinweis auf das Down-Syndrom sein. Anhand des Alters der Mutter und des Embryos und der Dicke der Falte wird dann eine Wahrscheinlichkeit für diese Behinderung errechnet. Die Rate, bei der Untersuchung die Krankheit zu entdecken, liegt bei 80 Prozent und gilt daher als sehr hoch.

Wie hoch das Risiko ist, ein Kind mit Down-Syndrom zu bekommen, hängt auch vom Alter der Mutter und von der Schwangerschaftswoche ab. Bei einer 20-Jährigen beträgt das Risiko in der zehnten Schwangerschaftswoche 1: 983,bei einer 40-Jährigen 1: 62. Kombiniert man die Messung der Nackentransparenz mit modernen Laboruntersuchungen (PAPP-A und freiem Beta-HCG) steigt die Rate, die Krankheit zu entdecken, auf fast 90 Prozent.

Triple-Test

Diesen Bluttest können Sie um die 16. Schwangerschaftswoche durchführen lassen. Er gibt Auskunft über das Risiko, dass Ihr Kind am Down-Syndrom oder offenen Rücken (Spina bifida) leiden wird. Allerdings: Selbst wenn der Befund der Blut-

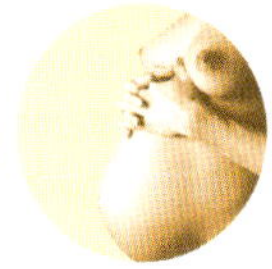

untersuchung auffällig ist, heißt das nicht, dass Ihr Kind mit Sicherheit an einer der beiden Krankheiten leiden wird. Der Arzt wird Ihnen vermutlich eine zweite Untersuchung, etwa die Amniozentese oder die Chorionzottenbiopsie, vorschlagen.

Beim Triple-Test wird Ihr Blut auf die beiden Hormone Östriol und Beta-HCG sowie auf das Eiweiß Alpha-Feto-Protein untersucht. Diese Werte werden dann in Bezug auf das Alter der Mutter und die Entwicklung der Schwangerschaft gesetzt und das jeweilige Risiko bestimmt. Wichtig: Der Test gibt keine hundertprozentige Sicherheit. Die Chancen, ein Down-Syndrom zu entdecken, liegen bei 60 bis 70 Prozent. Und: Bestimmte Faktoren wie ein falsch errechnetes Schwangerschaftsalter, Blutungen, Diabetes oder Mehrlingsschwangerschaften können das Testergebnis beeinflussen. Werden Eltern dann möglicherweise mit einem falsch-positiven, also krankhaften Ergebnis konfrontiert, kann das eine schwere psychische Belastung sein. Ähnlich verhält es sich mit anderen »Schwangerschaftsproteinen«, wie zum Beispiel PAPP-A (Pregnancy associated plasma protein A). Auch sie sind nicht so sicher und müssen dann durch andere Untersuchungsverfahren bestätigt werden.

info

GESUNDHEIT

Mit den drei genannten Untersuchungsmethoden bekommen Sie vom Arzt kein klares Ja oder Nein, ob Ihr Kind krank sein wird. Stattdessen bekommen Sie eine statistische Zahl mit der Risikorate, also etwa: »Das Risiko, dass Ihr Kind an Trisomie 21 leidet, liegt bei 1 : 400.«
Wenn Sie Gewissheit und eine klare Antwort wollen, müssen Sie sich der risikoreicheren, so genannten invasiven Diagnostik unterziehen. Dabei unterscheidet man zwischen der Chorionzottenbiopsie und der Amniozentese.

»Große« Ultraschalluntersuchung

Zusätzlich zu den normalen Ultraschalluntersuchungen können Sie in der 20. bis 22. Schwangerschaftswoche eine große, spezialisierte Ultraschalluntersuchung vornehmen lassen. Dabei können beispielsweise genaue Hirn- und Herzstrukturen festgestellt werden, Fußfehlbildungen erkannt werden. Eine Trisomie 21 kann im Ultraschall nicht sicher diagnostiziert werden. Die Nackendicke-Messung und der große Ultraschall ergänzen sich.

Doppleruntersuchung

Mit einem Ultraschallgerät wird die Durchblutung der Plazenta, der Nabelschnur und des Kindes gemessen. Sogar die Versorgung des Gehirns lässt sich messen. Diese Untersuchung ermöglicht, Gefahrensituationen für das Kind rechtzeitig zu erkennen. Gerade bei Risikoschwangerschaften wird diese Untersuchung häufig eingesetzt.

Chorionzottenbiopsie

Mit ihr kann man schon frühzeitig, etwa ab der 10. bis 12. Schwangerschaftswoche,

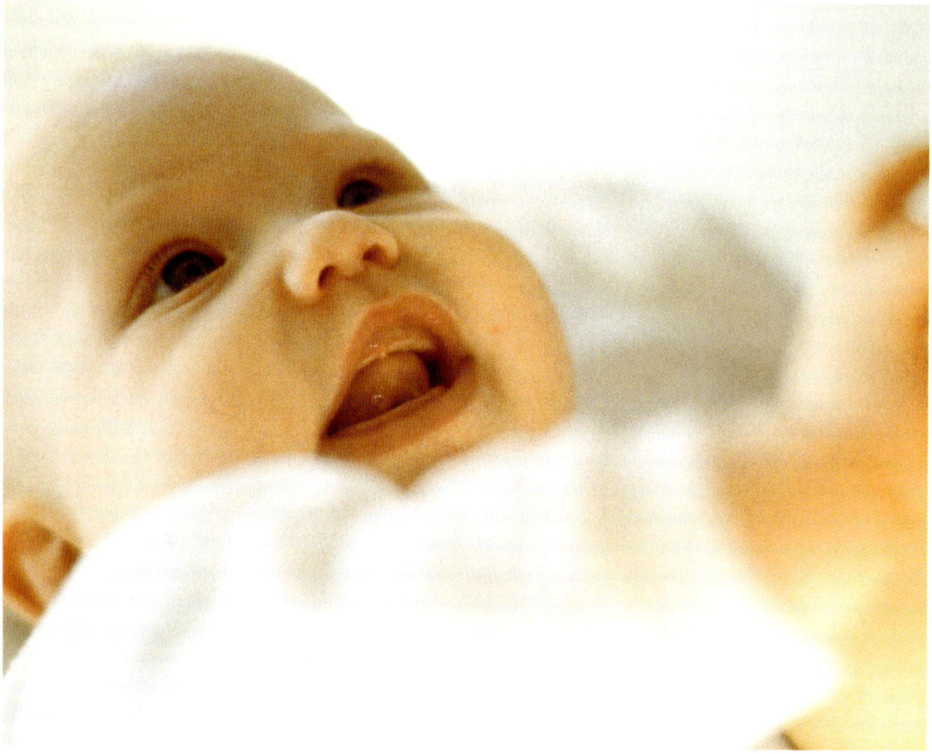

Ein gesundes Kind – das wünschen sich alle Eltern.

Sicherheit über eine mögliche Erkrankung des Ungeborenen bekommen. Bei dieser Untersuchung werden mittels einer Punktionsnadel Zellen (Zotten) aus dem so genannten Chorium frondosum, der späteren Plazenta, entnommen. Sie haben dasselbe Erbgutmuster wie das Kind. Der Eingriff selbst dauert etwa eine halbe Stunde, den ersten Befund haben Sie schon nach ein bis zwei Tagen. Bei 0,5 bis 1 Prozent aller Frauen löst die Zellentnahme eine Fehlgeburt aus. Mit dem Test lassen sich nur Veränderungen des Erbguts erkennen. Fehlbildungen, die andere Ursachen haben, bleiben unerkannt. Der Test ist nicht so sicher im Erkennen der Chromosomenschäden wie die Amniozentese.

Amniozentese (Fruchtwasseruntersuchung)

Mit der Amniozentese kann man ebenfalls krankhafte Veränderungen in der Erbsubstanz erkennen, aber auch Fehlbildungen der Wirbelsäule, Stoffwechselstörungen oder angeborene Enzymdefekte. Der Eingriff wird frühestens ab der 14. Woche durchgeführt. Auch hier sticht der Arzt mit einer Punktionsnadel durch die Bauchdecke und

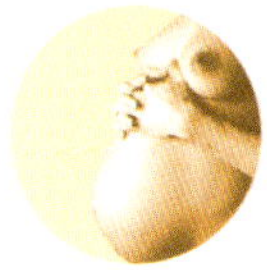

info
GESUNDHEIT

Es kann sein, dass Sie sowohl nach einer Chorionzottenbiopsie als auch nach einer Amniozentese ein leichtes Ziehen im Bauch spüren. Das ist noch kein Grund zur Sorge. Wichtig ist jedoch, dass Sie sich nach der Untersuchung für zwei Tage schonen, um das Risiko einer Fehlgeburt zu minimieren. Legen Sie sich zu Hause hin, lassen Sie sich von Ihrem Partner versorgen und gehen Sie nicht zur Arbeit. Und: Setzen Sie sich nach einer Punktion in den nächsten vier Tagen nicht ins Flugzeug. Ich schlage Ihnen vor, diesen Eingriff homöopathisch mit Arnica D6 einen Tag vorher bis drei Tage danach zu unterstützen.

entnimmt aus der Fruchtblase etwa 20 Milliliter Fruchtwasser. Dabei werden Chromosomenuntersuchungen durchgeführt, aber auch andere Fehlbildungen, wie zum Beispiel Enzymdefekte, können diagnostiziert werden. Der Eingriff dauert ebenfalls rund eine halbe Stunde. Für viele Paare sehr belastend: Bis zur Bekanntgabe des Ergebnisses dauert es rund zwei bis drei Wochen, weil vor der Untersuchung der Chromosomen erst Kulturen angesetzt werden müssen. Ausnahme: In speziellen Pränatal-Diagnostik-Zentren wird heute die so genannte FISH-Technik (Fluoreszenz-in-situ-Hybridisierung) angewandt. Dabei können die Chromosomen innerhalb von 24 Stunden untersucht werden, das erste Ergebnis haben Sie daher schon am nächsten Tag. Nachteil: Die Krankenkassen zahlen zwar die Amniozentese, nicht aber die FISH-Technik, sie kostet rund 150 Euro. Das Risiko, durch die Amniozentese eine Fehlgeburt auszulösen, liegt bei 0,5 Prozent, ist also etwas niedriger als bei der Chorionzottenbiopsie. Das liegt unter anderem auch daran, dass die Untersuchung zu einem späteren Zeitpunkt durchgeführt wird und die Schwangerschaft dann schon wesentlich stabiler ist.

Blutentnahme aus der Nabelschnur

Unter Ultraschallkontrolle wird aus der Nabelschnur Blut entnommen. Dieses Blut des Kindes kann auf alle möglichen Erkrankungen untersucht werden. Zum Beispiel bei Blutgruppenunverträglichkeit und unklaren Infekten wird diese Untersuchungsmethode eingesetzt. Sogar Medikamente können so dem Kind direkt gegeben oder das Blut ausgetauscht werden.

offen
GESPROCHEN

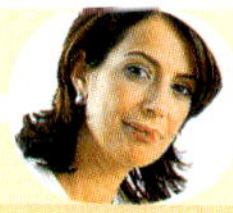

Keine leichte Entscheidung

So hilfreich die Methoden der pränatalen Diagnostik auch sind, so groß ist auch dadurch die psychische Belastung für ein Paar. Denn die Entscheidung, was Sie bei einem positiven, sprich krankhaften Befund machen, liegt einzig und allein bei Ihnen. Sprechen Sie unbedingt vorher mit Ihrem Partner ab, welche Konsequenzen Sie bei einer möglichen Erkrankung des Kindes ziehen wollen, ob für Sie ein Schwangerschaftsabbruch in Frage kommt oder nicht.

gut ZU WISSEN

Präimplantationsdiagnostik

Dieses Verfahren geht immer wieder durch die Medien. Es handelt sich dabei um eine Diagnostik an der befruchteten Eizelle. In den frühen Stadien können Zellen entnommen und untersucht werden. Das ist nur nach einer künstlichen Befruchtung möglich. In Deutschland ist sie verboten.

Amnioskopie

In den letzten Schwangerschaftswochen kann das Fruchtwasser vom Muttermund aus bei intakter Fruchtblase angeschaut werden. Bei einer Infektion sieht es beispielsweise verfärbt aus. Dies kann ein Grund sein, die Geburt durch unterschiedliche Methoden einzuleiten (→ Seite 143 f.).

Fetoskopie

Durch eine spezielle Optik wird das Kind selbst betrachtet und bei Fehlbildungen eventuell sogar operiert. Wird nur an speziellen Zentren und selten durchgeführt.

Pulsoxymetrie

Die Pulsoxymetrie ist ein neueres Verfahren, mit dem während der Geburt die Sauerstoffversorgung des Kindes gemessen werden kann. Das Verfahren wird nicht in allen Kliniken angwendet.

Mikroblutuntersuchung (MBU)

Während der Geburt kann der Arzt aus der kindlichen Kopfhaut etwas Blut entnehmen und feststellen, wie es dem Kind geht. Er misst den pH-Wert, dieser gibt Auskunft, wie die Sauerstoffversorgung ist. Werte von 7,20 bis 7,24 sind normal, Werte darunter sprechen für eine schlechte Sauerstoffsättigung und damit für eine Unterversorgung bzw. Notsituation des Kindes. Sauerstoff und Kohlendioxid lassen sich auch direkt messen. Die Untersuchung ist völlig ungefährlich und schmerzlos.

Fetales Fibronektin

Bei einer drohenden Frühgeburt kann das kindliche Fibronektin, eine Eiweißverbindung, erhöht sein. Diese Untersuchung hat sich noch nicht in der Praxis etabliert.

Klinik, Geburtshaus oder Hausgeburt?

Die meisten Frauen machen sich schon zu einem relativ frühen Zeitpunkt der Schwangerschaft Gedanken über den ganz großen Tag: die Geburt. Möchte ich mein Kind – wie übrigens 97 Prozent aller Frauen – in der Klinik zur Welt bringen, möchte ich die sehr persönliche Atmosphäre in einem Geburtshaus genießen oder entscheide ich mich vielleicht sogar für eine Geburt zu Hause in den vertrauten eigenen vier Wänden? Die meisten schwangeren Frauen möchten ihr Kind natürlich zur Welt bringen *und* medizinisch gut betreut werden.

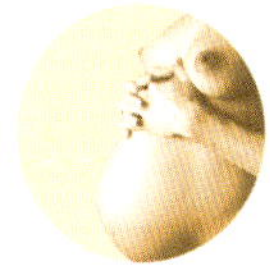

Klinik

Die meisten Schwangeren fühlen sich in einer Klinik besonders sicher und am besten aufgehoben. Vorbei sind übrigens die Zeiten, in denen Kreißsäle weißgekachelte Räume mit kaltem Neonlicht waren. Moderne Entbindungsräume haben farbige Wände, sanftes Licht hilft der Mutter beim Entspannen und soll dem Baby die Ankunft in seiner neuen Welt etwas erleichtern. Auch Badewanne, Gebärhocker, Seil, ein großes Bett und Duftlämpchen sind in den meisten Kliniken heute schon Standard.

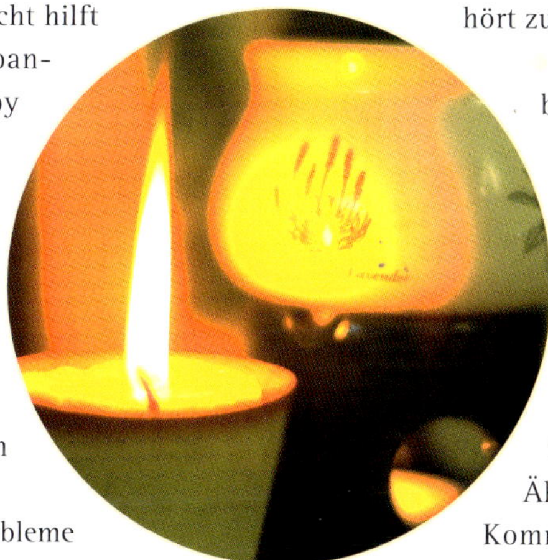

Schwangere, die Probleme in der Schwangerschaft hatten oder mit einer Frühgeburt rechnen müssen, sollten sich unbedingt für eine Klinikgeburt entscheiden.

Kliniken veranstalten regelmäßige Info-Abende für werdende Mütter und Eltern. Scheuen Sie sich nicht, dort genaue Fragen zu stellen, die Ihnen in Bezug auf die Geburt wichtig sind. Beispielsweise:

- Wie viele Hebammen stehen zur Verfügung?
- Wie frei kann ich die Entbindung gestalten? Darf ich die Gebärhaltung einnehmen, die mir am angenehmsten ist?
- Welche Routinemaßnahmen sind in der Klinik üblich? (Dammschnitt, Rasieren, Wehentropf etc.)
- Welche Methoden zur Schmerzlinderung gibt es? (Akupunktur, PDA etc.)
- Wie viele Dammschnitte werden in der Klinik auf 100 Geburten gemacht?
- Wie hoch ist die Anzahl der Kaiserschnitte?
- Wie werden Beckenendlagen entbunden?
- Wann wird die Nabelschnur durchschnitten, sofort oder wenn sie aufhört zu pulsieren?
- Darf der Vater die Nabelschnur durchtrennen?
- Gibt es ein Stillzimmer oder ein Säuglingszimmer, in dem Sie Ihr Kind zeitweise abgeben können?
- Gibt es Geburtshocker, Geburtsräder, Seil, Badewanne und Ähnliches? Und vor allem: Kommen sie auch wirklich zum Einsatz, ist das Personal beispielsweise auf eine Wassergeburt eingestellt oder sind diese Einrichtungen nur nette Dekorationen, um Schwangeren die Klinik »schmackhaft« zu machen?
- Wo ist die nächste Kinderklinik?

Ein guter Tipp

Hören Sie sich im Freundes- und Bekanntenkreis um, wer welche Erfahrung mit welcher Klinik gemacht hat. Das erleichtert die Entscheidung oft. *Die* ideale Klinik für jede Schwangere gibt es natürlich nicht. Einer Frau mit einem erhöhten Geburtsrisiko werden sicherlich die medizinischen Versorgungsmöglichkeiten besonders wichtig sein, eine andere legt mehr Wert auf eine angenehme Atmosphäre.

Geburtshaus

In einem Geburtshaus werden Sie ausschließlich von einer Hebamme versorgt. Die Atmosphäre dort ist generell wohnlicher, wärmer und intimer als in einer Klinik. Die Hebamme, die Ihnen helfen wird, Ihr Kind auf die Welt zu bringen, ist Ihnen vorher bekannt. Die meisten Geburtshäuser arbeiten eng mit einer nahe gelegenen Klinik zusammen, so dass bei Komplikationen rasche ärztliche Hilfe in Anspruch genommen werden kann. Eine Entbindung im Geburtshaus kommt jedoch nur in Frage, wenn Mutter und Kind gesund sind und die Schwangerschaft normal verläuft.

Hausgeburt

Wenn Sie vollkommen gesund sind und eine risikolose Geburt erwarten können, können Sie über eine Hausgeburt nachdenken. In Deutschland entscheiden sich nur rund zwei Prozent aller Frauen für eine Geburt in den eigenen vier Wänden. Zum Vergleich: Im Nachbarland Holland sind es 33 Prozent, was nicht zuletzt auch an der stärkeren Stellung der Hebammen in den Niederlanden liegt. Die Hausgeburt hat gegenüber einer Entbindung in der Klinik einige Vorteile: Sie sind in Ihrer vertrauten Umgebung, können Musik in beliebiger Lautstärke hören, haben Ihr eigenes Bad und Ihre eigene Toilette und können die Haltung einnehmen, die Ihnen in den verschiedenen Geburtsphasen angenehm ist.

Für eine Hausgeburt müssen Sie eine Hebamme finden, die Sie vor, während und nach der Geburt betreut. Da diese freiberuflichen Geburtshelferinnen erfahrungsgemäß schnell ausgebucht sind, sollten Sie sich rechtzeitig darum kümmern. Die Hebamme ist es auch, die Sie über Risiken und Vorkehrungen rund um die Geburt aufklärt. Sie wird der Hausgeburt nur zustimmen, wenn eine komplikationsfreie Geburt zu erwarten ist und Sie als Frau vollkommen gesund sind. Gegen eine Hausgeburt sprechen beispielsweise folgende Faktoren:

- Frühgeburten
- Mehrlingsgeburten
- Beckenendlage
- Diabetes, Herz-Kreislauf-Erkrankungen, Nierenprobleme oder HIV bei der Mutter
- Placenta praevia (Plazenta liegt vor dem Muttermund)
- wenn vorangegangene Geburten sehr problematisch waren
- vorzeitiger Blasensprung
- Scheideninfektionen
- grünes Fruchtwasser
- extreme Übertragung von mehr als 12 Tagen

Neben der Hebamme sollten Sie sich einen Kinderarzt suchen, der die ersten Untersuchungen Ihres neugeborenen Kindes per Hausbesuch durchführt. Falls doch Komplikationen unter der Geburt auftreten, ist es gut und beruhigend, wenn das nächste Krankenhaus nicht weiter als 20 Kilometer entfernt ist und das Auto fahrbereit und vollgetankt in der Garage steht. Manche Frauen zelebrieren die Hausgeburt wie ein großes Familienfest. Ob vorhandene Kinder dabei sein sollten, hängt natürlich vom Alter der Kinder ab. Für kleinere Kinder empfiehlt sich in jedem Fall eine spezielle Bezugsperson, die sich während der Geburt um sie kümmert, ihre Fragen beantwortet und sich notfalls auch mit ihnen aus dem Geburtsraum zurückzieht. Die Kosten für die Geburt übernimmt bei uns die Krankenkasse, die Bereitschaftspauschale für die Hebamme von 200 bis 300 Euro müssen Sie allerdings selber bezahlen.

Geburtsvorbereitungs-Kurse

Für einen Geburtsvorbereitungs-Kurs sollten Sie sich möglichst früh entscheiden, denn die Kurse in Kliniken, bei Hebammen, Krankengymnastinnen oder speziell ausgebildeten Geburtsvorbereiterinnen sind meist ziemlich schnell ausgebucht. Es gibt Abend- und Wochenkurse, Angebote mit oder ohne Partner. Manche Kurse sind eher auf Gymnastik ausgelegt, andere beschäftigen sich mehr mit Entspannungsmethoden. Die richtigen Atemtechniken, um mit dem Schmerz bei der Geburt besser umgehen zu können, bekommen Sie jedoch in allen Kursen vermittelt. Die Krankenkasse übernimmt die Kosten für solche Kurse normalerweise, lediglich den Anteil für Ihren Partner müssen Sie selber bezahlen.

Ihr Recht im Job

Sechs Wochen vor dem errechneten Geburtstermin beginnt die gesetzlich vorgeschriebene Mutterschutzfrist. Nur wenn Sie ausdrücklich darauf bestehen, kann Ihr Arbeitgeber Sie auch danach noch weiterbeschäftigen. Sollten Sie jedoch dann merken, dass Ihnen die Arbeit zu viel wird, können Sie Ihre Entscheidung auch jederzeit widerrufen. Nach der Geburt gilt der Mutterschutz für acht Wochen, bei Früh- oder Mehrlingsgeburten sind es zwölf Wochen. Bei Babys, die vor dem errechneten Termin auf die Welt kommen, können Sie die vorher verlorenen Tage nach der Geburt noch dranhängen. Als Schwangere dürfen Sie am Tag höchstens achteinhalb Stunden oder innerhalb von zwei Wochen höchstens 90 Stunden arbeiten. An Sonn- und Feiertagen sowie nachts (von 20 bis 6 Uhr) dürfen schwangere Frauen gar nicht beschäftigt werden. Ausnahmen gibt es nur in drei Bereichen: Krankenpflege, Gastronomie und Theater. Als werdende Mutter steht Ihnen außerdem ein rauchfreier Arbeitsplatz zu, schwere körperliche Arbeit, der Umgang mit giftigen Stoffen, Akkord- und Fließbandarbeit sind verboten. Und: Kündigen darf Ihnen der Chef nur in ganz seltenen Ausnahmefällen, das gilt auch für die ersten vier Monate nach der Geburt beziehungsweise bis Ende des Erziehungsurlaubs.

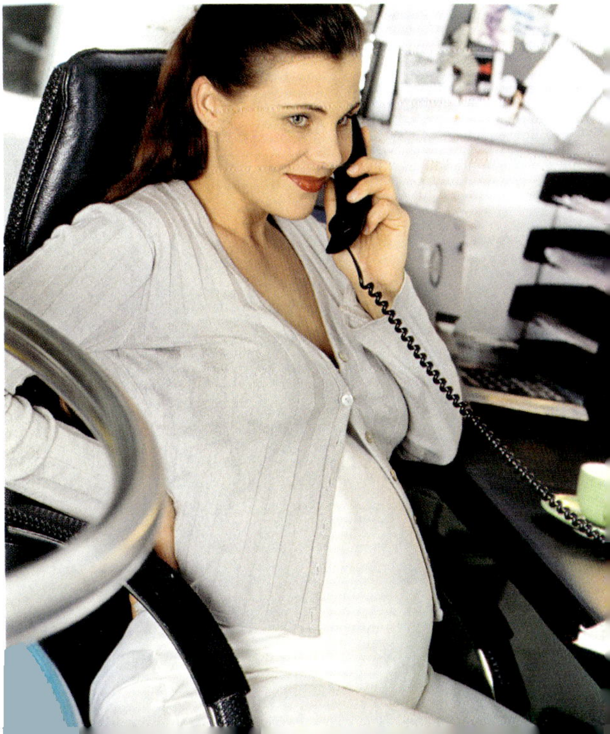

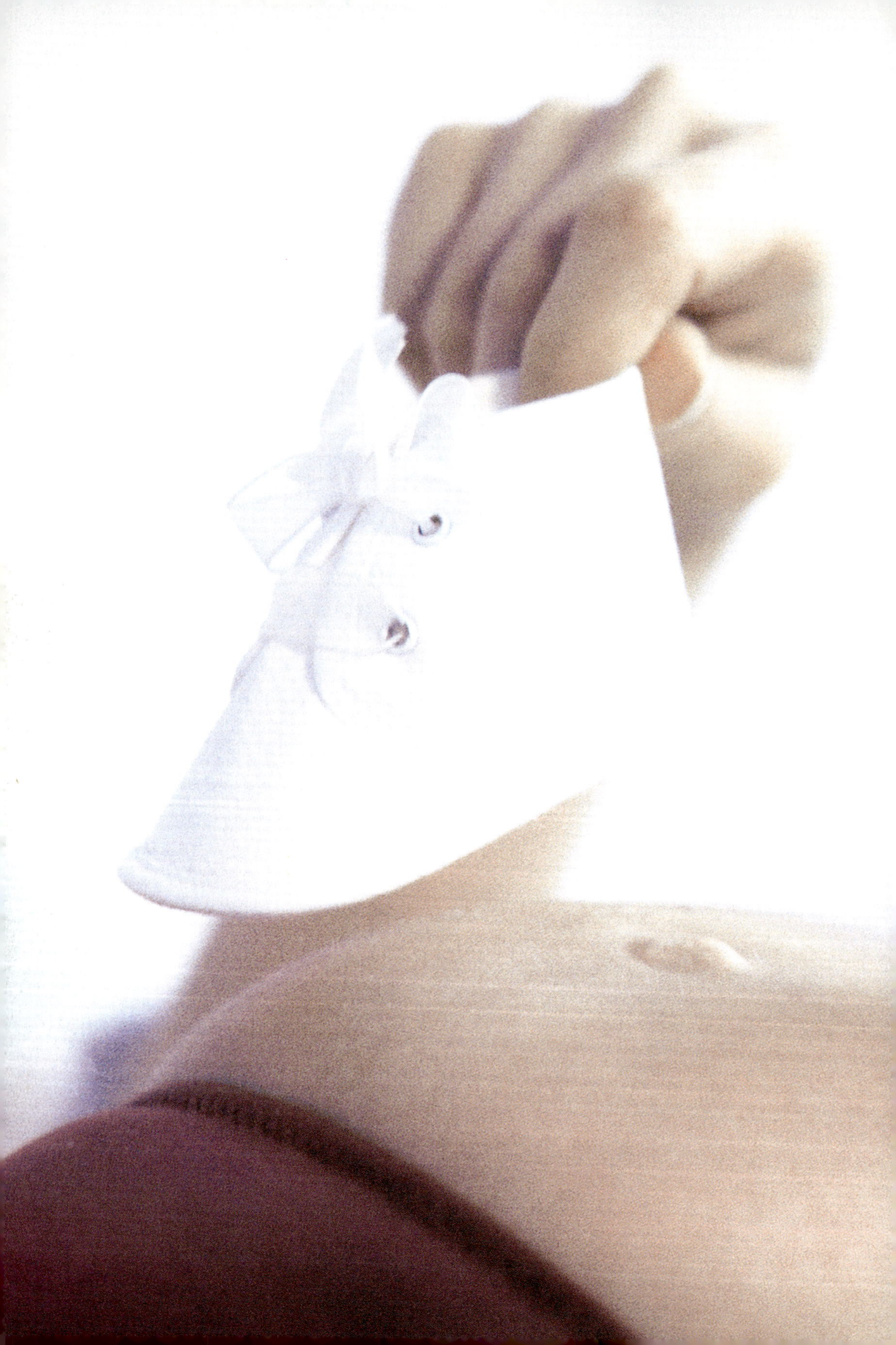

Die neun *aufregenden* Monate

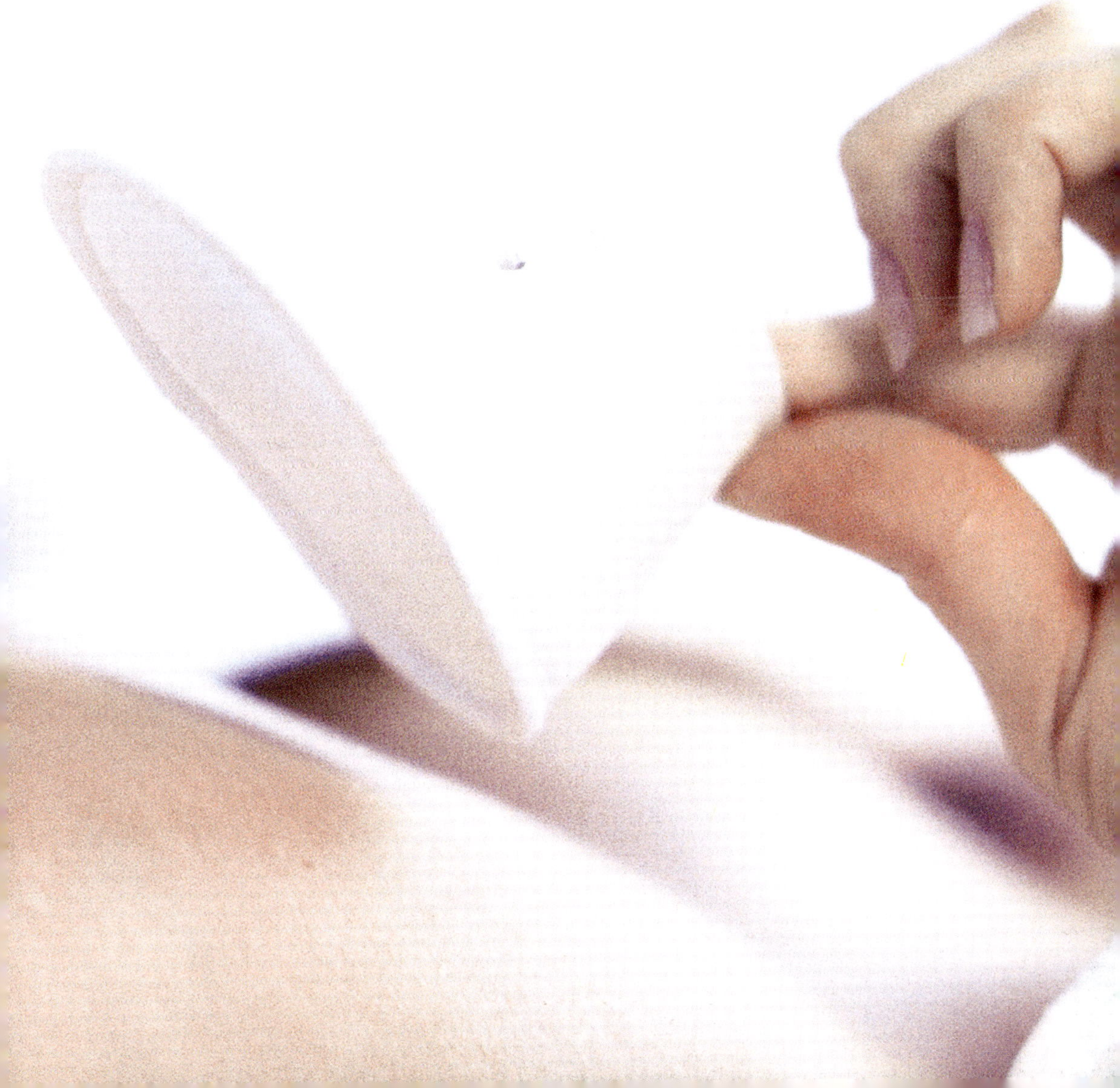

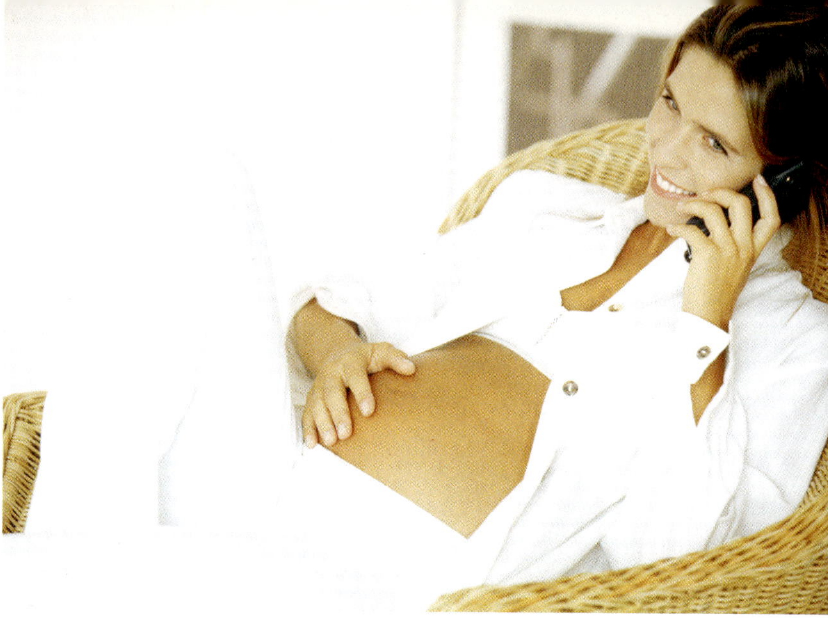

1. Schwangerschaftsdrittel: Alles wird anders

1. Monat (1. bis 4. Woche)

Sie sind schwanger – herzlichen Glückwunsch. Aber vielleicht ist Ihnen momentan alles andere als zum Jubeln zumute. Viele Frauen kämpfen zu Beginn der Schwangerschaft mit Übelkeit, Achterbahn-Gefühlen, Müdigkeit, spannenden Brüsten und häufig auch einem Ziehen im Unterbauch wie vor der normalen Regelblutung. Bei der Einnistung des Eis kann es sogar zu einer leichten Blutung kommen, die dann als normale Menstruation fehlgedeutet wird. Viele Frauen müssen jetzt häufiger Wasser lassen, andere bemerken einen vermehrten Speichelfluss. Der Warzenhof wird dunkler, die so genannten Montgomerischen Drüsen scheiden Öle aus, die die Brustwarzen geschmeidig halten. Die Schamlippen werden weicher, dicker und häufig auch sensibler, Ausfluss aus der Scheide kann sich durch die aktiveren Drüsen am Gebärmutterhals leicht verstärken. In Ihrem Körper kreisen jetzt 1,5 Liter mehr Blut, die Gefäße erweitern sich durch den Hormoneinfluss leicht. Doch all diese Veränderungen sollten Sie weder verwirren noch erschrecken, denn auch wenn einige davon

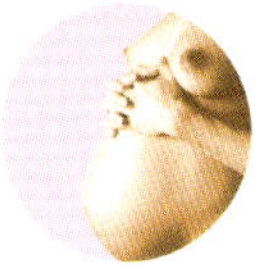

lästig sind und Sie in Ihrem normalen Alltag beschneiden, so sind sie doch ganz normal. Denken Sie immer wieder daran, dass Ihr Körper gerade eine kleine Höchstleistung vollbringt und sich mit voller Power darauf einstellt, innerhalb von 266 Tagen das Wunder Mensch zu vollbringen. Sehen Sie die Veränderungen vielmehr als Signal, vielleicht einen Gang runterzuschalten, öfter mal zu relaxen und sich (und damit auch Ihr Kind) ein wenig zu verwöhnen.

Die Befruchtung: Aus zwei mach eins

Alles beginnt mit einigen hunderttausend Eizellen, die in jedem Eierstock seit der Geburt vorhanden sind. Bei jedem Menstruationszyklus wachsen einige heran, aber meistens kommt nur eine Eizelle zum Eisprung (Ovulation). Danach wandert die Eizelle in den Eileiter und von dort Richtung Gebärmutter. Eizellen sind die größten Zellen im menschlichen Körper und haben das Erbmaterial der Mutter. Bei der Befruchtung gelangen die Samenzellen von der Scheide über die Gebärmutter in die Eileiter, wo die Befruchtung stattfindet. Mit der Befruchtung erhält das Kind das Erbgut von Mutter und Vater. Alle genetischen Merkmale stehen jetzt fest.

Ei, ei, ei....

Doch ganz so einfach, wie sich das anhört, ist die Befruchtung nicht. Denn auf dem Weg zur Eizelle haben die Spermien so einige Hürden zu bewältigen. Zunächst einmal befinden sich in einem durchschnittlichen Ejakulat eines Mannes einige Millionen Spermien. Nur ein Prozent von ihnen erreicht überhaupt die Gebärmutter. Viele werden durch das saure Milieu der Scheide zerstört, andere verfangen sich in dem Schleimpfropf am Gebärmutterhals. Er wird zwar um den Zeitpunkt des Eisprungs dünnflüssiger und damit durchlässiger, trotzdem scheitern viele Samenzellen an dem immer noch recht dichten Netz aus Faserzellen. Die Robustesten unter den Spermien, die es schließlich geschafft haben, in die Gebärmutter zu gelangen, stehen dann wiederum vor der Entscheidung ihres Lebens: nach rechts oder nach links? Denn nur in einem Eierstock befindet sich eine reife Eizelle. Diejenigen, die in Richtung des falschen Eileiters schwimmen, haben bereits verloren. Und für die, die den richtigen Weg eingeschlagen haben, wird's jetzt erst richtig anstrengend. Weiße Blutkörperchen, die Polizisten des Körpers, erkennen die Spermien als fremde Eindringlinge und zerstören sie. Auf die rund 500 übrig gebliebenen »Helden«, die schließlich wirklich bis zur Eizelle vordringen, wartet schon die nächste Prüfung. Denn die Eizelle ist von drei Schichten umgeben, das dicke Follikelepithel, die glatte Eihülle und

Doch wie so oft im Leben, gibt es auch hier nur einen Sieger: Das Spermium, das als Erstes in die innere Hülle eindringt, hat gewonnen.

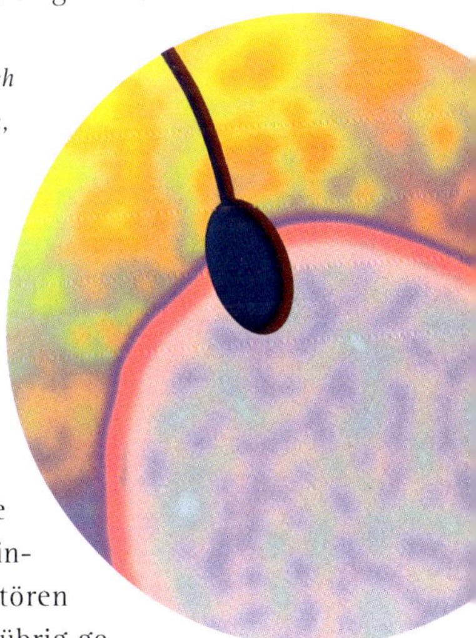

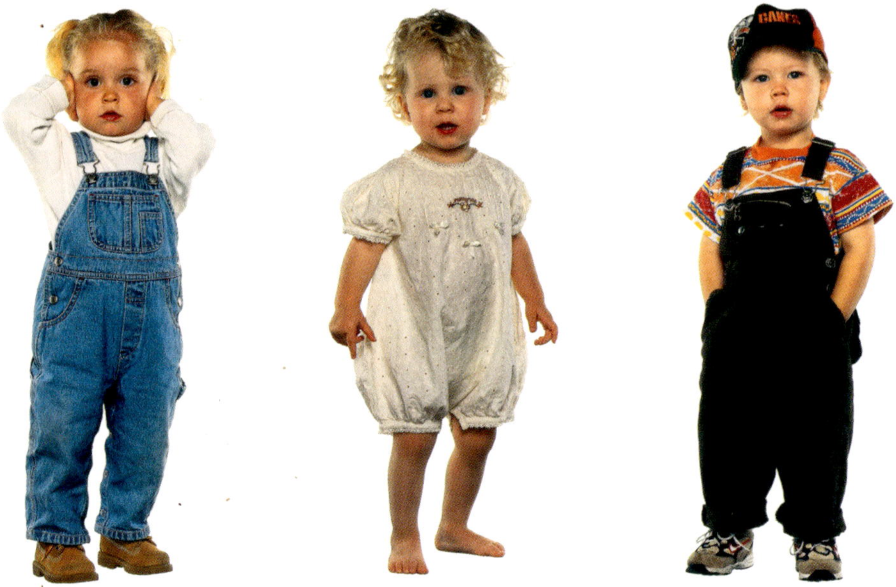

die zarte, empfindliche Dotterhülle. Einige wenige Spermien gelangen noch durch die äußere Hülle und können an der mittleren Hülle andocken. Doch wie so oft im Leben, gibt es auch hier nur einen Sieger: Das Spermium, das als Erstes in die innere Hülle eindringt, hat gewonnen. Und sobald das passiert ist, macht die Eizelle buchstäblich dicht, ihre Oberfläche hat dann keine magnetische Anziehungskraft mehr auf die anderen Spermien, die noch umherschwirren. Die abgewiesenen Samenzellen haben das Nachsehen, schwimmen aber noch einige Tage um die befruchtete Eizelle herum.

Junge oder Mädchen?

Jede menschliche Zelle enthält 46 Chromosomen, die in 23 Paaren angeordnet sind. Auf ihnen liegt der gesamte genetische Code, sie sind der Bauplan des Lebens und bestimmen unser Aussehen und unsere gesamte Persönlichkeit. Das Geschlecht eines Kindes wird ausschließlich von der Samenzelle bestimmt, die die Eizelle befruchtet. Sowohl Samen- als auch Eizelle enthalten in weiser Voraussicht auf eine Vereinigung jeweils nur einen halben Chromosomensatz von 23. Die Eizelle der Frau enthält immer 22 Chromsomen und ein X-Chromosom, die Samenzelle des Mannes hat neben 22 Chromosomen entweder ein X- oder ein Y-Chromosom, dass das Geschlecht des Kindes bestimmt. X steht dabei für ein Mädchen, Y für einen Jungen. X- und Y-Samenzellen sind in ungefähr gleicher Anzahl im Ejakulat vorhanden, unterscheiden sich jedoch laut zahlreichen Untersuchungen in ihren Eigenschaften:

X-Spermien
- größer
- langsamer
- stärker
- langlebiger

Y-Spermien
- kleiner
- schneller
- schwächer
- kurzlebiger

Demnach könnte man also meinen, dass einzig der Mann für das Geschlecht des Kindes zuständig ist. Dagegen spricht eine neue, fast revolutionäre These der neusee-

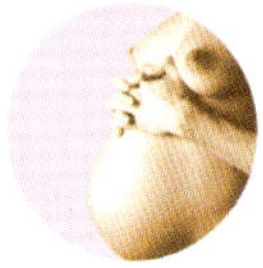

ländischen Verhaltensforscherin Valerie Grant von der Universität Auckland. Sie besagt, dass die Persönlichkeit einer Frau darüber entscheidet, ob ihr Baby ein Junge oder ein Mädchen wird. Energische, dominante Frauen würden eher Jungen, ruhigere, tolerantere Mütter eher Mädchen zur Welt bringen. Schuld daran sind laut Grant die Hormone. Bei Frauen mit einem eher hohen Anteil des männlichen Geschlechtshormons Testosteron würden vor allem Spermien mit dem männlichen Y-Chromosom als Erste zur Eizelle gelangen. Ein niedriger Testosteronspiegel dagegen begünstige das Fortkommen der Samenzellen mit dem weiblichen X-Chromosom.

Groß und größer

Innerhalb von 24 Stunden nach dem Eindringen des Spermiums in die Eizelle kommt es zu einer Verschmelzung der beiden Zellkerne, die Eizelle wird jetzt als Zygote bezeichnet. Wenige Stunden nach dieser Verschmelzung teilt sich die befruchtete Eizelle, erst sind es zwei, dann vier, dann acht Zellen, alle zwölf bis fünfzehn Stunden erfolgt eine erneute Teilung. Während dieser Teilung wandert die Eizelle übrigens durch den Eileiter in die Gebärmutter. Eine nicht ganz ungefährliche Reise, denn in dieser Zeit gilt das »Alles-oder-nichts-Prinzip«. Umwelteinflüsse, aber auch Fieber, Stress und andere Belastungen können zum Absterben der in diesem Stadium äußerst empfindlichen Eizelle führen. Nur rund 20 bis 25 Prozent aller befruchteten Eizellen kommen nach einer Reise von ungefähr vier bis fünf Tagen schließlich in der Gebärmutter an.

Endlich am Ziel

Die Eizelle ist nunmehr ein winziger Zellklumpen aus rund 16 bis 32 identischen Zellen, ähnelt einer Himbeere und wird jetzt als Blastozyste bezeichnet. In der Gebärmutterhöhle verhält sie sich äußerst wählerisch, wenn es um das richtige Plätzchen geht. Es kann manchmal mehrere Tage dauern, bevor sie an die Gebärmutterwand andockt und diese mit eigenen Zellen durchdringt. Durch die hormonelle Veränderung hat sich die Gebärmutterschleimhaut verdickt und bietet somit ein weiches, geschütztes Nest für die Eizelle. Diese gräbt sich regelrecht eine Art Kuhle in der Gebärmutterschleimhaut und wird auch von Schleimhaut überwuchert, so dass sie sicher geschützt ist und die weitere Entwicklung sowie die Ernährung gewährleistet sind. Nachdem sich die Blastozyste eingenistet hat, entstehen längliche Gefäße, die die Eizelle mit dem mütterlichen Blutkreislauf verbinden. Dann beginnt ein sehr wichtiger Vorgang: Die Zellen differenzieren sich. Aus einem Teil wird sich später das Kind entwickeln, aus der äußeren Hülle entwickeln sich Plazenta und später die Nabelschnur als Verbindung zwischen Mutter und Kind. Beide versorgen das Ungeborene mit Nährstoffen und Sauerstoff aus dem Blutkreislauf der Mutter. Um den 16. Tag herum beginnen sich auch die Zellen, aus denen das Kind entsteht,

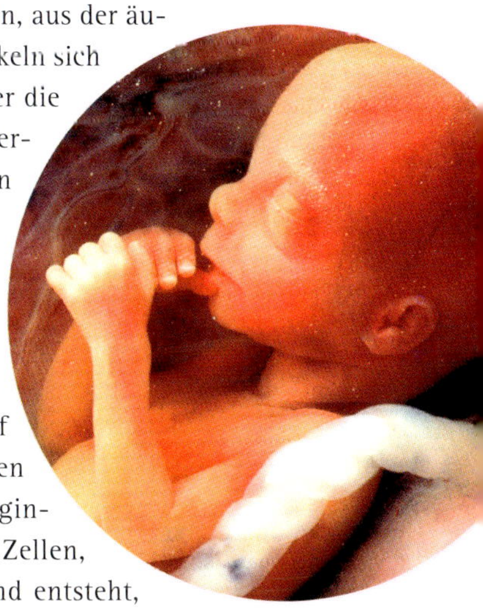

GESUNDHEIT

Schwangerschaftstee

Während der gesamten Schwangerschaft können Sie nach Rücksprache mit Ihrem Arzt und Ihrer Hebamme den von der Hebamme Ingeborg Stadelmann entwickelten Tee trinken. Er enthält Brennnesselkraut, Frauenmantel, Himbeerblätter, Johanniskraut, Melissenblätter, Schafgarbenkraut und Zinnkraut. Der Tee unterstützt die hormonelle Situation, lockert die Muskulatur, fördert die Nierenausscheidung, stärkt die Nerven, verbessert die Eisenaufnahme und hilft gegen Verstopfung. Der Tee kann über Apotheken bezogen werden.

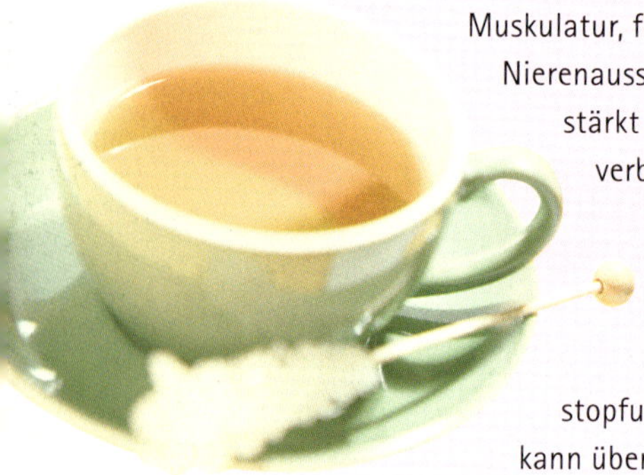

zu differenzieren. Sie ordnen sich schichtweise an. Aus der äußeren Schicht, dem Ektoderm, entwickeln sich Gehirn, Rückenmark, Nervensystem, Nase, Mund, Haut und Haare. Die innere Schicht, das Endoderm, besteht aus Zellen, die später zu Teilen der Lunge, der Harnröhre und Drüsengewebe werden. Irgendwann bildet sich zwischen Ektoderm und Endoderm eine dritte Schicht, das Mesoderm. Aus diesen Zellen entwickeln sich viele innere Organe, das Atmungssystem, Muskeln und Knochen. Zu dieser Zeit hat der Embryo eine Größe von rund 0,4 Millimetern.

Alles-oder-nichts-Prinzip

Am Anfang der Schwangerschaft gilt das Alles-oder-nichts-Gesetz. Verläuft die Entwicklung des Embryos am Anfang nicht planmäßig, so kommt es zu einer Fehlgeburt. Meistens merken die Frauen nur eine verspätete Periode. Aber keine Sorge, Sie können trotzdem wieder schwanger werden. Wichtig: Genießen Sie jetzt schon Ihre Schwangerschaft und gönnen sich Ruhe und Zeit, wenn Sie das jetzt brauchen. Denn gerade die ersten Wochen sind die anstrengendsten.

Wichtige Termine:

- Arzt und Hebamme suchen.

2. Monat (5. bis 8. Woche)

ich

Durch die vermehrte Durchblutung bemerken Sie ab der fünften Schwangerschaftswoche vielleicht bläuliche Linien unter der Haut von Busen und Bauch. Das sind Adern, die durch den vermehrten Blutfluss deutlicher hervortreten, also keine Sorge. Durch das Hormonhoch in Ihrem Körper wird die Haut weicher, und es lagert sich mehr Wasser im Bindegewebe ein. Das kann zu Schwellungen im Bereich der Hände und Füße führen. Wundern Sie sich also nicht, wenn Ihr Ring plötzlich ungewöhnlich stramm am Finger sitzt oder Ihre Lieblingsschuhe drücken. Viele Frauen

Wichtige Termine:

1. Vorsorgeuntersuchung.
2. Gegebenenfalls Chorionzottenbiopsie.

haben schon zu diesem frühen Zeitpunkt das Gefühl, dass der Bauch dicker ist und die Kleidung um die Taille spannt. Keine Einbildung übrigens, sondern häufig eine Folge von Blähungen, die im ersten Schwangerschaftsdrittel häufig sind. Besonders irritierend für viele Frauen ist die Veränderung des Geruchs- und Geschmackssinnes. Einigen wird schon beim Geruch der sonst so geliebten Tasse Kaffee am Morgen übel – und das schlagartig von einem Tag auf den anderen. Andere entdecken plötzlich eine fast fanatische Liebe zu Trinkjoghurt und würden dafür auch nachts um drei zur nächsten geöffneten Tankstelle fahren. Häufig sind diese Signale des Körpers durchaus clever. Er reagiert mit Abneigung auf Ungesundes und fordert gierig gesunde Lebensmittel ein. Doch das ist leider nicht bei allen Frauen so. Einige entwickeln plötzlich einen Heißhunger auf Burger und Cola, andere essen den Klassiker Ölsardinen direkt aus der Dose. Dann sollten Sie allerdings versuchen, gesunde Alternativen zu finden. Infos dazu lesen Sie ab Seite 70.

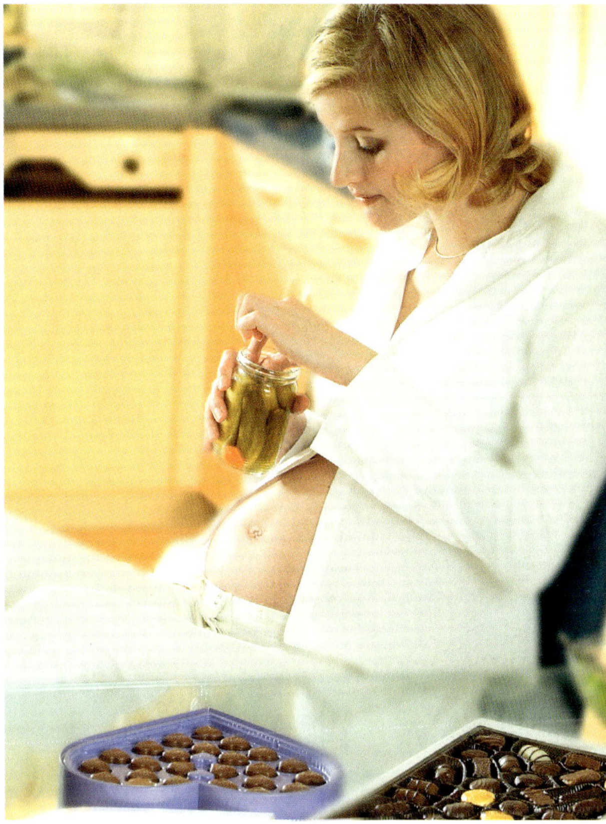

Süß oder sauer? So manche Schwangere bekommt plötzlich ungewohnte Gelüste.

Im zweiten Monat ist bereits der Umriss des Köpfchens sichtbar, der auch lange Zeit der größte Teil des Embryos sein wird. Um den 28. Tag nach der Befruchtung entstehen winzige Arm- und Beinknospen, aus denen sich später Finger und Zehen entwickeln. Der Embryo hat einen länglichen gebogenen Körper mit einem Schwanzende. Das Nervensystem entwickelt sich. Mit der Plazenta ist er über eine Art Haftstiel verbunden, aus dem sich später die Nabelschnur entwickeln wird. In der sechsten Schwangerschaftswoche beginnt das Herz zu schlagen. Am Ende des zweiten Monats zeichnen sich Augen, Nase und Mund ab, der Gehörgang bildet sich langsam aus. Einige Organe sind bereits vorhanden. So besitzt der Embryo einfache Nieren, die Leber und einen Verdauungstrakt. Am Ende des zweiten Monats ist der

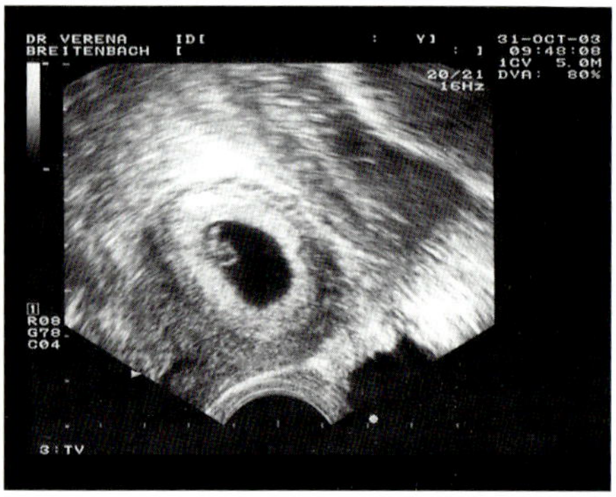

7. Woche – die Organe formen sich.

Embryo rund zwei Zentimeter lang und bekommt die typischen menschlichen Formen. Wichtig: Gerade in den ersten drei Monaten, in welchen die Organe entstehen, ist der Embryo sehr verletzlich. Meiden Sie schädigende Einflüsse von außen, wie Alkohol, Nikotin und Röntgenstrahlen. Auch Flugreisen sollten Sie möglichst reduzieren.

3. Monat (9. bis 12. Woche)

Häufig spannt die Brust in dieser Zeit sehr und vergrößert sich. Viele Frauen können nicht mehr auf dem Bauch liegen. Auch die Übelkeit und die Müdigkeit nehmen – wenn Sie darunter leiden – leider meistens bis zur 12. Woche zu. Heilmittel finden Sie auf den Seiten 122, 124, 125. Sie leiden plötzlich unter Verstopfung. Ebenfalls ganz normal. Durch die Lockerung der Muskulatur wird der Darm träger. Auch das stetig wachsende Kind schränkt die Darmtätigkeit ein (→ Seite 125). Viele Frauen berichten mir durch die hormonelle Umstellung auch von Kopfschmerzen oder Schlafstörungen, Ängste und Sorgen um das Kind können das sogar noch verstärken. Ideal dagegen sind Entspannungsübungen, die Sie ab Seite 98 finden. Ein Lichtblick: Ab der 12. Woche nehmen die meisten Schwangerschaftsbeschwerden ab. Es beginnt eine schöne, ruhige Zeit.

Wichtige Termine:

1. Frauenarzt und Hebamme aufsuchen, Vorsorgetermine ausmachen.
2. Arbeitgeber informieren.
3. Zahnarzt aufsuchen.
4. Eventuell zur Chorionzottenbiopsie oder Amniozentese anmelden.

Jetzt sind bei Ihrem Kind bereits alle Organe angelegt und funktionieren zum Teil auch schon. Die Nieren scheiden Urin aus, im Magen werden die ersten Verdauungssäuren produziert, und das Herz pumpt Blut durch den Körper. Nerven und Muskeln arbeiten miteinander, der Embryo bewegt Arme und Beine, dreht den Kopf hin und her. Zusätzlich wächst auch das Gehirn beträchtlich. Allein in zwei Tagen vergrößert es sich um rund 25 Prozent. In der Schwangerschaft werden pro Minute durchschnittlich 250 000(!) Nervenzellen gebildet. Das Gesicht wird ebenfalls differenzierter: Lippen und Ansätze einer Zunge entstehen, Knospen für die 20 Milchzähne werden gebildet. Um die Nasenlöcher entstehen kleine Wülste, aus denen die Nase wächst.

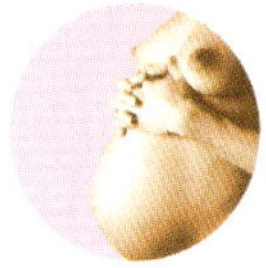

GESUNDHEIT

Fliegen zu zweit

Auch in der Schwangerschaft spricht nichts gegen eine Reise. Besonders im zweiten Schwangerschaftsdrittel ist ein Urlaub ideal, die anfänglichen Wehwehchen wie Übelkeit sind verschwunden, andererseits ist der Bauch noch nicht so üppig, dass er ständig im Weg ist. Zudem können Sie so noch einmal Ihre Zweisamkeit in vollen Zügen genießen. Gegen eine Flugreise ist generell nichts einzuwenden, der Wert der kosmischen Strahlung durch ›normale‹ Urlaubsreisen liegt deutlich unter einer gesundheitsschädlichen Grenze. Bedenken Sie bei der Wahl Ihres Urlaubslandes jedoch, dass ein Langstrecken-Flug auch schon für Nichtschwangere oft ganz schön anstrengend ist. Ideal sind Reiseziele in einer Entfernung bis zu vier Stunden wie etwa die Kanarischen Inseln. Erkundigen Sie sich vorher unbedingt bei der jeweiligen Airline nach den Beförderungsbedingungen für Schwangere. Manche Fluggesellschaften befördern gar keine Schwangeren, andere nur bis zur 30. Woche und mit einem ärztlichen Attest. Folgendes sollten Sie generell beachten, wenn Sie als Schwangere in die Luft gehen:

- Planen Sie eine erholsame Reise, hetzen Sie nicht in letzter Minute zum Flughafen.
- Haben Sie Ihren Mutterpass immer dabei.
- Tragen Sie während des Fluges unbedingt Kompressionsstrümpfe und versuchen Sie möglichst viel auf und ab zu gehen oder wenigstens Beingymnastik an Ihrem Sitz zu machen.
- Trinken Sie während des Fluges ausreichend Wasser oder Früchtetee, gehen Sie immer zur Toilette, wenn Sie einen Drang verspüren.
- Lassen Sie sich einen Gangplatz geben, so können Sie die Beine etwas ausstrecken und einfacher zur Toilette gehen.
- Fragen Sie als Schwangere ruhig nach einem Upgrade in die nächst bessere und damit bequemere Klasse oder gönnen Sie sich gleich eine bessere.

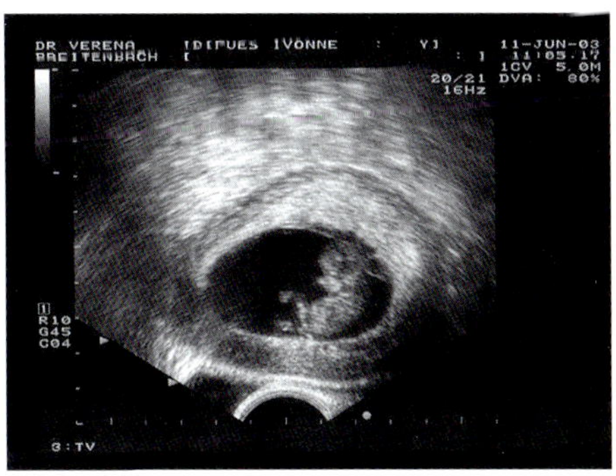

10. Woche – der Embryo ist komplett ausgestattet.

Klein und komplett

Um den 49. Tag nach der Befruchtung tauchen die ersten Knochenzellen auf, das Skelett verhärtet sich. Der Embryo ist jetzt komplett ausgestattet und muss nur noch wachsen und seine Organe richtig ausdifferenzieren. Er ist rund acht Zentimeter groß und wiegt etwa 25 Gramm.

Bis zur 12. Schwangerschaftswoche sind alle Organe angelegt. Bis dahin spricht man vom Embryo. Danach wachsen die Organe. Das Kind heißt jetzt Fetus oder Fötus.

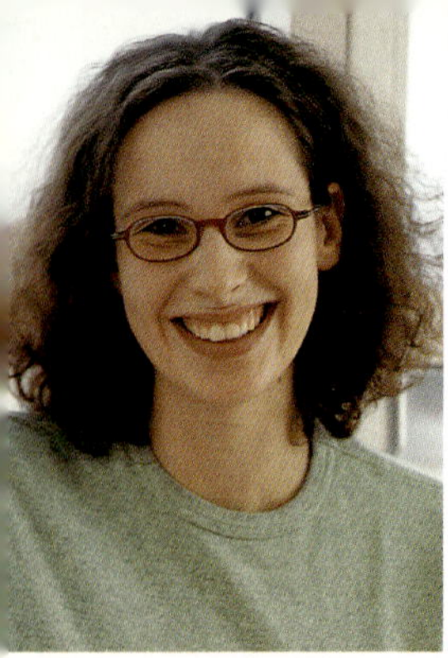

Mama wusste sofort: »Mädchen, du bist schwanger!«

Josefine Söllner, 20,
Jura-Studentin aus München

Vor einem Jahr sagte mir mein Frauenarzt, dass ich unfruchtbar sei und eigentlich gar nicht mehr zu verhüten bräuchte. Ich habe die Pille aber dennoch zur Sicherheit weiter genommen, schließlich stand ich gerade kurz vor dem Abi. Während der schriftlichen Abitur-Prüfung ging es mir furchtbar schlecht, ich hatte Bauchschmerzen und musste alle paar Minuten aus dem Klassenzimmer, um mich zu übergeben. Die Arbeit habe ich zwar mit Mühe und Not geschafft, aber mir war wirklich hundeelend. Nach den schriftlichen Prüfungen bin ich dann am Nachmittag zu einem Internisten gegangen, der eine Magen-Darm-Grippe bescheinigte und mir ein Mittel gegen die Übelkeit gab. Doch die Probleme hielten auch in den nächsten Tagen an, und ich war wirklich am Rande meiner Kräfte. Schließlich suchte ich eine Frauenärztin auf, um mich doch noch einmal gynäkologisch untersuchen zu lassen. Und die stellte fest, dass ich in der siebten Woche schwanger bin! Ich war ziemlich überrascht, aber zugleich auch sehr glücklich, denn ich liebe Kinder.

Ganz die Mutter

Als ich nach dem Arzttermin nach Hause kam, lächelte meine Mutter mich an und sagte nur: »Mädchen, du bist schwanger.« Scheinbar ist doch etwas dran an der weiblichen bzw. mütterlichen Intuition. Meinem Freund konnte ich erst am nächsten Morgen von der tollen Neuigkeit berichten, er arbeitet bei der Berufsfeuerwehr und hatte in der Nacht Dienst. Er hat sich ebenfalls wahnsinnig gefreut, dass ich schwanger bin. Für mich war auch sofort klar, dass ich das Kind behalten möchte, eine Abtreibung wäre für mich nie in Frage gekommen. Ich bin zwar noch sehr jung, weiß aber, dass ich bei meinem Freund und auch bei meiner Familie einen tollen Rückhalt habe. Meine Mutter war übrigens auch erst 18, als ich zur Welt kam. Und hat sogar noch 15 Jahre später einen kleinen Nachzügler bekommen, meine Schwester Pauline, die jetzt fünf ist. Das Kinderkriegen liegt also bei uns gewissermaßen in der Familie.

Kambodscha ade

Erst einmal auf Eis gelegt habe ich natürlich meine beruflichen Pläne. Ich wollte direkt nach dem Abi ein Freiwilliges Soziales Jahr in Kambodscha machen und dann Jura studieren. Ja, Kambodscha fällt jetzt ganz flach. Aber das Jurastudium habe ich trotzdem begonnen. Ich weiß, dass mich mein Freund und meine Eltern sehr unterstützen.

Oh, war mir immer übel!

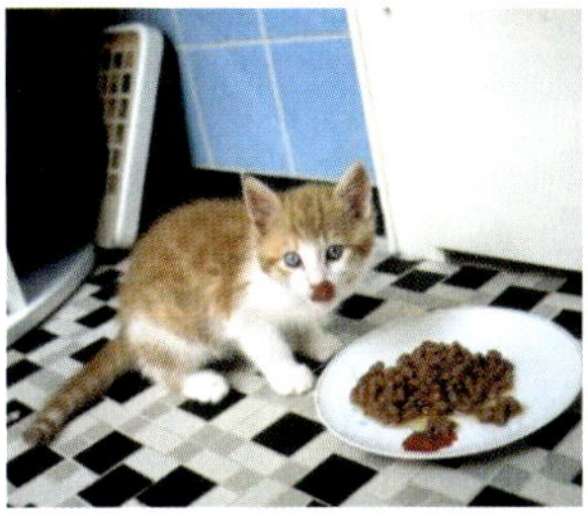

Schwanger mit 20: Jura-Studentin Josefine bekommt große Unterstützung durch ihre Familie und ihren Freund.

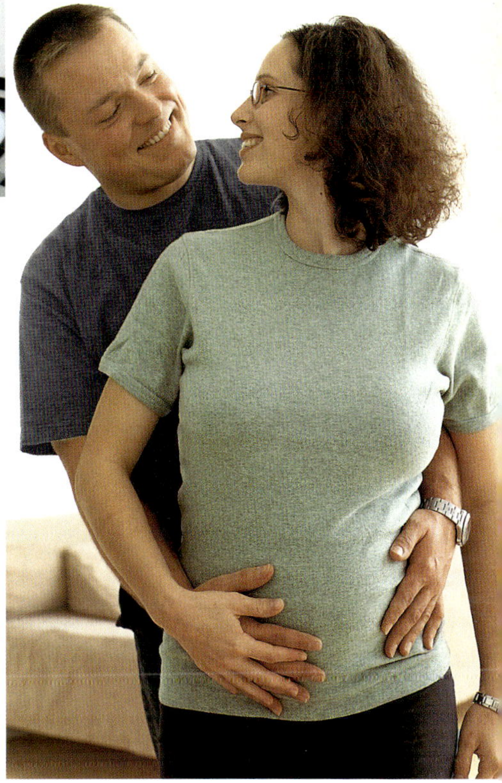

In der ersten Zeit der Schwangerschaft ging es mir wirklich schlecht, mir war ständig übel und ich konnte keinen Bissen bei mir behalten. Dazu kamen irgendwann so starke Kreislaufprobleme, dass ich für eine Woche in die Klinik musste. Nach der 14. Woche hat sich das dann glücklicherweise schlagartig gebessert und ich habe alle Beschwerden gut in den Griff bekommen. Mir ist nicht mehr übel, lediglich das Futter meiner Katze kann ich bis heute nicht riechen. Ich muss die Dose beim Öffnen immer ganz weit weg halten und flüchte dann sofort aus der Küche, wenn die Katze frisst.

Erstaunt war ich auch über die Veränderungen an meinem Körper. Mein Busen ist gleich zu Anfang unglaublich gewachsen. Und das, obwohl ich schon vor der Schwangerschaft Körbchengröße C hatte. Ich weiß gar nicht, wo das enden soll. Auch meine Hosen haben mir schon nach zwei Wochen nicht mehr gepasst, obwohl natürlich noch gar kein Bäuchlein zu sehen war. Vermutlich liegt es daran, dass das Becken breiter geworden ist.

Lieber sicher

Für die Geburt habe ich mir eine Klinik ausgesucht, die auch eine Neugeborenen-Intensivstation hat. Mit dieser Sicherheit im Hinterkopf fühle ich mich am besten aufgehoben. Ich hätte mir auch eine Geburt im Geburtshaus vorstellen können, hatte aber doch Angst, wenn wirklich ein Notfall eintreten sollte. Die Geburt an sich macht mir keine Angst. Ich bin eher neugierig auf dieses Ereignis und freue mich darauf. Natürlich frage ich mich schon, wie viel Kraft das alles kosten wird und wie sich die Wehenschmerzen wohl anfühlen werden. Mein Freund wird auf jeden Fall dabei sein. Und wenn etwas passieren sollte, kann mein Kind ja in der Klinik ganz schnell versorgt werden. Leben geht eben nur mit Risiko.

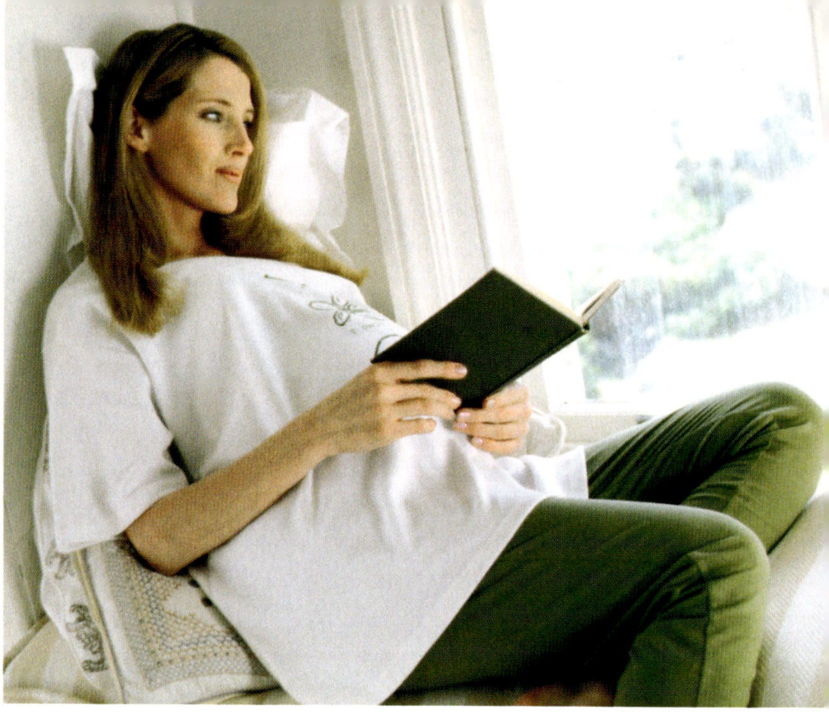

2. Schwangerschaftsdrittel: Alles wird schön

4. Monat (13. bis 16. Woche)

Nach den Turbulenzen der letzten Wochen gleiten Sie ab sofort durch ruhigeres Fahrwasser. Sie machen sich meist weniger Sorgen um Ihr ungeborenes Kind, die starke Müdigkeit verschwindet, Sie fühlen sich wieder fitter. Vielleicht haben Sie sogar Lust, wieder etwas Sport zu treiben? Ab jetzt geht auch der Zeiger der Waage nach oben, pro Woche wiegen Sie ein halbes bis ein Pfund mehr. Durch vermehrte Wassereinlagerung können Schwellungen im Gesicht, an den Händen und Füßen auftreten. Manche Frauen haben jetzt auch mit Hämorrhoiden (Seite 117) zu kämpfen. Falls Sie sich öfter verschnupft fühlen, liegt das auch an den Hormonen. Sie lassen die Nasenschleimhäute anschwellen, die Folge ist eine verstopfte Nase oder auch häufigeres Nasenbluten.

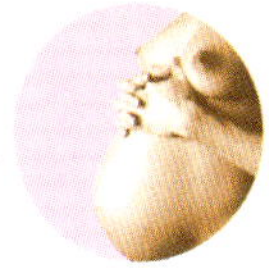

Natürlich schön mit kleinen Einschränkungen

Die Haut ist meist so schön wie bisher nie im Leben: Unreinheiten verschwinden, der Teint wirkt klar und rosig. Die Wassereinlagerungen polstern die Haut von unten her auf, sie wirkt prall und faltenfrei. Manche Frauen leiden aber auch unter nie da gewesenen Hautunreinheiten, andere bekommen winzige rote Flecken im Gesicht, an den Händen und Armen, die jedoch nach der Entbindung meist von allein wieder verschwinden. Die Brustwarzen und die Linie von Nabel zu Schambein (Linea fusca) werden dunkler. Bei einigen Frauen sind die Brüste und besonders die Brustwarzen sehr empfindlich. Öle aus Lavendel und Neroli können eine Linderung bringen. Hartnäckig können Pigmentstörungen sein, auch als Chloasma oder Schwangerschaftsmaske bezeichnet. Sie entstehen ebenfalls durch die hormonelle Umstellung. Manchmal verschwinden sie ebenfalls nach der

GESUNDHEIT

Plazenta und Nabelschnur

Die Nabelschnur ist die lebenswichtige Verbindung zwischen Mutter und Kind. Gegen Ende der Schwangerschaft ist sie rund 60 bis 100 cm lang, und die Plazenta wiegt bei der Geburt rund 500 Gramm. Die anhängende Nabelschnur besteht aus zwei Arterien und einer Vene, die durch eine gallertartige, elastische Masse geschützt sind. Die Gesamtfläche beträgt 10 bis 15 m^2. Der komplette Blutaustausch von 150 bis 200 ml findet drei- bis viermal pro Minute über Membranen statt. Mütterliches und kindliches Blut kommen also nicht direkt miteinander in Berührung. Durch die Vene wird sauerstoff- und nährstoffreiches Blut zum Kind transportiert, die beiden Arterien führen das verbrauchte, sauerstoffarme Blut wieder zurück zur Plazenta. Dieser Begriff kommt aus dem Lateinischen und bedeutet Kuchen. Weil sie die Nahrungsquelle des ungeborenen Kindes darstellt, wird sie auch als Mutterkuchen bezeichnet. Die Plazenta ist ein schwammiges Gewebe, das aus einer Vielzahl von größeren und kleineren Blutgefäßen besteht. Sie hat zwei Aufgaben: Zum einen kann sie über das mütterliche Blut Nährstoffe aufnehmen, die der Fötus für seine Entwicklung braucht, und Abbauprodukte des kindlichen Organismus ausscheiden. Zum anderen arbeitet sie wie ein Filter, sie hält Gift- und Schadstoffe aus dem mütterlichen Blut vom ungeborenen Kind fern (Plazenta-Schranke). Allerdings weiß man heute, dass diese Schranke durchlässiger ist, als man bisher annahm. Gerade Alkohol, Drogen, Nikotin und Medikamente können sehr wohl in den kindlichen Kreislauf gelangen und dort Schäden anrichten.
Über die Plazenta nimmt das ungeborene Kind auch an allen Hormonausschüttungen der Mutter teil. Erschrickt die Mutter, stößt ihr Körper Adrenalin aus. Eine kleine Dosis dieses Stresshormons geht auch auf das Kind über – es reagiert dann häufig mit heftigen Bewegungen oder Tritten auf die Stresswoge

Geburt wieder, manchmal halten sie sich jedoch auch hartnäckig. Dann kann nur der Hautarzt mit einer medizinischen Bleichcreme oder einer Laserbehandlung weiter helfen.

Ihr Baby ist jetzt im vierten Monat richtig aktiv: Es strampelt, ballt die Hände zu Fäusten, runzelt die Stirn und kann in Ihrem Bauch sogar Purzelbäume machen. Das alles spüren Sie jedoch zu diesem Zeitpunkt der Schwangerschaft noch nicht. Die Proportionen Ihres Babys werden jetzt differenzierter: Der alles überragende Kopf wächst langsamer, der übrige Körper zieht nach. Der Hals bildet sich aus, Arme und Beine wachsen. Die Augenlider sind jetzt so groß, dass sie die gesamten Augen bedecken. Im vierten Monat schließen sich die Augen und bleiben für drei Monate geschlossen. Zigmal pro Stunde ändert das Baby seine Lage, es macht Purzelbäume und manchmal lutscht es sogar am Daumen, was man auch auf dem Ultraschallbild erkennen kann.

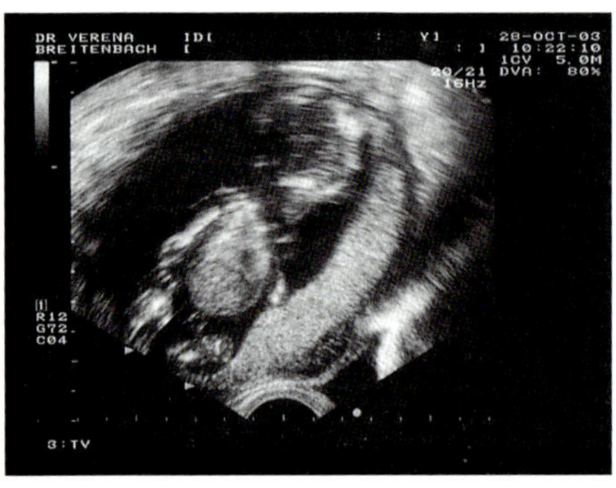

16. Woche – die Proportionen werden differenzierter.

Wichtige Termine:

1. Termin beim Frauenarzt.
2. Wenn gewünscht, die »große Ultraschalluntersuchung« für die 20. Woche anmelden.
3. Kliniken anschauen. Manche Kliniken wollen schon eine Anmeldung zu dieser Zeit.
4. Wenn Sie noch keine Hebamme haben, jetzt aussuchen.

5. Monat (17. bis 20. Woche)

Rund und runder

Die meisten Frauen fühlen sich ab dem fünften Monat »richtig schwanger«. Der Babybauch ist nicht mehr zu übersehen, aber noch so klein, dass er nicht stört. Sie haben meistens zwei bis drei Kilo schon zugenommen, und jetzt merkt auch die Umwelt, dass Sie schwanger sind. Und noch etwas: Es ist Halbzeit. Das haben Sie gut gemacht!

Falls Sie größere Veränderungen wie einen Umzug oder eine Renovierung vorhaben, sollten Sie das jetzt angehen. Auch für eine entspannte Reise zu zweit (dritt) ist jetzt der ideale Zeitpunkt. Die Seelenlage ist jetzt meist ausgeglichen, viele Frauen strotzen vor Energie, sind aktiv und voller Tatendrang. Machen Sie im fünften oder sechsten Monat unbedingt noch mal einen Check-up-Termin beim Zahnarzt. Der alte Spruch »Jedes Kind kostet einen Zahn« ist zwar heute überholt, die Zähne sind aber in der Schwangerschaft generell etwas anfälliger für Karies. Außerdem schwillt das Zahnfleisch durch die erhöhte Durchblutung etwas an. Mundhygiene ist deshalb besonders wichtig. Putzen Sie am besten nach jedem Essen die Zähne und verwenden Sie täglich Zahnseide.

Streifenhörnchen

Jetzt können leider auch die ungeliebten Schwangerschaftsstreifen (Striae) auftreten. Es handelt sich um Dehnungsstreifen im Bindegewebe, die durch die zunehmende Dehnung entstehen. Manche Frauen bekommen sie, manche nicht. Wahrscheinlich besteht eine Veranlagung für ein schwächeres Bindegewebe. Schwangerschaftsstreifen entstehen am Bauch, an den Beinen, am Po und an der Brust. Zunächst sind sie dunkelrosa bis lila, später verblassen sie. In der Regel werden sie nach der Schwangerschaft wesentlich schwächer. Vorbeugen können Sie mit Vitamin C- und E-Gaben, weil beide Vitamine gut für das Bindegewebe sind. Weiterhin sollten Sie die Haut regelmäßig mit Öl einreiben, Mandelöl, eventuell mit Weizenkeimöl, Lavendel, Zeder, Kamille oder Rose vermischt, kann die Streifen etwas verringern. In der Apotheke, Parfümerie und Drogerie bekommen Sie schon fertig gemischte Öle.

Tief Luft holen, bitte

Ihr Kind lernt jetzt atmen, das Zwerchfell wird langsam aktiviert. Die Sauerstoffversorgung erfolgt aber noch über die Nabelschnur durch die Plazenta. Die Lunge Ihres Babys saugt in Ihrem Bauch deshalb keine Luft, sondern winzige Mengen Fruchtwasser – so trainiert sie sich für die Zeit nach der Geburt. Das Zwerchfell wird übrigens auch durch Schluckauf trainiert. Manche Babys hicksen im Bauch der Mutter bis zu 100-mal pro Stunde. Ihr Baby hat einen feinen Pelz bekommen. Dieses Woll- oder Lanugohaar breitet sich am ganzen Körper aus. Bis auf

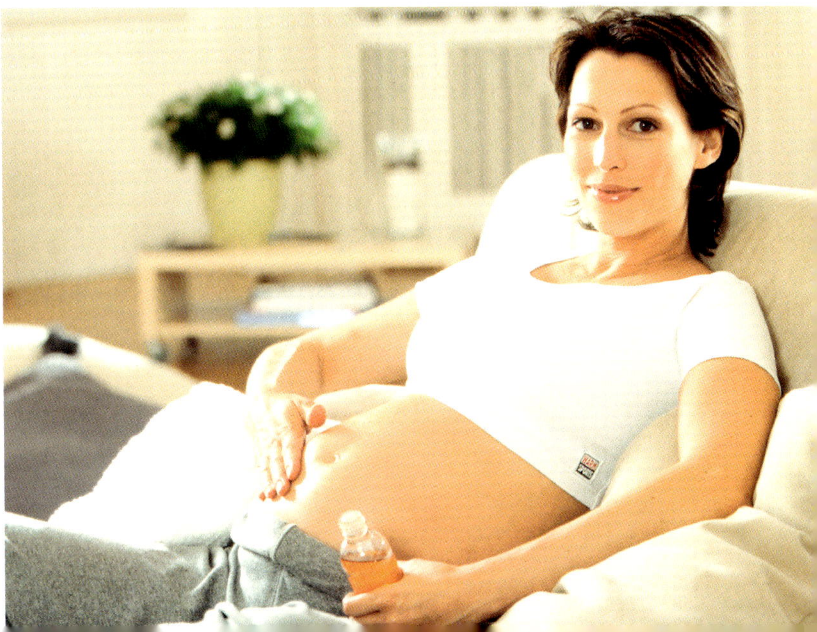

Sanfte Ölmassagen beugen Schwangerschaftsstreifen vor.

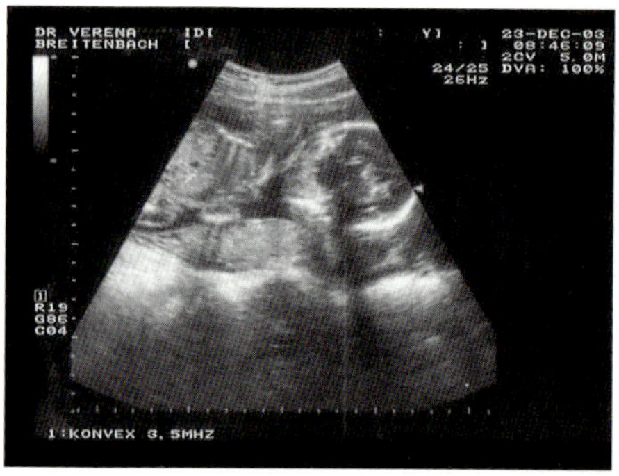

20. bis 21. Woche – Organe sind erkennbar.

die Kopfhaare verschwinden diese Härchen jedoch bis zur Geburt wieder. Warum sie sich überhaupt bilden, ist nicht ganz geklärt. Wahrscheinlich halten sie die Käseschmiere fest, die die kindliche Haut schützt.

Spürst du mich?

Ende des fünften Monats ist Halbzeit der Schwangerschaft. Die Gebärmutter reicht schon fast bis zum Nabel, Ihr Baby ist rund 20 Zentimeter groß und wiegt etwa 400 Gramm. Zu dieser Zeit können die meisten Frauen ihr Kind das erste Mal spüren. Anfangs fühlen sich die Bewegungen wie ein zartes Kitzeln im Bauch an, später sind es sanfte Stüpse. Das Baby ist jetzt richtig aktiv im Bauch, strampelt mit den Beinen, greift mit den Händen nach der Nabelschnur, schlägt Purzelbäume. Es ist inzwischen auch aktiv an Ihrem Gefühlsleben beteiligt und trainiert seine Sinne. Wenn Sie etwa erschrecken, gelangt das Stresshormon Adrenalin in den Blutkreislauf. Bei Ihrem Kind löst das dann Herzklopfen aus, es bewegt sich hektischer. Genauso können Sie natürlich Glücksgefühle auf Ihr Kind übertragen. Wenn Sie gemütlich mit einer Tasse Tee, einem schönen Buch und Ihrer Lieblingsmusik auf dem Sofa sitzen, wird Ihr Kind die ruhige Atmosphäre aufnehmen. Apropos Musik: Ihr Baby kann inzwischen hören. Wissenschaftler haben festgestellt, dass sich Kinder im Mutterleib besonders bei klassischer Musik wohl fühlen. Sprechen Sie mit Ihrem Kind, das spürt und liebt es. Auch jede Form von Stress bemerkt das Kind. Versuchen Sie die Schwangerschaft möglichst entspannt und stressfrei zu erleben. Nützen Sie jede Möglichkeit, mit Ihrem Kind zu reden oder es zu streicheln. Die Kleinen mögen das sehr.

Wichtige Termine:

1. Zahnarzt.
2. Vorsorgetermin beim Frauenarzt.

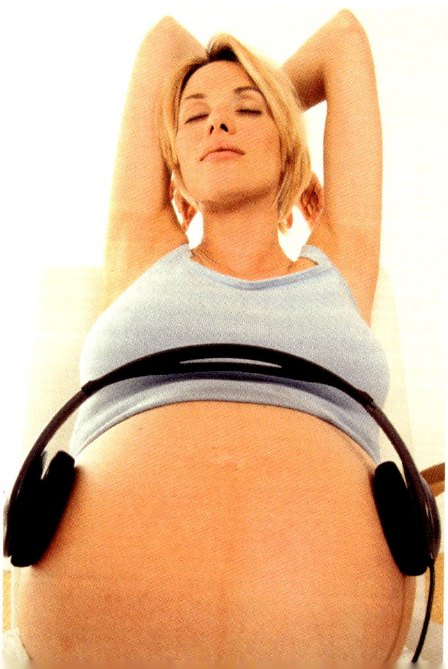

Babys im Bauch lieben klassische Musik.

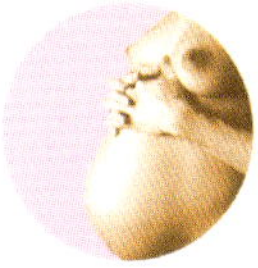

GESPROCHEN

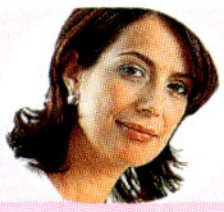

Vater sein dagegen sehr …

Werdende Mütter stehen immer und überall im Mittelpunkt des Interesses – das ist in dieser aufregenden Lebensphase auch gut so. Doch für den werdenden Vater interessiert sich kaum jemand. Männer fühlen sich deshalb schnell etwas unbeteiligt an dem Geschehen. Schließlich können sie die Schwangerschaft nur von außen miterleben. Wie sich aber Schwangersein anfühlt, wie hinderlich ein dicker Babybauch sein kann und wie groß die Angst vor der Geburt ist – das können sich Männer höchstens anhand der Schilderungen ihrer Partnerin vorstellen. Zudem müssen sie sich gleich mit einer doppelten Veränderung abfinden: Sie werden Vater und sie erleben dazu ihre Partnerin plötzlich in einer ganz anderen Rolle. Wichtig in der Schwangerschaft ist es daher, den Partner, soweit es geht, in die Vorgänge einzubeziehen. Erzählen Sie ihm, was Sie fühlen, und bleiben Sie immer im Gespräch miteinander. Versuchen Sie sich als Schwangere mit einem Kind im Bauch nicht zu oft auf Ihre neue Zweisamkeit zurückzuziehen, sonst bekommt Ihr Partner wirklich schnell das Gefühl, er habe seine Pflicht erfüllt und bleibe ab sofort außen vor. Einige Männer entwickeln übrigens in der Schwangerschaft ähnliche Probleme wie ihre Partnerin und leiden plötzlich unter Übelkeit, Kopfschmerzen oder nehmen sogar zu. Laut Psychologen ein kleiner Hilfeschrei nach dem Motto: Ich bin auch noch da. Doch keine Angst: Ist das Baby erst einmal auf der Welt, ändert sich meist auch die passive Rolle des Vaters wieder. Denn auch wenn viele Mütter alles rund um das Kind am liebsten selbst machen würden: Väter können sich genauso gut um das körperliche und seelische Wohl ihres Babys kümmern. Noch besser: Fördern Sie die Bindung zwischen Kind und Vater jetzt schon und erleben Sie die Schwangerschaft zu dritt.

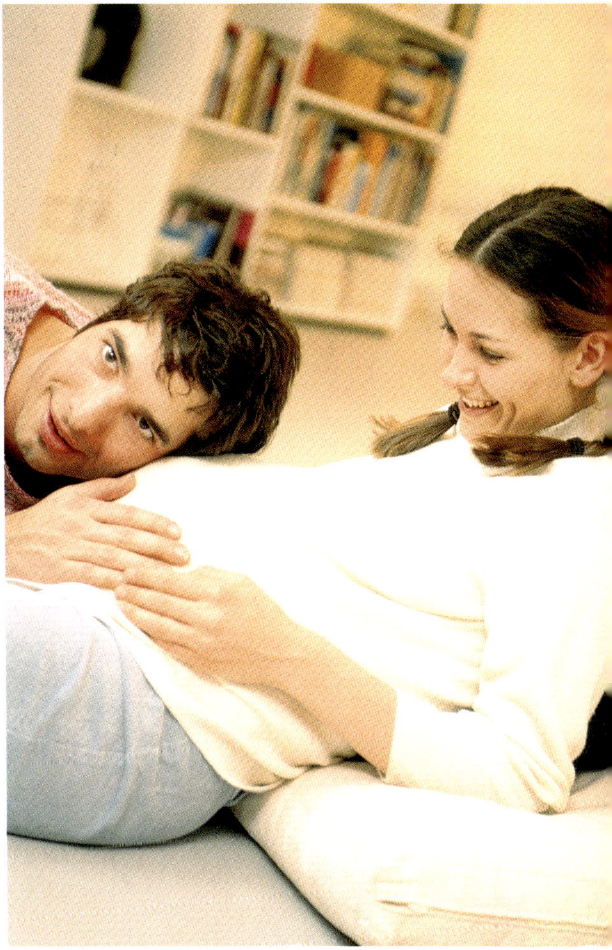

6. Monat (21. bis 24. Woche)

Juckreiz und schwere Beine

Viele Frauen bekommen im sechsten Monat einen starken Juckreiz am Bauch, wollen sich ständig kratzen. Schuld daran ist die sich immer stärker dehnende Haut. Lindern können Sie das Jucken, indem Sie den Bauch täglich nach dem Duschen oder Baden gut einölen, am besten mit einem Vitamin-E-haltigen Körperöl. Wenn das nicht mehr hilft, sprechen Sie mit Ihrem Arzt oder Ihrer Hebamme. Manchen Frauen hilft Kalzium. Viele Frauen neigen in der Schwangerschaft durch den sich vorwölbenden Bauch und die Auflockerung der Bänder zu Hohlkreuz und Rückenschmerzen. Achten Sie deshalb auf Ihre Haltung. Sitzen und stehen Sie so aufrecht wie möglich, tragen Sie außerdem flache und bequeme Schuhe.

Legen Sie die Beine möglichst oft hoch. Vielen Frauen hilft auch eine Knie-Ellenbogen-Lage, die den Rücken entlastet. Bewährt haben sich Massagen des schmerzhaften Bereiches mit Kreuzbein-Massageöl ® (u.a. Jasmin, Mandarine, Rosmarin und Wacholder). Jasmin unterstützt die weibliche Hormonsituation, Mandarine hilft zur Muskelauflockerung.

Es kann sogar sein, dass Sie durch die Wasseransammlungen eine bis zwei Schuhgrößen mehr brauchen, auch Ringe passen plötzlich nicht mehr am Finger. Achten Sie außerdem auf einen gut sitzenden BH mit nicht zu dünnen Trägern, die nicht einschneiden. Das ist wichtig, damit der jetzt große Busen ausreichend gestützt wird. Bei manchen Frauen gehen schon Milchtröpfchen ab. Das ist normal. Wenn es Sie stört, legen Sie ein kleines Wattepad in den BH: Übrigens hat die Größe der Brust nichts mit der Stillfähigkeit und der Milchmenge zu tun. Pflegen Sie Ihre Brust mit Ölen und lassen Sie sie ruhig öfters an die Luft.

GESUNDHEIT

Mutterbandschmerzen

Durch das Wachstum der Gebärmutter werden die Mutterbänder stark gedehnt. Das ist in der Regel ungefährlich, kann aber sehr schmerzhaft sein. Es helfen homöopathisch Aletris, Clematis oder Helonias. Angenehm empfinden viele Frauen das Massageöl-entspannend ® (Kamille, Berglavendel und Linaloeholz).

Senkungsbeschwerden

Häufig klagen schon jetzt Schwangere über Senkungsbeschwerden, besonders Frauen, die schon Kinder haben. In dieser Zeit sollten diese Frauen dann keine Kinder mehr hoch heben und regelmäßig den Beckenboden trainieren (Seite 189), um Folge-

Wichtige Termine:

1. Zur Geburtsvorbereitung anmelden.
2. Hebamme in der Nähe zur Nachsorge suchen.

beschwerden vorzubeugen. Es kann auch das homöopathische Mittel Sepia helfen, ein bewährtes Mittel in der Frauenheilkunde. Das Sitzbad (Geranie, Myrte, Schafgarbe) auf Meersalzbasis hilft ebenso. Auf jeden Fall sollen Sie diese Mittel absetzen, sobald es besser wird. Die Beckenbodenübungen können Sie in der ganzen Schwangerschaft machen.

Mit allen Sinnen

Am Ende des sechsten Monats ist Ihr Baby rund 30 Zentimeter groß und wiegt 600 bis 800 Gramm. Es erkundet jetzt täglich »neugierig« seine kleine warme Welt, spielt mit der pulsierenden Nabelschnur, streicht über die Falten der Fruchtblase oder ertastet seinen eigenen Körper. Es kann am Daumen lutschen, verändert ständig seine Lage und kann dank der heranreifenden Gleichgewichtsorgane im Ohr sogar eine bequeme Lage schnell wiederfinden. Manchmal merken Sie sogar, wie ein Fuß oder Arm richtig an den Bauch boxt. Lassen Sie auch Ihren Partner daran teilhaben. Für viele Männer ist das ein wichtiger Zeitpunkt, das Kind so zu spüren und zu ertasten. Das tut auch Ihnen und Ihrer Beziehung sehr gut. Der Körper des Babys produziert jetzt die so genannte Käseschmiere (Vernix caseosa), eine weiße Fettschicht, die das Baby im Fruchtwasser warm hält und es später bei der Geburt leichter durch den Geburtskanal schlüpfen lässt.

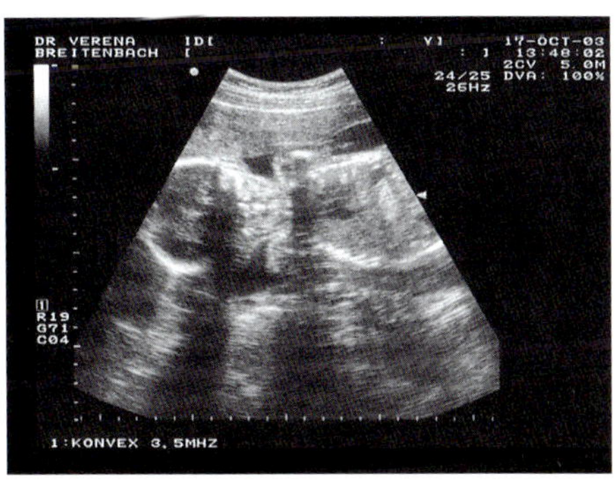

24. Woche – das Herz ist sichtbar.

GESUNDHEIT

Brüderchen, komm tanz mit mir ...

Spielgefährte oder Rivale? Das ist oft die Frage, wenn zu einem Kind ein neugeborenes Geschwister hinzukommt. Mein Rat: Beziehen Sie Ihr älteres Kind so früh wie möglich in die Schwangerschaft mit ein, lassen Sie es die Rundung Ihres Bauches oder die ersten spürbaren Bewegungen wie eine spannende Geschichte mitverfolgen. Machen Sie Ihrem Kind aber keine übertriebenen Hoffnungen auf einen tollen neuen Spielkameraden, denn das ist ein schreiendes Neugeborenes nun mal nicht. Wenn das Baby auf der Welt ist, sollten Sie alles vermeiden, bei dem sich das ältere Kind zurückgesetzt fühlen könnte. Geben Sie es möglichst nicht in den Kindergarten, wenn das Baby nach Hause kommt – es könnte sich sonst abgeschoben fühlen. Gut für das ältere Kind ist immer eine Beschützerrolle, damit fühlt es sich gebraucht und wichtig. Vorhersagen, ob oder wie stark die Eifersucht auf den neuen Bruder oder die Schwester sein wird, lässt sich leider nicht.

7. Monat (25. bis 28. Woche)

Verwöhnen Sie sich

Sicher, Sie sind schwanger und nicht krank, aber dennoch fordert dieser Zustand Höchstleistungen von Ihrem Körper. Ihr Bauch wächst und wächst. Sie nehmen fast vier- bis fünfhundert Gramm pro Woche zu, und die Gebärmutter liegt schon zwischen Nabel und Rippenbogen. Auch wenn Sie sich jetzt im siebenten Monat richtig wohl fühlen und eigentlich noch ganz aktiv sind, sollten Sie sich Ruhephasen gönnen. Legen Sie so oft es geht die Beine hoch, das ist kein Prinzessinnen-Gehabe, sondern hilft gegen Wassereinlagerungen in den Beinen und gegen Krampfadern. Das gilt besonders dann, wenn die Beine nach längerem Stehen schmerzen und die Knöchel dick und geschwollen sind. Gönnen Sie sich entspannende Momente, tauchen Sie ein in ein warmes Berglavendelbad, stellen Sie eine Duftlampe mit Ihrem Lieblingsöl auf. Gehen die Schwellungen nicht mehr zurück, sprechen Sie schnell mit Arzt und Hebamme darüber, es könnten Vorboten einer Schwangerschaftsvergiftung sein.

Verzichten sollten Sie jedoch auf folgende ätherische Öle: Angelika, Anis, Basilikum, Cistrose, Estragon, Fenchel, Ingwer, Kampfer, Muskat, Myrrhe, Gewürznelke, Rosmarin, Thymian, Zimt. Diese können vorzeitig Wehen auslösen.

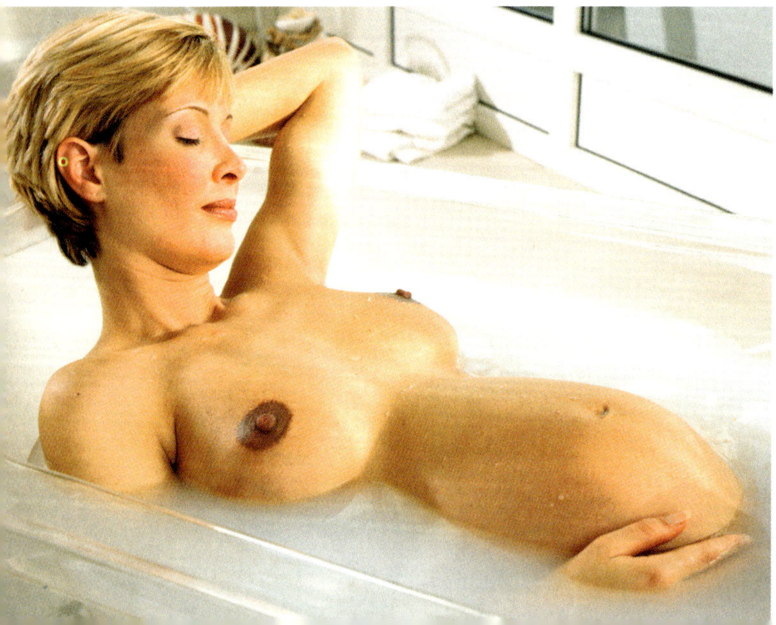

offen … GESPROCHEN

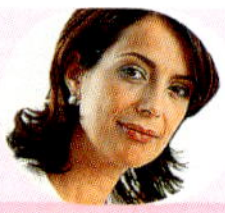

Wenn aus Kindern Mütter werden …

Auch die eigenen Eltern spielen in der Schwangerschaft eine nicht unbedeutende Rolle. Spätestens jetzt erinnern sich viele Frauen wieder an den Satz »Ich will nie so werden wie meine Eltern« und bekommen erste Zweifel, ob das wirklich funktioniert. Auch die Erinnerung an die eigene Kindheit kommt jetzt oft wieder hoch und wird vermutlich die Erziehung Ihres Kindes beeinflussen. Und für so manche Schwangere wird die eigene Mutter auch zu einer Art Verbündete. Schließlich kennen beide das unvergleichliche Erlebnis einer Schwangerschaft, können sich austauschen und wissen Dinge, die eben nur Mütter wissen …

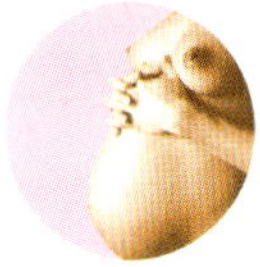

Im siebenten Monat legt Ihr Baby ordentlich an Fett- und Muskelmasse zu. Der ganze Körper wird rundlicher. Das Gesicht ist voll entwickelt, gegen Ende des Monats öffnet der Fötus wieder die Augen. Finger- und Zehennägel prägen sich weiter aus, das Lanugohaar verschwindet langsam vom Körper. Wussten Sie, dass alle Babys zu dieser Zeit einen gleichen rosa Teint haben, egal welche Hautfarbe sie später haben werden? Falls Ihr Baby Ende des siebenten Monats zu früh zur Welt kommen würde, hätte es bei intensivmedizinischer Versorgung gute Startchancen. Aber mit jeder Woche, in der sich das Kind im Mutterleib befindet, nimmt seine Überlebenschance deutlich zu.
Es ist jetzt 35 Zentimeter groß und wiegt ungefähr 1000 Gramm. Spüren Sie jedoch regelmäßiges Ziehen im Unterbauch, gehen Sie zum Arzt. Vorzeitige Wehen gibt es leider gerade zu dieser Zeit immer wieder. Früh angewendet, helfen homöopathische Mittel gut. Leider müssen trotzdem immer wieder Frauen in die Klinik, um dort Infusionen mit einem wehenhemmenden Mittel zu bekommen.

Wichtige Termine:

1. Termin beim Frauenarzt zur Ultraschalluntersuchung ausmachen.
2. Spätestens jetzt Kontakt mit einer Hebamme aufnehmen und sich zur Geburtsvorbereitung anmelden. Die Kurse sollten Sie in der Zeit von der 24. bis zur 28. Schwangerschaftswoche beginnen.
3. Auch die Entbindungsklinik oder das Geburtshaus sollten Sie spätestens jetzt anschauen.

GESUNDHEIT

Wenn das Kind nicht warten will …

Manche Frauen leiden in der Schwangerschaft unter einer Gebärmutterhals-Schwäche, medizinisch Zervix-Insuffizienz genannt. Das kann zu einem vorzeitigen Blasensprung und damit zu einer Fehl- oder Frühgeburt führen. Ein Mittel, um das zu verhindern, ist die Cerclage oder der Muttermundsverschluss. Dabei wird frühestens ab der 16. Schwangerschaftswoche in Vollnarkose ein Faden um den Gebärmutterhals gelegt oder der Muttermund total mit einem Faden verschlossen, der kurz vor dem errechneten Geburtstermin wieder entfernt wird. Der Eingriff, der mit einem mehrtägigen Krankenhausaufenthalt verbunden ist, ist nicht ohne Risiko: Es kann durch das Einstechen der Nadel am Muttermund zu winzigen Verletzungen und damit zu einer Infektion kommen. Das erhöht das Risiko eines Blasensprungs und damit einer Frühgeburt. Ohnehin wird dieser Eingriff nur noch selten durchgeführt. Häufig reichen schon Bettruhe oder ein Krankenhausaufenthalt. Ist eine Infektion die Ursache für die Zervix-Insuffizienz – was häufig der Fall ist –, muss diese behandelt werden. Zu dem operativen Eingriff gibt es jedoch eine Alternative: ein so genanntes Cerclage-Pessar, ein Gummiring aus weichem Silikon. Er wird durch die Vagina ohne Narkose über den Muttermund geschoben und soll so verhindern, dass dieser sich vorzeitig öffnet. Durch das Pessar kann es allerdings zu verstärktem Ausfluss kommen.

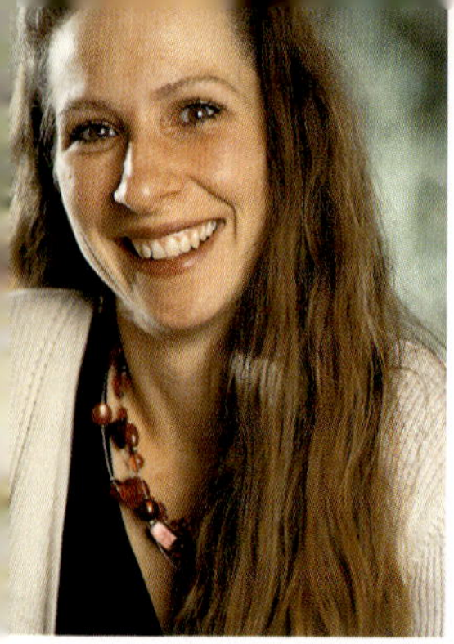

Anna sagt dem Baby im Bauch jeden Tag: »Guten Morgen!«

Christine Schnaubelt, 33,
Chemie-Laborantin aus Ulm

Unsere Nr. 2 ist zwar ein wenig ungeplant, aber dennoch ein absolutes Wunschkind. Meine erste Schwangerschaft vor vier Jahren mit Anna verlief völlig unproblematisch. Außer fünf Monaten Übelkeit ging es mir gut. Nachdem Anna den Geburtstermin um zwei Wochen überschritten hatte, wurde die Geburt mittels eines Wehentropfes eingeleitet. Die Schmerzen dabei waren ziemlich unerträglich, ich habe dann eine PDA bekommen – das war eine große Erleichterung. In der Klinik ging es in jener Nacht übrigens wirklich chaotisch zu. Neben Anna waren noch vier weitere Babys auf dem Weg. Ob damals Vollmond war, weiß ich nicht mehr so genau.

Beim Zweiten ist alles anders

In der jetzigen Schwangerschaft war mir nur drei Monate übel, jetzt geht es mir wieder gut und ich fühle mich richtig fit. Die ersten Bewegungen meines Kindes habe ich früher als bei Anna gespürt. Anna ist übrigens schon ganz gespannt auf ihr Geschwisterchen. Sie sagt ihm jeden Tag in meinem Bauch »Guten Morgen« und fragt fast täglich, wann es denn endlich zur Welt kommt. Neun Monate sind für ein so kleines Kind eine Ewigkeit, außerdem hat sie natürlich noch kein Zeitmaß wie Erwachsene. Was mir in dieser Schwangerschaft auffällt, ist, dass ich mir viel mehr Sorgen und Gedanken um das ungeborene Kind mache als in der ersten Schwangerschaft. Mit Anna im Bauch bin ich bis zum Schluss noch Fahrrad gefahren, und wir haben sogar mit ihr eine Flugreise von 16 Stunden unternommen. Meine Sorgen und Bedenken kommen vermutlich daher, dass ich an Anna täglich sehe, was für ein Schatz

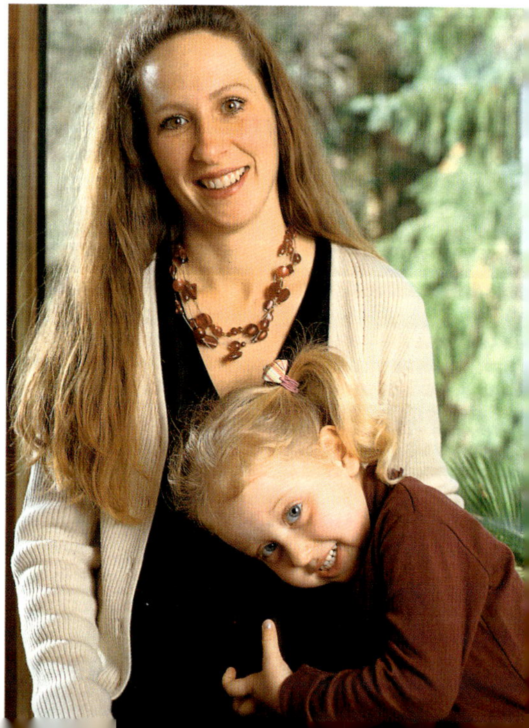

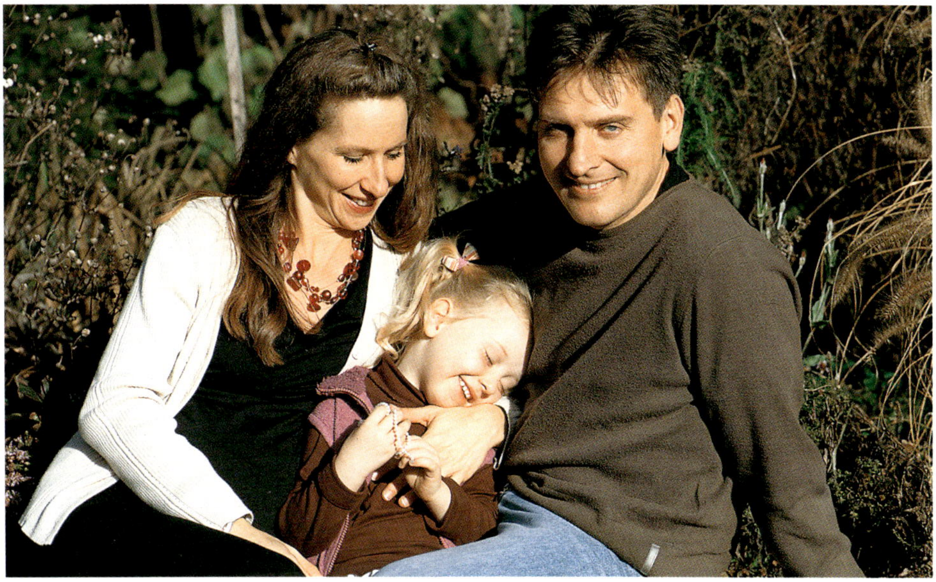

Bald sind sie zu viert: Familie Schnaubelt aus Ulm.

und ein Wunder ein Kind doch ist und deswegen dieses Glück nicht gefährden will.

Schonzeit

Ich schone mich in dieser Schwangerschaft mehr, bin insgesamt vorsichtiger. Die Umstellung auf das Muttersein ist mir anfangs nicht immer leicht gefallen. Weite Reisen waren erst einmal vom Programmplan gestrichen, und auch das Ausgehen am Abend ist natürlich weniger geworden. Denn selbst wenn meine Eltern das Kind für den Abend gehütet hätten, war ich oft so müde, dass ich freiwillig aufs Weggehen verzichtet habe. Meine Arbeit war mir allerdings sehr wichtig, ich habe sehr schnell nach der Geburt wieder angefangen, 25 Stunden in der Woche zu arbeiten. Meine Eltern wohnen mit uns in einem Haus, da war die Versorgung der Kleinen gut geregelt. Nach der Geburt unseres zweiten Kindes werde ich erst einmal drei Jahre zu Hause bleiben. Das fällt mir allerdings nicht leicht.

Stolz auf den Bauch

Die Veränderungen an meinem Körper habe ich bei Anna anders empfunden als in der jetzigen Schwangerschaft. Bei Anna hat man lange keinen Bauch gesehen. Als er dann da war, habe ich ihn immer ein wenig unter weiter Kleidung versteckt. Jetzt zeige ich ihn gern und trage auch eher figurbetonte Kleidung. Schwanger sein heißt ja auch nicht, die Freude an der Mode zu verlieren. Mit der Gewichtszunahme hatte ich wenig Probleme, bereits ein halbes Jahr nach der Geburt hatte ich mein altes Gewicht wieder. Ich hoffe, dass das nach dieser Schwangerschaft auch wieder so sein wird.

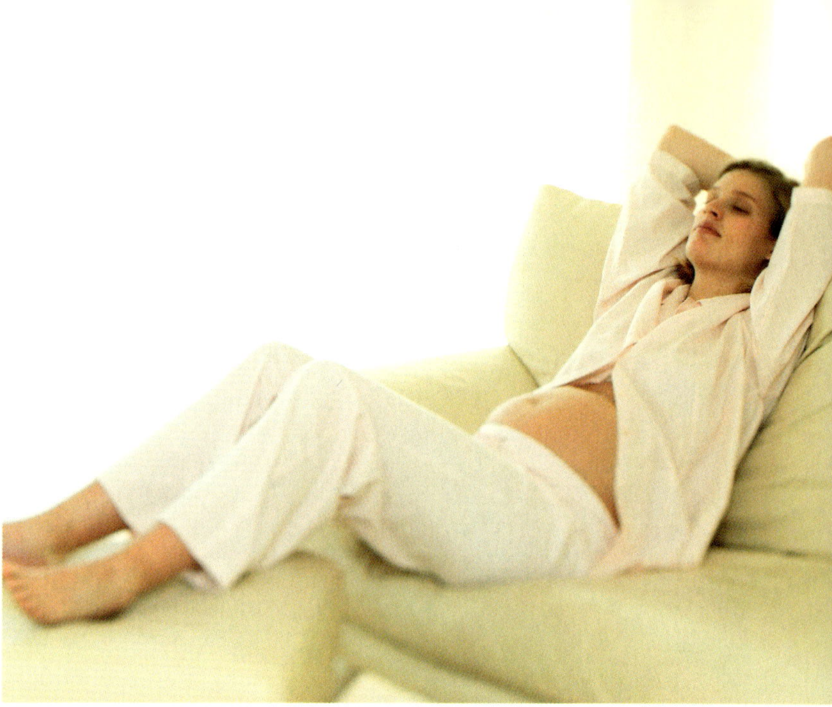

3. Schwangerschaftsdrittel: Alles wird anstrengend

8. Monat (29. bis 32. Woche)

Zwei Drittel der Schwangerschaft liegen hinter Ihnen, jetzt kommt der leider etwas beschwerliche Endspurt. Rund sieben Kilo haben Sie zugenommen, der Babybauch wächst und wächst – und manchmal stört er richtig. Und auch der Rücken hat eine Menge zu verkraften: das Gewicht des schönen runden Bauches. Sie können nachts nicht mehr richtig schlafen, weil Sie einfach keine angenehme Position finden. Etwas vom Boden aufzuheben wird zunehmend schwieriger. Die Gebärmutter drückt auf die Lunge, Sie sind manchmal regelrecht kurzatmig, haben Sodbrennen oder Verdauungsprobleme. Auch die Harnblase wird durch den Druck Ihres Babys gequetscht, so dass Sie nachts immer häufiger auf die Toilette müssen. Trotz allem: Sie haben Ihre Schwangerschaft bis jetzt toll gemeistert.

Wehe Wehen

Wenn Sie sich in dieser Zeit zu viel zumuten, kann es passieren, dass Ihr Bauch von Zeit zu Zeit hart wird. Das sind so genannte Test-Wehen, mit denen sich der Körper auf die bevorstehende Geburt vorbereitet und ein Zeichen, dass Sie ein wenig kürzer treten sollten. Tragen Sie keine schweren Lasten über fünf Kilogramm. Gönnen Sie sich Pausen und überlegen Sie, was Ihnen auf der Seele liegt. Was können Sie ändern? Suchen Sie eine gute Ansprache zu Ihrem Kind, zu Ihrem Körper. Legen Sie sich ruhig hin, schließen Sie die Augen, atmen Sie tief in den Bauch und versuchen Sie zu visualisieren, wie der Muttermund zu ist und die Gebärmutter sich entspannt. Reden Sie mit Ihrem Kind, versuchen Sie es zu beruhigen, singen und summen Sie. Das beruhigt Sie beide. Stellen Sie sich schöne Situationen oder Landschaften vor und erzählen Sie ihm immer wieder von Ihren Gedanken.

Heikel wird es, wenn sich zusätzlich der Muttermund vorzeitig verkürzt oder öffnet. Wenn eine Infektion als Ursache ausgeschlossen ist, wird Ihnen der Arzt Bettruhe und ein Magnesiumpräparat verordnen. Das Mineral entspannt die Muskulatur der Gebärmutter, so dass die Wehen nachlassen. Auch die homöopathischen Mittel Sepia oder Kalium carbonicum können helfen. In der Aromatherapie kann Toko-Öl-𝒟® (Majoran, Berglavendel und Linaloeholz) zur Entspannung der Gebärmuttermuskulatur beitragen. Aber immer sind wehenähnliche Schmerzen ein Grund, schnell den Arzt aufzusuchen. Verlieren Sie außerdem Flüssigkeit aus der Scheide, könnte das Fruchtwasser sein. Dann sollten Sie sofort in das Krankenhaus. Meistens lassen sich in der Klinik vorzeitige Wehen beruhigen.

Ganz schön beschwerlich

Im achten Monat wird Ihnen Ihr Bauch noch mehr im Weg sein, manchmal wissen Sie nicht mehr, wie Sie sitzen, liegen oder stehen sollen. Rund zehn Kilo werden Sie bis jetzt zugenommen haben, 500 Gramm kommen jede Woche noch dazu. Viele Frauen leiden jetzt unter kleinen, aber unangenehmen Wehwehchen wie Sodbrennen, Wadenkrämpfen, Verstopfung, Kurzatmigkeit, Rückenproblemen, Hämorrhoiden und schweren Beinen. Häufig träumen Schwangere in den letzten Monaten vor der Geburt besonders stark, manchmal treten auch Albträume auf, in denen das ungeborene Kind eine Rolle spielt.

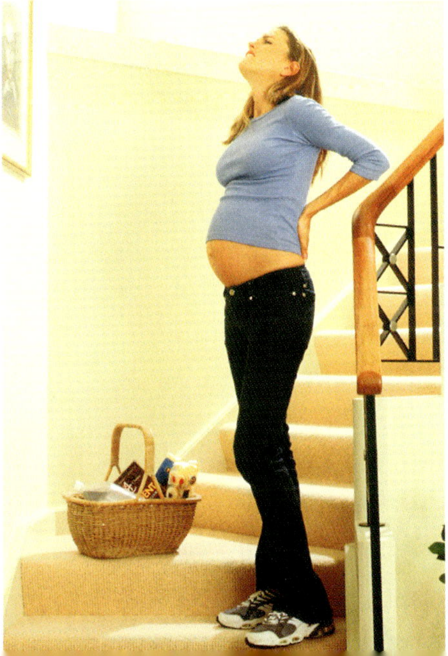

Zum Ende der Schwangerschaft wird alles ziemlich beschwerlich – auch Rückenschmerzen sind häufig.

Baby drehen bei Steißlage

Eigentlich sollten Babys mit dem Kopf voran auf die Welt kommen – doch daran halten sich lange nicht alle. Viele Mütter haben Angst vor einem Kaiserschnitt, wenn sich das Baby zum Ende der Schwangerschaft immer noch nicht im Bauch gedreht hat. Doch Hebammen, Ärzte und Sie selbst können auch kurzfristig versuchen, Ihr Baby doch noch zur Kehrtwende zu bewegen. Hier die besten Methoden:

Indische Brücke: Legen Sie sich für diese Übung auf den Boden mit einem oder zwei Kissen unter dem Po. Die Füße legen Sie auf einem Stuhl oder großen Ball ab. Am besten ab der 35. Woche täglich zweimal 15 Minuten durchführen, aber nur so lange, wie es Ihnen angenehm ist. Diese Position finden einige Babys sehr ungemütlich, drehen sich deshalb manchmal im letzten Moment.

Lichte Momente: Babys sind neugierig, sie hören auf Geräusch und können auch hell und dunkel durch Mamas Bauch unterscheiden. Hebammen versuchen daher oft, das Kind mit einer Taschenlampe zum ersehnten Purzelbaum zu locken. Durch den Bauch und die Gebärmutter dringt der Lichtstrahl nämlich bis zum Kind hindurch. Der Licht-Trick kann ab der 32. Woche durchgeführt werden und so oft wie gewünscht wiederholt werden.

Rauchzeichen: Bei 50 bis 70 Prozent aller Schwangeren dreht sich das Baby durch die so genannte Moxabustion. Dabei reizt die Hebamme mit einer Beifuß-Zigarre einen bestimmten Punkt am kleinen Zeh. Dadurch wird der Blasen-Nieren-Meridian erwärmt. Der wiederum hat Einfluss auf die Gebärmuttermuskulatur und das kleine Becken und sorgt bei so manchem kleinen Dickkopf für die entscheidende Wende.

Dreh von außen: Dieser Drehversuch wird durch einen Arzt in Kaiserschnittbereitschaft gemacht – ist also nicht ganz risikolos. Durch gezielten Druck auf den Bauch und mit viel Feingefühl wird versucht, den Kopf des Babys nach unten zu bewegen. Dabei kommt es unter anderem auf die richtige Lage der Plazenta an, auf die ausreichende Menge des Fruchtwassers und auch darauf, ob dem Kind überhaupt ausreichend Platz zur Verfügung steht, sich zu drehen.

Licht aus, Spot an

Ihr Baby schärft im achten Monat deutlich seine Sinne. Es kann Stimmen hören und auch unterscheiden. Ihre Stimme kennt es gut. Reden Sie so oft wie möglich mit ihm und erzählen Sie ihm auch, was in Ihnen vorgeht. Berichten Sie von der Welt draußen und lassen Sie auch die anderen Kinder mit ihm reden. Es blinzelt, wenn helles Sonnenlicht auf Ihren Bauch scheint, und kann sogar Tag und Nacht unterscheiden. Babys im Bauch haben übrigens ihren eigenen Schlaf- und Wachrhythmus. Meist hat es schon seine Geburtslage eingenommen. Aber keine Sorge, wenn nicht, hat es immer noch bis zur 36. Woche Zeit, sich zu drehen. Alle Or-

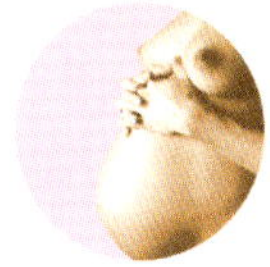

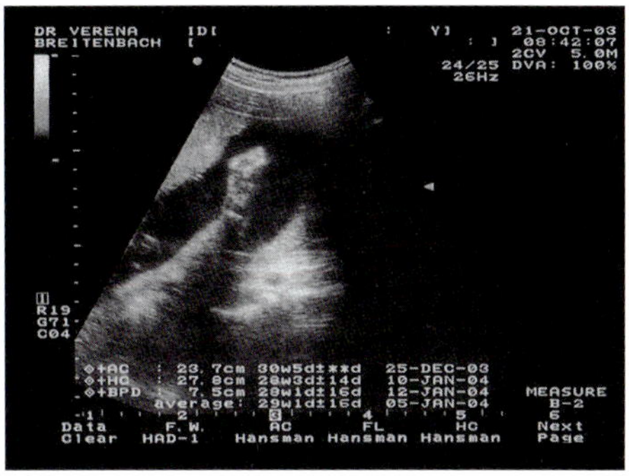

30. Woche – Gliedmaße sind jetzt erkennbar.

Wichtige Termine:

1. Screening Ultraschall.
2. Hebamme zur Nachsorge sollte feststehen.
3. Klären, wer zur Geburt mitgeht.
4. Klinikkoffer packen.
5. Eventuell organisieren, wer sich um die anderen Kinder kümmert.
6. Babyausstattung organisieren.

gane sind entwickelt, bis auf die Lunge, die ist mit 34 Wochen erst fertig entwickelt Das Baby ist jetzt 40 Zentimeter groß und wiegt ungefähr 2000 Gramm.

ZU WISSEN

Ich packe meinen Koffer

Es kann nicht schaden, den Koffer für die Klinik schon einige Wochen vor dem errechneten Geburtstermin zu packen. Dann kommen Sie nicht in Hektik, wenn's wirklich losgeht. Das empfehle ich Ihnen einzupacken:

Für die Geburt

- Ein bequemes T-Shirt oder Nachthemd für die Geburt. Ideal ist ein Herrenhemd, weil es sich vorne öffnen lässt. So kann das Baby nach der Geburt gleich auf Ihrem warmen Bauch kuscheln.
- Warme Socken, nichts ist nämlich schlimmer als kalte Füße bei der Geburt.

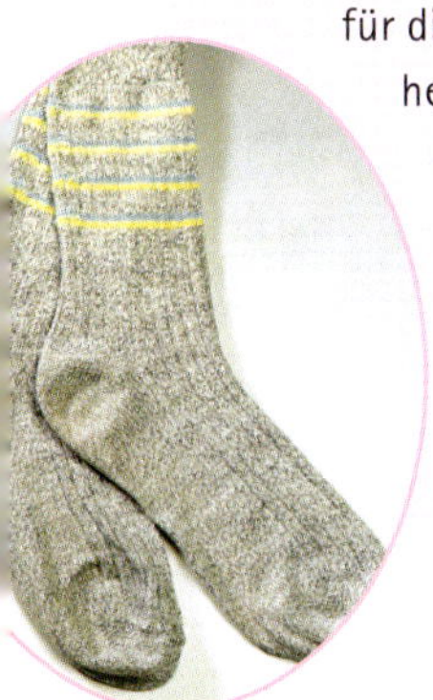

- Bequeme Hausschuhe, denn die Füße sind in den letzten Wochen oft geschwollen.
- Einen Bademantel.
- Bei längeren Haaren eine Spange, ein Haargummi oder ein Stirnband.
- Rosenwasser (Rosenhydrolat) oder Thermalwasserspray zum Erfrischen
- Einen Lippenpflegestift, falls die Lippen rau sind.
- Erfrischende Bonbons, damit der Mund nicht austrocknet.
- Ein Massageöl mit Ihrem ätherischen Lieblingsduft.
- Eine Duftlampe mit Rosen-, Lavendel- oder Neroliöl.
- Einen Walkman oder DVD-Spieler mit Ihrer Lieblingsmusik.
- Einen Fotoapparat oder eine Videokamera, die ersten Stunden mit Ihrem Kind sind unwiederbringlich.
- Wichtige Dokumente: Mutterpass, Versichertenkarte Ihrer Krankenversicherung oder Clinic-Card der privaten (Zusatz)-Versicherung,

Familienstammbuch, Heiratsurkunde oder – wenn Sie ledig sind – Geburtsurkunde.

ZU WISSEN

Für den Klinikaufenthalt

- Pro Tag mindestens ein bequemes Nachthemd, langes T-Shirt oder langes Hemd/Bluse.
- Eine ausreichende Menge großer bequemer Slips, damit Sie in den ersten Tagen große Binden für die Blutungen darin platzieren können.
- Mindestens zwei Still-BHs.
- Stilleinlagen.
- Jogging-Anzug, wenn Sie in der Klinik spazieren gehen wollen.
- 2 kleine Handtücher, 1 Badelaken.
- Haarföhn, Bürste, Kamm.
- Waschzeug, Zahnbürste, Zahnpasta, Mundwasser, Duschgel, Shampoo etc.
- Evtl. eine getönte Tagescreme, ein zart getöntes Lipgloss und eine Wimperntusche (kaschiert den Stress der ersten Tage und lässt Sie auf den zahlreichen Fotos strahlen).
- Bücher/Zeitschriften.
- Schreibblock, Stifte.
- Adressbuch.
- Kleingeld, beispielsweise für eine Telefonkarte, denn nicht immer ist sofort ein Telefon auf dem Zimmer, und Handys sind in allen Kliniken verboten.
- Kleidung für die Fahrt nach Hause.

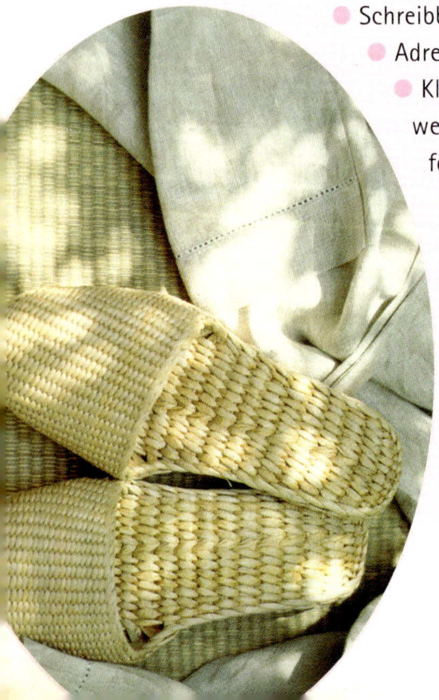

Für Ihr Baby

Die meisten Kliniken stellen für die Zeit des Wochenbetts die Kleidung für Ihr Kind zur Verfügung. Sie brauchen also lediglich etwas für den Nachhauseweg einzupacken:

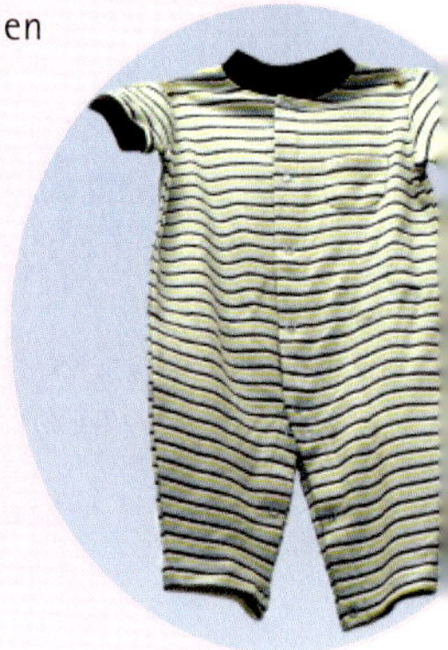

- Body/Unterhemdchen sowie Unterhöschen.
- Strampler.
- Jacke.
- Socken, Mütze, eventuell Schuhe und Handschuhe.
- Decke, Tragetasche (eventuell mit Lammfell) oder Babyautoschale.

9. Monat (33. bis 36. Woche)

ich Endlich durchatmen

Vier bis fünf Wochen vor der Geburt senkt sich der Bauch infolge der so genannten Senkwehen. Das entlastet Zwerchfell und Lunge, Sie können wieder besser durchatmen. Gleichzeitig drückt dadurch die Gebärmutter noch mehr auf die Blase, Sie müssen noch häufiger auf die Toilette. Sechs Wochen vor der Geburt beginnt auch Ihr Mutterschutz. Versuchen Sie die ruhigere Zeit mit Ihrem Partner und Ihrem Baby im Bauch so gut es geht zu genießen. Sie haben jetzt ungefähr 10 bis 12 Kilo zugenommen, und die Zeit wird meistens gegen

GESUNDHEIT

Das Wundermittel

Er wirkt und keiner weiß genau wie: der Himbeerblättertee. Sie sollten ihn ab der 34. Woche trinken, drei bis vier Tassen. Er lockert wohl die Muskulatur, macht den Muttermund weich und bereitet den Körper auf die Geburt vor.

Wichtige Termine:

1. Vorsorgeuntersuchungen alle ein bis zwei Wochen.
2. Zur Akupunktur anmelden.
3. Mit Himbeerblättertee beginnen.
4. Falls geplant, eine homöopathische Geburtsvorbereitung beginnen.
5. Erziehungs-und Kindergeld beantragen.
6. Braucht die Krankenkasse noch Unterlagen?

Ende für viele Frauen beschwerlich. Sie sehnen die Geburt herbei. Ich versuche sie immer zu ermutigen, die verbleibende Zeit noch für sich und die Partnerschaft zu nutzen, sich auszuschlafen und zu stärken für die Geburt und die Zeit danach. Bei vielen Frauen kommen jetzt auch die Geburtsängste. Sie sollen darüber reden. Solche Ängste sind normal, die meisten Frauen haben sie. Vielleicht kann auch ein Gespräch zu dritt mit Ihrem Partner und Arzt oder Hebamme helfen.

Im neunten Monat schläft Ihr Baby durchschnittlich eine dreiviertel Stunde und ist dann wieder ungefähr genauso lange wach, wahrscheinlich träumt es schon. Es ist ganz schön gewachsen, auf 45 Zentimeter und wiegt etwa 2800 Gramm. Ungefähr 200 Gramm nimmt es pro Woche zu. Fingernägel wachsen. Bei Jungen wandern die Hoden jetzt in den Hodensack. Der Kopfdurchmesser beträgt schon über neun Zentimeter.

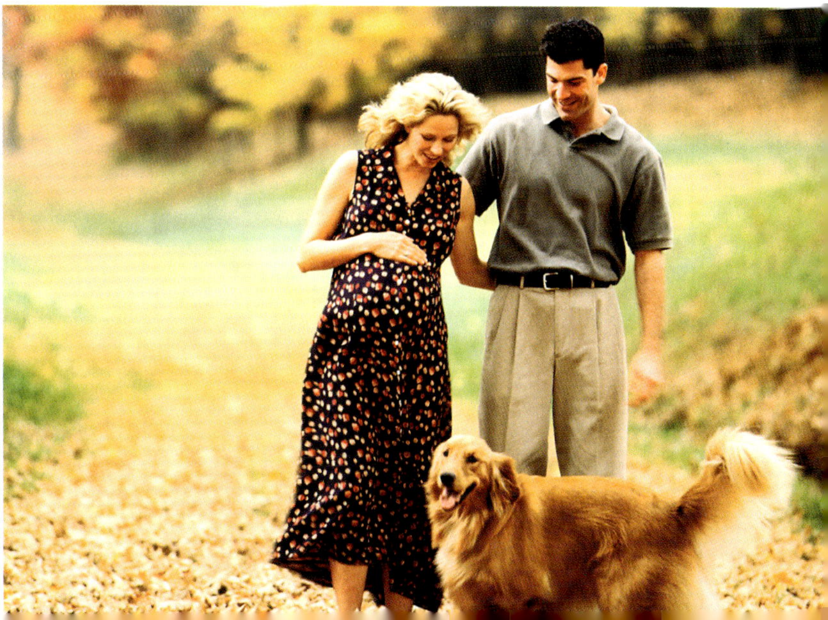

Jetzt noch mal die Zeit zu zweit genießen.

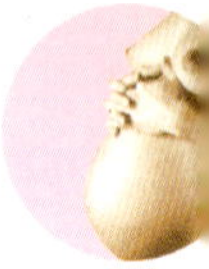

10. Monat (37. bis 40. Woche)

Ich mag nicht mehr …

Die letzten drei bis vier Wochen der Schwangerschaft empfinden viele Frauen als quälend. Der Bauch ist so dick, dass man sich absolut unbeweglich fühlt. Viele haben einfach keine Lust mehr, schwanger zu sein, und wünschen sich nichts mehr herbei als die Geburt und einen dünneren Bauch. Wehen treten jetzt immer häufiger auf, für viele Erstgebärende ein Grund, öfter nach dem Klinikkoffer zu greifen.

Es gibt übrigens einen guten Trick, mit dem Sie testen können, ob es sich um »echte« Wehen oder falschen Alarm handelt. Können Sie noch auf Fragen antworten, ist es sicher noch keine Geburtswehe.

Auch gemischte Gefühle und Sorgen können in den letzten Schwangerschaftswochen wieder verstärkt auftreten. Fragen wie »Ist mein Kind auch wirklich gesund?«, »Werde ich das wirklich alles schaffen?« und Angst vor den Schmerzen bei der Geburt mischen sich mit der Freude auf das Baby und dem Gefühl, es bald geschafft zu haben.

Wichtig: Sprechen Sie mit Ihrem Partner, Ihrem Arzt oder der Hebamme über diese Gefühle und fressen Sie sie nicht in sich hinein nach dem Motto »Ich bin nicht die erste Frau, die schwanger ist und sollte mich nicht so anstellen«. Sie sind zwar nicht die erste Frau, die schwanger ist, aber vielleicht das erste Mal schwanger, und das ist einfach eine ganz besondere und aufregende Phase in Ihrem Leben. Stehen Sie zu Ihren Gefühlen, allein das erleichtert oft schon sehr.

GESUNDHEIT

Gewichtige Zeiten

Eine Gewichtszunahme von 12 bis 18 Kilogramm ist völlig normal. Bei schlanken Frauen ist die Gewichtszunahme größer. 3000 bis 3500 Gramm wiegt das Kind, die Fruchtwassermenge beträgt ca. 1000 Gramm, die Plazenta wiegt 700 Gramm, die Muskulatur der Gebärmutter 1000 Gramm, die Brust 500 Gramm. Zudem lagert der Körper noch sechs Kilogramm Wasser ein. In den ersten drei Monaten gibt es keine wesentliche Zunahme, im vierten bis sechsten Monat sind 200 bis 250 Gramm pro Woche, ab dem siebenten Monat 400 bis 500 Gramm pro Woche normal.

Brust auf die Stillzeit vorbereiten

Stillen ist für die Brust eine große Umstellung. Sie können jedoch viel tun, um es einfacher zu machen. Massieren Sie die Brust wie den Körper, am besten von außen in Richtung der Brustwarzen. Zum Abhärten der Brustwarzen können Sie die Brustwarzen kalt abduschen und mit einem raueren Handtuch abtrocknen. Drücken Sie sie dann immer wieder zusammen, um die Vormilch auszustreifen. Mit der Milch können Sie die Brustwarzen einreiben, das pflegt zusätzlich (gilt auch später für das Stillen).

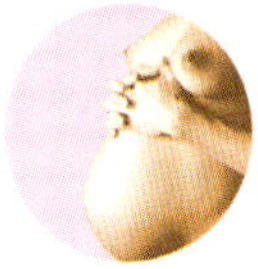

Lassen Sie die Brust ruhig öfter an der frischen Luft. Durch die Massage richten sich häufig Flach- oder Schlupfwarzen auf. Bewährt haben sich auch Kompressen mit Lavendelöl oder Massagen mit Lavendel- und Neroliöl.

Vormilch

Vormilch wird häufig schon in der Schwangerschaft von der Brustdrüse produziert und abgesondert. Nutzen Sie das und reiben Sie die Brustwarze damit ein. Wenn Sie die Vormilch stört, legen Sie ein Pad auf die Brust.

Ganz schön eng

Nicht nur Sie als Mutter fühlen sich zum Ende der Schwangerschaft hin durch die Fülle unwohl, auch Ihrem Baby wird es in seiner warmen Höhle langsam eng. Es ist wesentlich größer geworden. Das Volumen des Fruchtwassers hat sich reduziert. Dadurch kann es nicht mehr in der Fruchtblase schweben, sondern liegt ziemlich eng darin. Tritte und Knüffe Ihres Babys sehen Sie daher deutlich als Ausbuchtungen Ihrer Bauchdecke. Aber gönnen Sie sich und Ihrem Kind noch die letzten Tage. Gerade jetzt bekommt es wichtige Dinge, wie zum Beispiel Antikörper gegen Krankheiten, mit auf den Weg.

Bitte Plätze einnehmen!

Im zehnten Monat haben 97 Prozent aller Babys ihre Geburtslage eingenommen und liegen mit dem Kopf nach unten. Große Akrobaten-Kunststücke kann das Baby in dieser Zeit nicht mehr machen, dazu fehlt ihm einfach der Platz. Es trinkt jetzt täglich bis zu drei Liter Fruchtwasser, um Magen, Nieren und Blase für das Leben draußen zu trainieren. Ihr Kind ist jetzt komplett entwickelt und ausgereift. Von Ihnen bekommt es jetzt noch sein Schutzpaket für den Weg ins Leben geliefert: Antikörper, die es vor Krankheiten schützen, gegen die Sie im Laufe des Lebens immun geworden sind. Im zehnten Monat ist Ihr Kind rund 50 Zentimeter groß und wiegt ca. 3400 Gramm, sein Kopfdurchmesser beträgt jetzt zehn Zentimeter, und es ist 2,5-milliardenmal schwerer als die ursprüngliche Eizelle.

ZU WISSEN

Alternativ zum Himbeerblättertee: Pulsatilla sechs Wochen vor der Geburt, dann Caulophyllum zwei bis drei Wochen. Vorsicht bei vorzeitiger Wehentätigkeit. Sie sollten diese Therapie mit Ihrem Arzt und Ihrer Hebamme besprechen.

Wichtige Termine:

1. An Mutterschutz denken, eventuell noch Resturlaub nehmen.
2. Attest über den Entbindungstermin für die Krankenkasse.
3. Zur Akupunktur anmelden.
4. Babyausstattung vorbereiten.

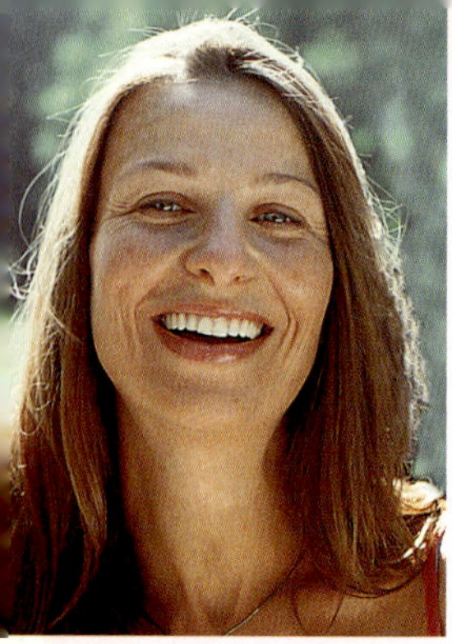

»Ich spürte, dass dieses Kind auf mich gewartet hatte!«

Astrid Reinbacher, 39,
Grafik-Designerin aus Mallorca

Lange Zeit waren Kinder für mich und meinen Mann Stefan kein Thema. Dann fing plötzlich mit 38 die biologische Uhr doch an zu ticken und ich konnte mir zum ersten Mal im meinem Leben vorstellen, Mutter zu werden. Ich ließ mir von meinem Frauenarzt die Spirale ziehen – und 14 Tage später war ich schon schwanger. Wir haben damals noch eine Fernbeziehung geführt, Stefan auf Mallorca, ich in München. Den Schwangerschaftstest habe ich ganz alleine zu Hause gemacht, mir war aber schon vorher intuitiv klar, dass ich schwanger bin. Eine Heilpraktikerin hat mir schon lange vor der Schwangerschaft gesagt, sie würde bei mir eine zweite Energie spüren. Ich glaube nur sehr bedingt an Esoterik, habe aber schon das Gefühl, dass dieses Kind auf mich gewartet hat und nicht zufällig in mein Leben getreten ist.

Stefan hat sich riesig gefreut, als ich ihn dann mit der tollen Nachricht angerufen habe. Schade war, dass wir in diesem Moment nicht beieinander waren. In der Schwangerschaft ging es mir die ganze Zeit phantastisch. Ich hatte unglaublich gute Laune, war sehr aktiv, hatte eine ganz zarte, reine Haut, meine Haare saßen toll und fetteten überhaupt nicht mehr. Mein Körper hat sich nur langsam verändert, das Bäuchlein hat man erst recht spät gesehen. Ich habe die ganze Zeit meine normale Kleidung weiter tragen können, zum Schluss waren Hüftjeans mein Lieblings-Kleidungsstück, weil sie so bequem unter dem Bauch sitzen.

Endlich zusammen

Einen Monat vor dem errechneten Geburtstermin bin ich von München nach Mallorca umgezogen. Stefan war sehr froh darüber, weil er wenigstens die letzte Zeit der Schwangerschaft mit mir zusammen verbringen konnte und wir nicht mehr dauernd hin- und herpendeln mussten. Tristan kam dann sogar auf den Tag genau zu Welt, was ja sehr ungewöhnlich ist. Ich war an diesem Tag mir Stefan im Meer schwimmen, irgendwie hatte ich dabei aber nicht so viel Spaß wie sonst. Hinzu kamen Bauchschmerzen, so, als ob ich etwas Falsches gegessen hätte. Dass das schon die ersten Wehen sein könnten, daran habe ich wirklich nicht gedacht. Wir sind dann nach Hause gefahren. Meine Bauchschmerzen wurden schlimmer – und vor allem sehr regelmäßig. Dennoch habe ich gedacht: wenn das alles an Wehen ist, halte ich das ja spielend durch. Ich habe dann meinen Frauenarzt angerufen, der mir riet, in die Klinik zu fahren. Ich wollte jedoch noch gemütlich mit Stefan zu Abend essen.

Schnell in die Klinik

Doch dann wurden die Wehen so intensiv, dass wir schnell die Kliniktasche gepackt haben und ins Krankenhaus gefahren sind. In Spanien ist es üblich, erst in der letzten Geburtsphase in den Kreissaal zu kommt und so haben wir lange Zeit auf dem Zimmer verbracht. Ich fand die Haltung im Bett jedoch sehr unbequem und hätte mich gerne irgendwo hingehockt. Gebärhocker oder Seil gab es jedoch in dieser Klinik nicht und so setzte mich die Hebamme kurz entschlossen auf die Toilette.

Plötzlich ging alles sehr schnell, die Wehen waren von einer solchen Heftigkeit, dass ich alles darum gegeben hätte, wenn es endlich vorbei wäre. Ich bin in aller Hektik, gestützt von der Hebamme über den Flur in den Kreißsaal gelaufen, Stefan hielt dabei hinten mein Nachthemd zusammen. Eine Szene wie aus einem schlechten Film. Im Kreißsaal selber war ich so auf mich und meine Schmerzen fixiert, dass ich alles andere kaum wahrgenommen habe. Stefan erzählte mir hinterher, dass sechs Ärzte, Schwestern und Hebammen dabei waren. Ich habe geglaubt, es wären nur drei gewesen.

Irgendwann war es dann geschafft: Tristan flutschte heraus, winzig klein, etwas zerquetscht, verschmiert – aber wunderschön. Die Hebamme hat ihn mir auf den Bauch gelegt, Stefan hat die Nabelschnur durchgeschnitten.

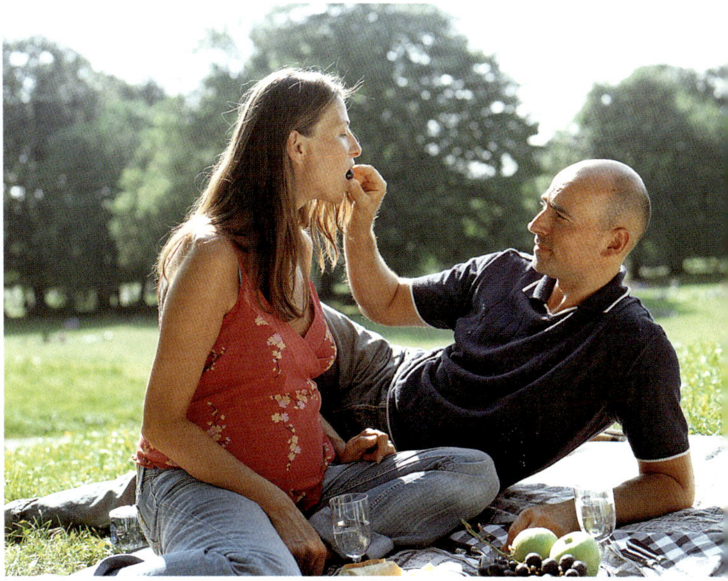

Picknick im Park:
Stefan verwöhnt Astrid mit Trauben.

Auf uns allein gestellt

Nach der Nachgeburt und einer kurzen Beobachtungsphase wurden wir drei dann aufs Zimmer verlegt – und waren dort völlig auf uns gestellt. Keiner sagte mir, ob und wie ich Tristan angelegen soll, auch das Wickeln zeigt einem niemand. Stillberaterinnen oder ähnliches wie in Deutschland gibt es in Spanien nicht. Wir waren anfangs schon etwas hilflos, irgendwann hat sich das Ganze aber eingespielt.

Inzwischen ist Tristan neun Monate alt – und ein absoluter Schatz. Er schläft fast jede Nacht durch, hat fast immer gute Laune und ist natürlich der absolute Star bei den Mallorquinern.

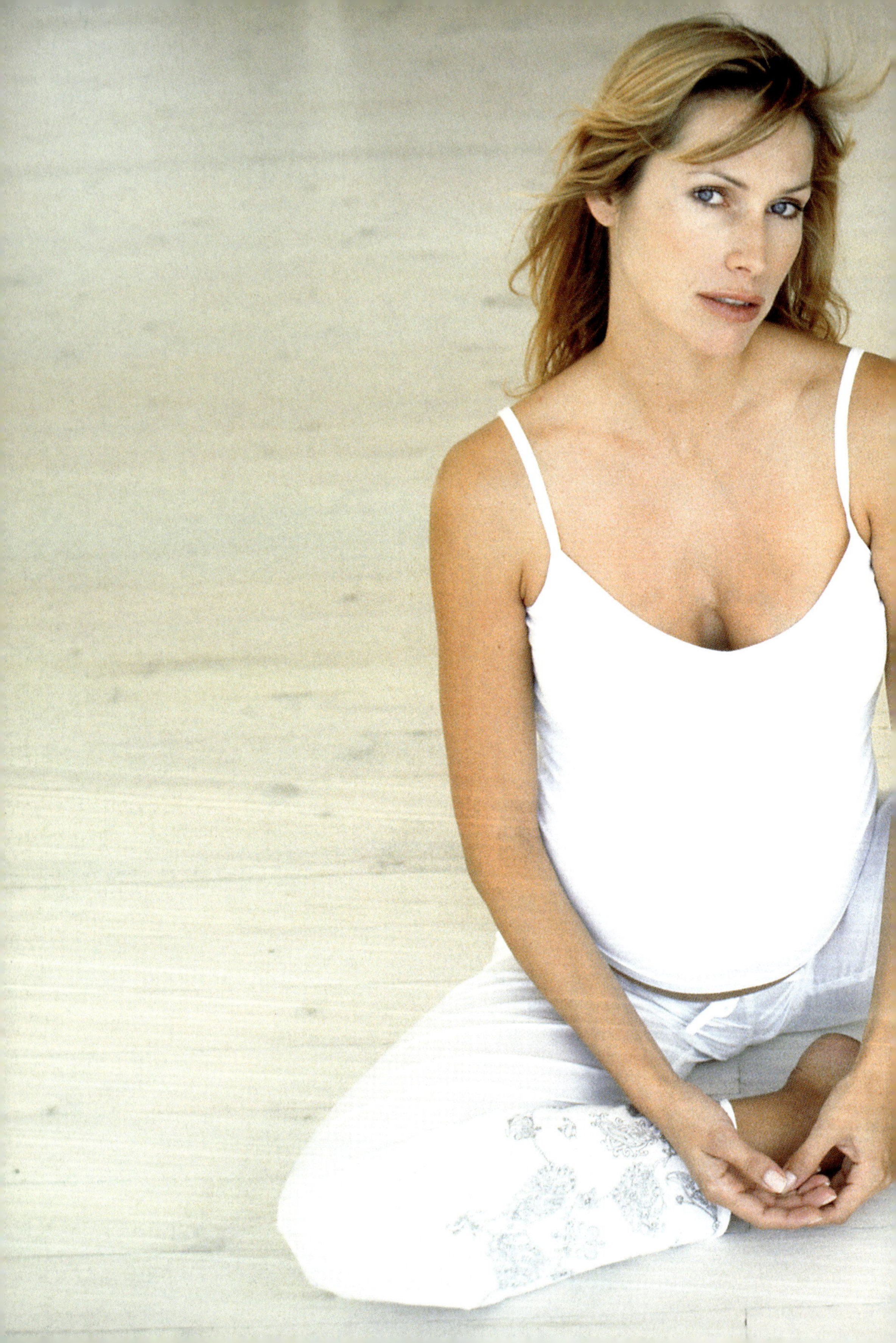

Ganz schön *schwanger ...*

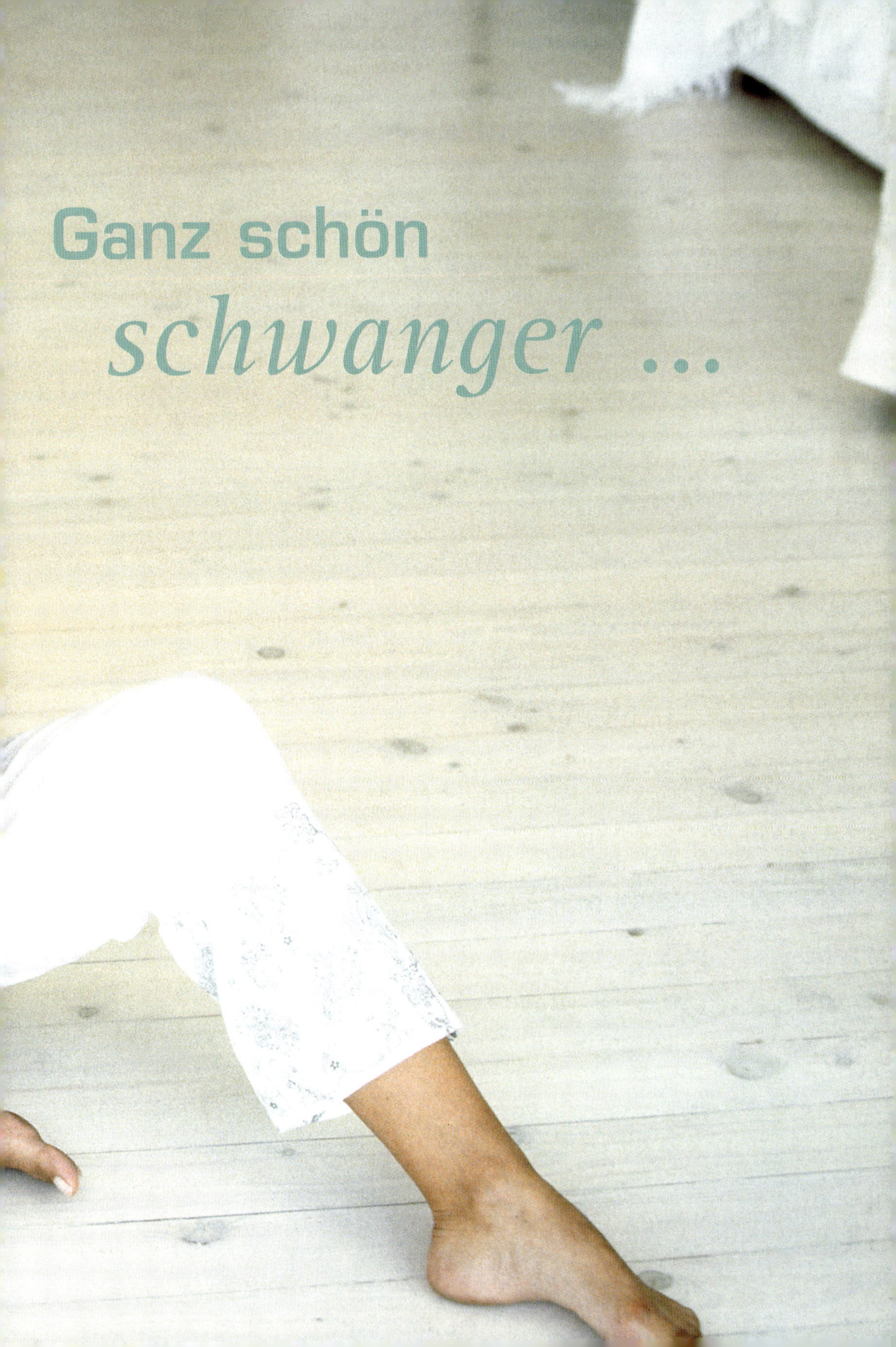

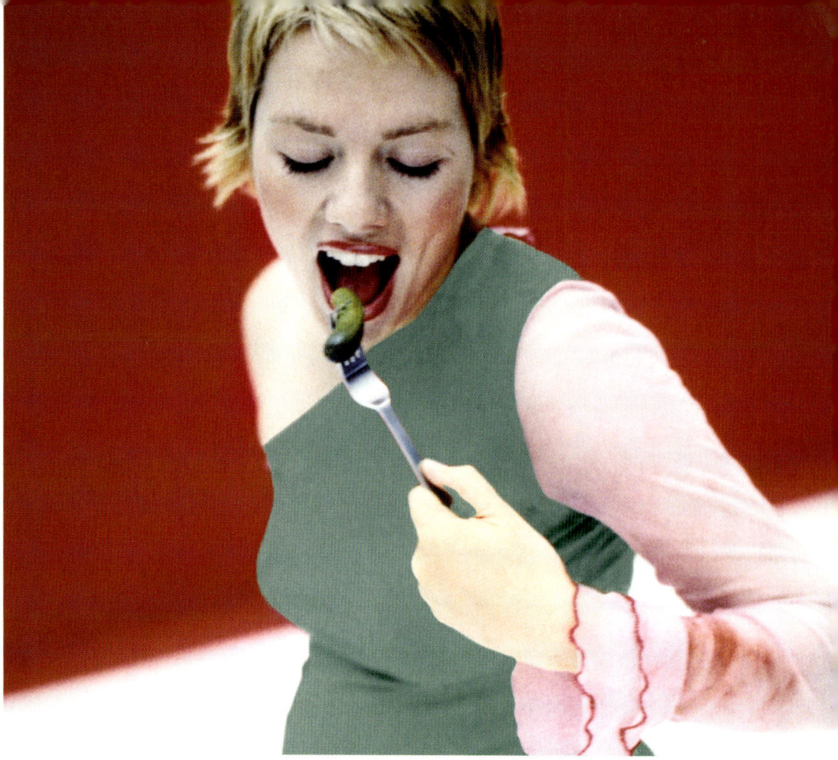

Essen für zwei?

Wer schwanger ist, muss gut auf sich aufpassen und sich so gesund wie möglich ernähren. Hochwertige Lebensmittel, Vitamine und Mineralien sollten Sie täglich essen.

Der Rat unserer Mütter und Großmütter »Essen für zwei« ist absolut passé. Der normale Energiebedarf einer Frau liegt bei 2000 bis 2200 Kilokalorien pro Tag, ab dem vierten Monat bei 2300 bis 2500 Kilokalorien pro Tag. Das sind – abhängig von Ihrer Größe und Ihrem Gewicht vor der Schwangerschaft – also nur rund 200 bis 300 Kalorien mehr als normal. Und die stecken beispielsweise schon in einem Käsebrot und einem Apfel. Viel mehr Kalorien brauchen Sie also in der Schwangerschaft nicht, wohl aber mehr Nährstoffe, also gute Kohlenhydrate, Eiweiß, die richtigen Fette, dazu Vitamine, Mineralien und Spurenelemente. Und vergessen Sie das Trinken nicht, 1,5 bis 2 Liter mindestens, am besten Mineralwasser oder Früchtetee.

So sollte Ihr Speiseplan aussehen

Achten Sie jetzt auf fünf bis sechs kleine Mahlzeiten, davon sollte mindestens eine warm sein. Das stoppt den Heißhunger und hält den Blutzuckerspiegel immer ungefähr auf einer Höhe. Leichte Speisen beugen Blähungen vor. Ein ausgewogener Speiseplan ist sehr wichtig, die Grundlage sollte eine vollwertige Ernährung mit abwechslungsreicher Mischkost sein, die reichlich pflanzliche und mäßig tierische Produkte enthält. Insgesamt ist der Eiweißbedarf erhöht und sollte bei 70 bis 85 Gramm pro Tag liegen. Fisch sollte mindestens einmal in der Woche auf dem Speiseplan stehen, bei Fleisch sollten Sie die mageren Sorten bevorzugen. Für Vegetarier ist der Eiweißersatz auf pflanzlicher Basis sehr wichtig. Sie sollten rohe Eier und rohes Fleisch meiden (Gefahr einer Infektion mit Salmonellen oder Toxoplasmose). Insgesamt natürlich fettarme Speisen, der Fettanteil sollte auf 15 bis 20 Prozent reduziert werden. Scharf gewürzte und in zu heißem Fett angebratene Speisen können Sodbrennen hervorrufen. Vorsicht auch vor versteckten Fetten in Form von Schokolade und Kuchen.

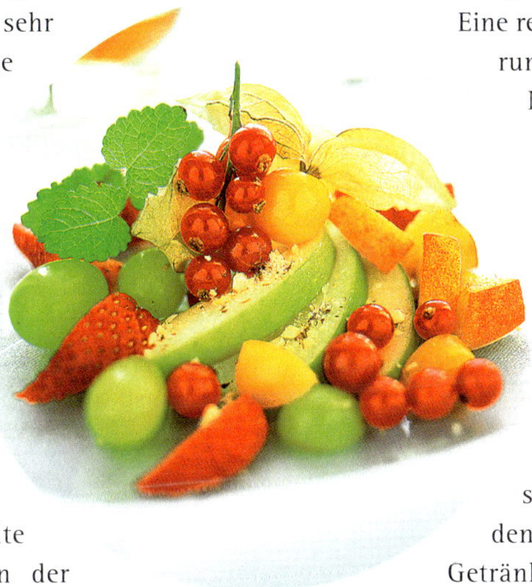

Auf Fertiggerichte und Konserven sollten Sie verzichten, Tiefkühlkost ist erlaubt und manchmal sogar frischer als Gemüse, das tagelang im Regal des Supermarktes gelegen hat.

Meiden Sie weitgehend Lebensmittelzusatzstoffe, wie künstliche Konservierungsstoffe, Nitritpökelsalz und Phosphate, und geben Sie Produkten aus kontrolliert biologischem Anbau (kbA) den Vorrang.

Falls Sie Vegetarierin sind, achten Sie auf genügend B-Vitamine. Eine rein veganische Ernährung, also auch ohne Milchprodukte, ist in der Schwangerschaft schwierig.

Dabei mindestens zwei Liter trinken, am besten Mineralwasser, gelegentlich sind ungesüßte Natursäfte oder Saftschorlen gut. Vermeiden Sie kalorienhaltige Getränke. Wein, Sekt oder Bier sollten die absolute Ausnahme in der Schwangerschaft bleiben.

Hering und Himbeereis

Vertrauen Sie auf Ihren Körper, denn meistens zeigt er Ihnen ganz deutlich, was er braucht. Sie können den Gelüsten ruhig nachgeben. Gerade in der Schwangerschaft funktioniert der Instinkt besonders gut. Auf Zucker als leeren Energieträger ohne Vitamine sollten Sie jedoch weitgehend verzichten. Den Heißhunger auf Süßes sollten Sie am besten mit Obst oder Fruchtsäften abfangen (funktioniert wirklich).

info
GESUNDHEIT

Sollten die Gelüste zu stark werden, so kauen Sie hochwertige Kohlenhydrate wie Getreide, aber auch Gemüse wie Karotten und Fenchel so lange, bis ein süßer Geschmack entsteht. Das hält länger an als weißer Industriezucker. Falls Sie der Heißhunger dennoch packt: Drücken Sie den Akupressurpunkt zwischen Oberlippe und Nase für einige Sekunden, das kann die Gelüste unterdrücken.

Die richtige Basis

Unsere tägliche Nahrung besteht aus drei Säulen: Kohlenhydrate, Eiweiße und Fette.

Kohlenhydrate

Sie sind wichtig, damit Sie und Ihr Kind aktiv und fit bleiben. Kohlenhydrate liefern die Power für Gehirn und Muskeln, damit Ihr gesamter Stoffwechsel und Ihr Kind optimal versorgt werden. Sie sind nichts anderes als Zucker. Doch es gibt Unterschiede: Einfache Zucker wie Haushalts- oder Traubenzucker liefern zwar sofort kurzfristige Energie, machen aber nicht satt und lassen den Blutzuckerspiegel nach einem High sofort wieder in die Tiefe sinken. Die Folge: Man hat sofort wieder Lust auf Süßes. Hochwertige, so genannte Mehrfachzucker sind etwa Stärke oder Zellulose. Der Körper muss diese komplexen Zuckerbausteine erst zerlegen, damit sie verwertet werden können. Das braucht Zeit, dadurch fühlen wir uns länger satt. Außerdem enthalten Lebensmittel mit komplexen Kohlenhydraten auch besonders viele Vitamine und Mineralstoffe. Meiden Sie deshalb einfache Kohlenhydrate, wie sie in Süßigkeiten, Limonade, Kuchen und Produkten aus weißem Mehl stecken und setzen Sie stattdessen auf die gesunden Sattmacher wie Vollkornprodukte, Kartoffeln, Naturreis, Gemüse, Obst und Hülsenfrüchte.

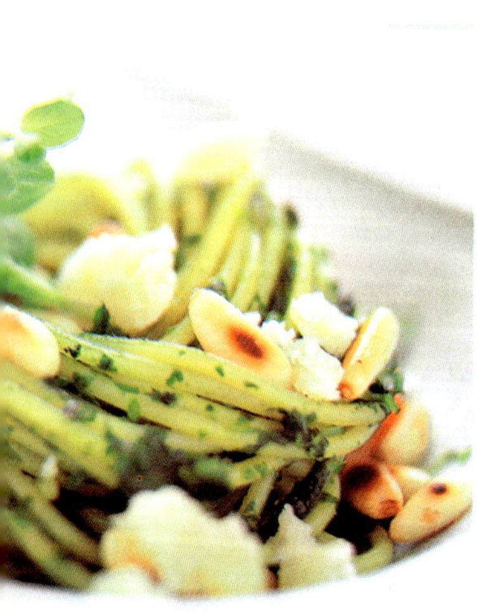

Gesunde Genüsse: Das schmeckt auch dem Baby.

Eiweiß

Eiweiß wird im Körper gebraucht, um Zellen zu bilden. Ohne Eiweiß kann unser Körper nicht wachsen. Klar, dass deshalb Eiweiß in der Schwangerschaft besonders entscheidend ist. Eiweiß aus der Nahrung wird im Körper in so genannte Aminosäuren aufgespalten, aus denen der Körper dann wiederum sein eigenes Eiweiß zusammenstellt. In der Schwangerschaft brauchen Sie rund 60 Gramm Eiweiß pro Tag, das sind zehn Gramm mehr als vorher. Eiweiß kommt aus tierischen (Milch, Milchprodukte, Fleisch, Fisch) und pflanzlichen (Soja, Kartoffeln, Getreide) Quellen. Optimal ist eine Kombination aus beidem, am besten im Verhältnis 1 : 2 (tierisch : pflanzlich).

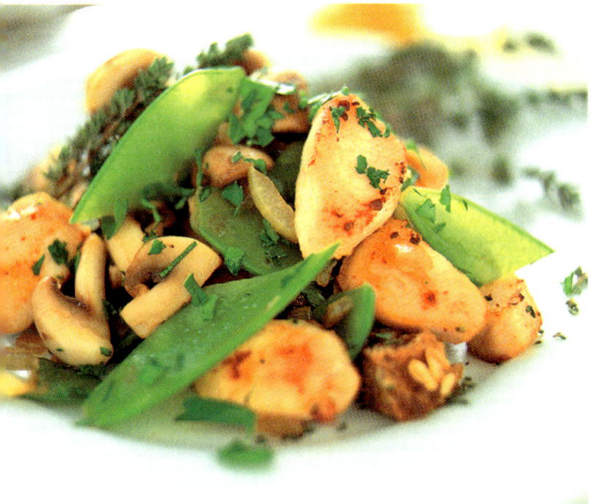

Eiweiß, Vitamine und Mineralstoffe sind jetzt wichtig.

Fett

Fett macht nicht unbedingt fett. Wichtig ist allerdings gerade jetzt in der Schwangerschaft das richtige Fett. Es gibt so genannte gesättigte Fette, das sind meist tierische Fette, sie sind enthalten in rotem Fleisch, Butter, Käse, Wurst, Sahne, aber auch in harten Fetten wie Kokos- oder Palmfett. Gesättigte Fette erhöhen den Cholesterinspiegel, verstopfen die Blutgefäße und können zu Herzerkrankungen führen. Gute Fette sind dagegen einfach ungesättigte Fette. Sie können vom Körper genau wie Vitamine nicht selber hergestellt werden und sind daher lebenswichtig. Bei Ihrem Kind sind sie entscheidend für die gesunde Entwicklung des Gehirns, des Nervensystems und der Sehkraft. Ungesättigte Fette stecken beispielsweise in Oliven-, Raps- und Avocadoöl, in Nüssen, Samen und Fisch. Gewöhnen Sie sich einfach an, täglich damit zu kochen.

Alles drin?

Auch wenn Sie sich vollwertig ernähren, rate ich Ihnen in der Schwangerschaft zu einer Nahrungsergänzung, da es schwierig ist, alle Vitamine und Spurenelemente in der ausreichenden Dosis zu sich zu nehmen, besonders wenn Sie nicht ständig frisches Obst und Gemüse einkaufen können (allein durch Transport und Lagerung werden viele Vitamine zerstört). Achten Sie dabei auf Produkte, die speziell für die Schwangerschaft hergestellt sind, diese bekommen Sie beim Arzt oder in der Apotheke. Und das sind die wichtigsten Nährstoffe für Sie und Ihr Kind:

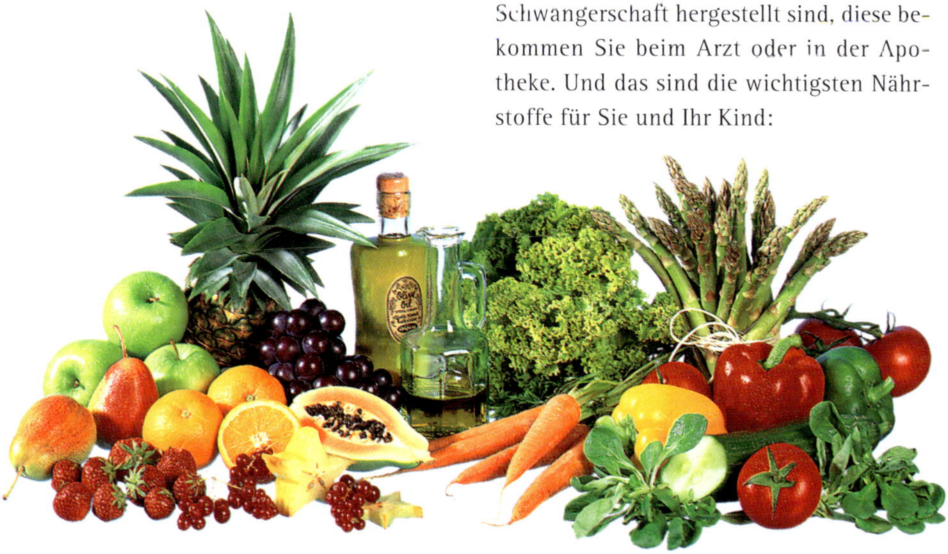

Folsäure: Dieses Vitamin verringert das Risiko für Fehlbildungen an der Wirbelsäule und wahrscheinlich auch an anderen Organen. Außerdem erhöht es die Fruchtbarkeit, sollte eigentlich schon vor der Schwangerschaft genommen werden, zumal unsere Nahrungsmittel zu wenig Folsäure enthalten. Ideal sind für Schwangere 600 Mikrogramm pro Tag, so viel stecken beispielsweise in einem Ei mit 200 Gramm Spinat. Besonders dunkles grünes Blattgemüse wie Salat oder Spinat enthält viel Folsäure, aber auch Vollkorngetreide, Milch und Orangensaft. Wichtig: Hitze zerstört Folsäure, deshalb Gemüse schonend und nur kurz garen.

Jod: Wichtig für die kindliche Schilddrüse. Eine Unterfunktion der kindlichen Schilddrüse kann zu einer Fehlgeburt und einer Störung der geistigen und körperlichen Entwicklung führen. Leider ist Deutschland nach wie vor ein Jodmangelgebiet. Achten Sie deshalb auf eine ausreichende Jodzufuhr von mindestens 200 Mikrogramm pro Tag (zum Beispiel in 100 Gramm Seelachs, Scholle oder Schellfisch). Jod steckt in Seefischen, Meeresfrüchten und Algen (Sushi!) sowie in Milchprodukten. Außerdem sollten Sie mit Jod angereichertes Salz kaufen und beim Bäcker und Metzger fragen, ob sie Jodsalz für ihre Produkte verwenden.

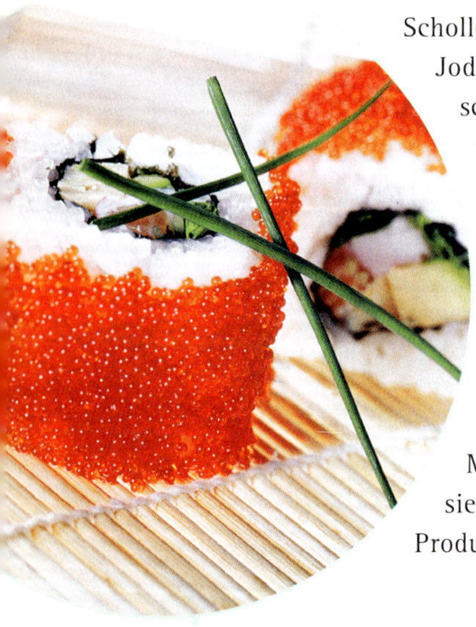

Info

GESUNDHEIT

Vertragen Sie kein Eisenpräparat, leiden aber an Eisenmangel, können Sie »Kräuterblut« aus dem Reformhaus trinken. Bei leichtem Eisenmangel reicht es und hat keine Nebenwirkungen wie Übelkeit und Verstopfung. Wichtig außerdem: Vitamin C verbessert die Aufnahme von Eisen. Geben Sie deshalb immer etwas Zitronensaft auf Schalentiere, Fleisch, Salat und Gemüse.

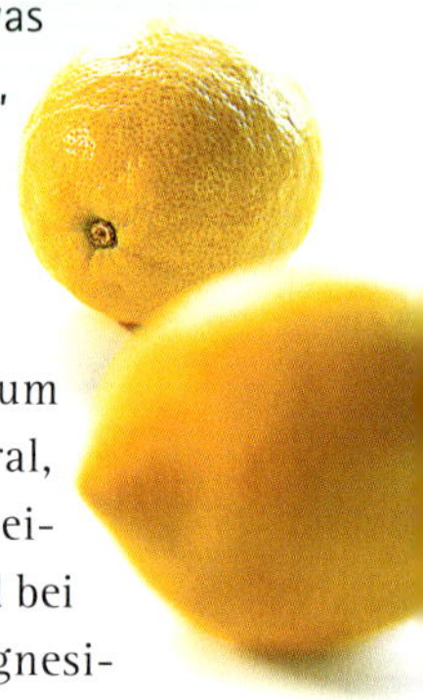

Magnesium: Magnesium gilt als Anti-Stress-Mineral, denn es hilft bei der Weiterleitung von Nervenimpulsen und bei der Muskeltätigkeit. Ein Magnesiummangel macht sich deshalb häufig mit einem Kribbeln in Händen und Füßen oder nächtlichen Wadenkrämpfen bemerkbar. Auch vorzeitige Wehen können die Folge von zu wenig Magnesium sein. Das Power-Mineral steckt in einigen magnesiumreichen Mineralwässern (aufs Etikett schauen), in Vollkornprodukten, Bierhefe, Weizenkeimen, Nüssen, Hülsenfrüchten, Trockenobst, Bananen, Kiwis, Weintrauben, Kartoffeln, Fenchel und grünen Blattgemüsen. 400 Milligramm Magnesium pro Tag sind wichtig, sind beispielsweise in zwei großen Bananen oder 100 Gramm Erbsen enthalten.

Kalzium: Das Mineral sorgt für den Aufbau von Knochen und Zähnen, ist außerdem an der Aktivität von Muskeln und Nerven beteiligt. Als Schwangere sollten Sie 1200 Milligramm pro Tag davon zu sich nehmen, die stecken etwa in einer Scheibe Käse, 150 Milliliter Milch und einem Becher Joghurt. Viel Kalzium enthalten folgende Nahrungsmittel: Milch und Milchprodukte (besonders Hartkäse wie Greyerzer, Bergkäse, Emmentaler und Appenzeller), außerdem Schalentiere, Hülsenfrüchte, Grünkohl, Brokkoli, Spinat, Nüsse, Sonnenblumenkerne, Sesam.

Falls Sie unter einer Laktoseunverträglichkeit leiden und deshalb keine Milch und Milchprodukte vertragen: Besorgen Sie sich in der Apotheke Kalziumtabletten oder versuchen Sie es mit einer laktosefreien Milch (im Fachhandel).

Eisen: Eisen wird zum Aufbau des roten Blutfarbstoffs (Hämoglobin) benötigt. Es transportiert Sauerstoff aus der Lunge ins Blut und in alle Organe. Besonders wenn das Gehirn unterversorgt wird, kann es bei schwangeren Frauen zu Müdigkeit, Kopfschmerzen, Appetitlosigkeit, brüchigen Nägeln und Schlafstörungen kommen. 25 Milligramm Eisen brauchen Sie in der Schwangerschaft täglich, der Mineralstoff ist in Fleisch, Eiern, Schalentieren, Sauerkraut, Fenchel, Feldsalat, Hülsenfrüchten, Bierhefe, Aprikosen und Soja enthalten. Da die ausreichende Eisenmenge mit der Nahrung nur schwer aufzunehmen ist, kann der Arzt Ihnen ein Eisenpräparat verschreiben.

Zink: Stärkt die körpereigene Abwehr und spielt eine entscheidende Rolle bei der Zellteilung und Zellregeneration. 25 Milligramm Zink brauchen Sie täglich in der Schwangerschaft, das sind rund 70 Prozent mehr als normal. Gute Zinklieferanten sind Meerestiere, Fleisch, Leber, Eier, Brokkoli, Erbsen, Linsen, Feldsalat, Paprika, Lauch und Tomaten. Notfalls sollten Sie zusätzlich ein Zinkpräparat einnehmen.

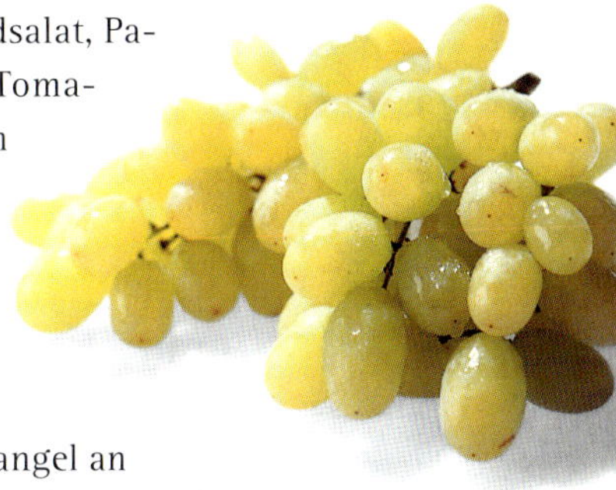

Vitamin B_6: Ein gravierender Mangel an diesem Vitamin kann beim Kind zu Entwicklungsschäden an Haut, Nerven und Augen führen. Bei Ihnen kann er Wassereinlagerungen und Übelkeit auslösen. Vier bis fünf Milligramm Vitamin B_6 sollten Sie täglich mit der Nahrung zu sich nehmen. Steckt beispielsweise in Meeresfischen, Geflügel, Eiern, Vollkornprodukten, Kartoffeln, Kohlgemüsen, Bananen, Nüssen, Birnen, Weintrauben und Pflaumen.

10 Tipps zum Wellness-Cooking

Wie Sie Ihren Körper mit Lebensmitteln gesund, schön und fit erhalten, wissen Sie jetzt. Nicht ganz unwichtig ist jedoch auch die Art, wie Sie mit den Lebensmitteln umgehen, damit Nährstoffe so weit wie möglich erhalten bleiben. Hier die wichtigsten Tipps:

1. Kaufen Sie nur knackfrisches Obst und Gemüse ein. Am besten funktioniert das natürlich beim Erzeuger, vielleicht haben Sie einen Bauernhof in der Nähe. Wenn nicht: Schlaffe Blätter, trockene Stellen, verblichene Farbe sind ein Zeichen, dass die Ware schon viel zu lange im Regal liegt. Die Alternative dazu ist Tiefkühlkost. Sie ist viel besser als ihr Ruf, denn Obst und Gemüse werden sofort nach der Ernte

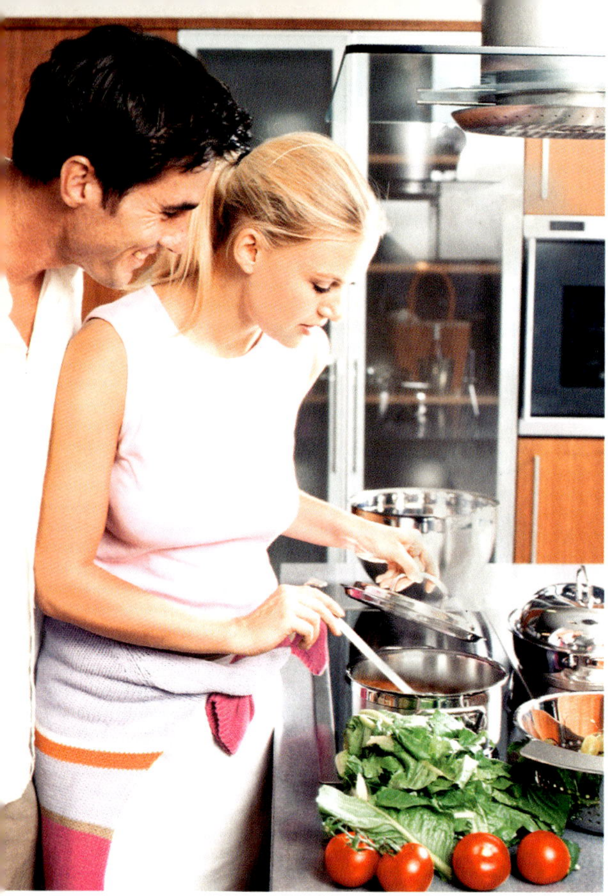

Die richtige Zubereitung schont Vitalstoffe und spart mit Fett.

schockgefrostet und haben so oft mehr Nährstoffe in sich als Ware, die im Supermarkt tagelang im Regal liegt.

2. Lagern Sie die Produkte am besten im Kühlschrank, so verlieren sie weniger Nährstoffe als bei Zimmertemperatur. Bestimmte Gemüse und Obst wie Spargel, Brokkoli, Spinat, Pilze, Erdbeeren, aber auch Blattsalate verlieren besonders schnell Vitamine. Am besten am Tag des Einkaufs verzehren!

3. Kaufen Sie Gemüse mit Stumpf und Stiel, lassen Sie sich im Laden beispielsweise nicht das Kraut von den Möhren abschneiden. So behält das Gemüse seine eigene Schutzhülle, die die Nährstoffe einschließt.

4. Gemüse und Obst kurz mit lauwarmem Wasser, Salate und Kräuter mit kaltem Wasser abbrausen. Und: Nichts im Wasser liegen lassen, sonst spülen Sie die Vitamine durch den Ausguss.

5. Putzen Sie Obst und Gemüse erst kurz vor der Zubereitung oder dem Verzehr.

6. Schneiden Sie Obst und Gemüse nicht zu klein. Je kleiner die Stückchen nämlich sind, umso mehr Oberfläche ist Licht und Luft ausgesetzt, dadurch gehen Nährstoffe verloren. Bitte niemals kleingeschnittenes Obst und Gemüse waschen, das killt sehr viele Vitamine.

4. Garen und essen Sie Kartoffeln immer mit der Schale, so bleiben wichtige Nährstoffe enthalten.

8. Tiefkühlkost vor dem Zubereiten nie auftauen, sonst schütten Sie wichtige Nährstoffe mit dem Tauwasser weg.

9. Frisches Gemüse sollten Sie vor dem Einfrieren unbedingt blanchieren, das heißt ganz kurz in sprudelnd kochendes Wasser halten. Dann sofort ab damit ins Gefrierfach. Der Grund: Dadurch hindern Sie bestimmte Enzyme daran, während der Lagerung Vitamin C aus dem Gemüse abzubauen.

10. Die gesündesten Zubereitungsarten für Gemüse, Fleisch und Fisch sind Dämpfen, Dünsten, Pochieren, Grillen oder auch Sautieren (kurzes Braten beispielsweise im Wok). Wenn Sie braten müssen: Verwenden Sie eine speziell beschichtete Pfanne, bei der Sie ohne Fett auskommen. Falls Sie keine haben: Geben Sie etwas Öl in die Pfanne, verteilen Sie es mit einem Backpinsel und saugen Sie eventuell Fett-Pfützchen mit Küchenkrepp auf. Die Fritteuse sollten Sie generell aus der Küche verbannen, Pommes frites beispielsweise können Sie auch fettärmer im Backofen zubereiten.

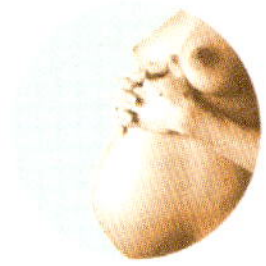

Genießen Sie Ihr Essen

Das Thema Intuition hat in der Schwangerschaft in Bezug auf die Ernährung eine ganz besondere Bedeutung. Als Schwangere dürfen Sie Ihren Gelüsten ruhig trauen, meistens weisen sie Ihnen von ganz allein den richtigen Weg zu gesunden Lebensmitteln. Essen als sinnliches Erlebnis – das ist auch der Grundsatz des Ayurveda, einer jahrtausendealten indischen Gesundheitslehre. Ihr Credo: Alles, was Sie mit Lust essen und als lecker empfinden, ist für Ihren Körper jetzt die beste Medizin. Im Ayurveda geht man von drei Konstitutionstypen, Kapha, Pitta oder Vata, aus. Jeder Mensch lässt sich einem dieser Doshas zuordnen, viele sind auch Mischtypen aus zweien oder sogar allen dreien. Wenn die Doshas im Gleichgewicht sind, geht es uns gut. Sie lassen sich mit der richtigen Ernährung beeinflussen und regulieren. Der Konstitutionstyp wird im Ayurveda anhand der Charaktereigenschaften und der körperlichen Merkmale eines Menschen bestimmt. So unterscheiden sich die drei Typen, bestimmt erkennen Sie sich anhand der charakteristischen Merkmale:

Kapha-Typ

Vom Wesen eher entspannt bis lethargisch
Starker Körperbau, neigt zu einigen Pfunden zu viel
Heller Teint mit normalem Hauttyp
Kräftiges, oft welliges Haar, feste Nägel
Guter Appetit, träge Verdauung
Schwitzt wenig
Schläft gut und tief
Eher bedächtig und ruhig
Vergesslich, wenig willenstark
Stolz auf Besitz, kann schlecht loslassen (weder bei Beziehungen noch bei Gegenständen)

Pitta-Typ

Vom Wesen intensiv und leidenschaftlich
Mittelstarker Körperbau, eher jedoch schlank und zart gebaut mit Neigung zu leichten Gewichtsschwankungen
Hellerer Teint, oft mit Sommersprossen, meist sonnenempfindlich
Feines Haar, eher weiche Nägel
Starker Hunger, viel Durst
Gute Verdauung, manchmal sogar Neigung zu Durchfall
Neigung zu Schwitzen, verträgt Sommerhitze schlecht
Ehrgeizig, mutig
Gute Konzentrationsfähigkeit, analytisch, rhetorisch begabt
Visueller Mensch
Ungeduldig, eifersüchtig, aufbrausend, manchmal verletzend
Kann schlecht schwere körperliche Arbeit verrichten

Vata-Typ

Vom Wesen eher wechselhaft
Leichter Körperbau mit Neigung zu Untergewicht
Schmale Gelenke mit hervortretenden Knochen
Dunkler Teint mit trockener Haut
Schwacher Haarwuchs, brüchige Nägel

GESUNDHEIT

BMI

Zu dick oder zu dünn? Klar, dass die Schwangerschaft natürlich der denkbar schlechteste Zeitpunkt für eine Diät ist. Aber es kann nicht schaden, anfangs (und auch einige Monate nach der Geburt) mal zu checken, wie es um Ihr Gewicht steht. Die alte Formel Körpergröße in Zentimeter minus 100 ist übrigens out. Gemessen wird heute nach dem so genannten Body-Mass-Index. So errechnen Sie ihn:

$$\text{BMI} = \frac{\text{Körpergewicht (kg)}}{\text{Körpergröße } (\text{m}^2)}$$

$$\text{z. B.} \quad \frac{80\text{kg}}{(170 \times 1{,}70)^2} \quad \text{BMI} = 28$$

An der Tabelle unten können Sie ihn ganz leicht mit Hilfe eines Lineals ablesen.
Die Ergebnisse:

unter 19:	Untergewicht
19–25:	Ideal-Bereich
25–30:	leichtes Übergewicht
über 31:	starkes Übergewicht

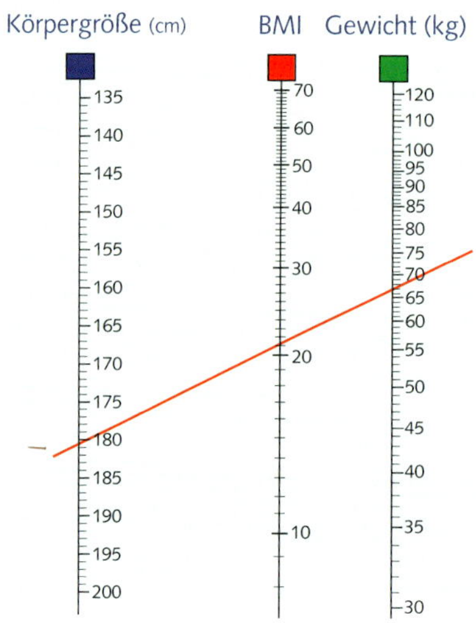

unterschiedlich starker Appetit
Wirkt häufig hektisch, oft etwas chaotische Lebensweise
Neigt zu Verstopfung
Schreckhaft, reagiert sehr empfindlich auf Geräusche
Ausgeprägter Tastsinn, reagiert sehr sensibel auf Berührungen
Flink, phantasievoll, schnelle Auffassungsgabe
Oft vergesslich, allerdings gutes Kurzzeitgedächtnis, ermüdet schnell, bringt Aufgaben nicht zu Ende

Kalorienzählen unwichtig!

Um die richtigen Lebensmittel für den eigenen Dosha-Mix zu finden, sollten Sie die ayurvedatypische Einteilung der Lebensmittel kennen. Sie orientiert sich nicht an Kalorien, Fett- oder Kohlenhydratgehalt, sondern beschreibt lediglich Geschmack und Eigenschaften der Nahrungsmittel. Im Ayurveda gibt es sechs Geschmacksrichtungen, denen sich alle Nahrungsmittel zuordnen lassen:

Süß: Getreide, Früchte wie Orangen, Bananen, Birnen, Weintrauben, Feigen. Gemüse wie Gurken, Zwiebeln, Kohl. Hülsenfrüchte wie Linsen und Erbsen, Nüsse wie Wal-, Erd- oder Kokosnüsse, Öle aus Sonnenblumenkernen, Oliven, Sesam und Rizinus, süße Milchprodukte, Butter, Honig, Fleisch, Reis, Kartoffeln, Zucker.

Sauer: Milchprodukte wie Joghurt, Buttermilch und Käse. Früchte wie Hagebutten, Granatäpfel, Sauerkirschen, Zitronen, Essig.

Salzig: Alle Salzarten.

Scharf: Gewürze wie Pfeffer, Basili-

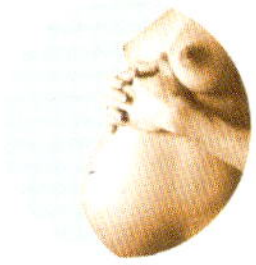

Chicorée, Fenchel, Spargel, Auberginen, Wirsing, Stangensellerie. Obst wie herbe Äpfel und Birnen.

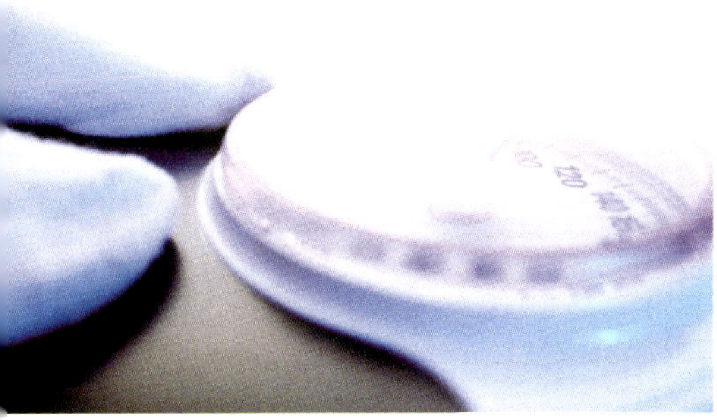

kum, Chili, Oregano, Majoran, Rosmarin, Thymian, Muskatnuss, Kümmel, Ingwer, Petersilie, Dill. Gemüse wie Rettich oder Paprika.

Bitter: Salate wie Radicchio, Rucola, Löwenzahn, grüner Salat. Grünes Blattgemüse wie Spinat, Rosenkohl, Mangold. Bittere Gewürze und Kräuter wie Ampfer, Brennnessel; Rhabarber.

Herb/zusammenziehend: Hülsenfrüchte wie Bohnen, Mungobohnen, Sojabohnen, grüne Erbsen, Kichererbsen, Linsen. Gemüse wie Blumenkohl, Brokkoli,

Neben den Geschmacksrichtungen gibt es im Ayurveda noch sechs Eigenschaften von Lebensmitteln, die in jeweils drei gegensätzlichen Paaren zusammengefasst sind:

Schwer oder leicht: Weizen ist schwer, Gerste ist leicht; Rindfleisch ist schwer, Hühnerfleisch ist leicht; Käse ist schwer, Magermilch ist leicht.

Ölig oder trocken: Milch ist ölig, Honig ist trocken; Sojabohnen sind ölig, Linsen sind trocken; Kokosnuss ist ölig, Kohl ist trocken.

Heiß oder kalt: Pfeffer ist heiß, Minze ist kalt; Honig ist heiß, Zucker ist kalt; Eier sind heiß, Milch ist kalt.

Um die richtigen Lebensmittel für Ihr Dosha bzw. für Ihre Doshas zu finden, sollten Sie nach folgender Regel vorgehen: Nehmen Sie Nahrung zu sich, die ihr Haupt-Dosha dämpft und die zweitrangigen oder untergeordneten Doshas verstärkt.

DOSHA	GESCHMACKSRICHTUNGEN	EIGENSCHAFTEN
Kapha-dämpfend	scharf, bitter, herb	leicht, trocken, heiß
Kapha-verstärkend	süß, sauer, salzig	schwer, ölig, kalt
Pitta-dämpfend	süß, bitter, herb	kalt, schwer, trocken
Pitta-verstärkend	scharf, sauer, salzig	heiß, leicht, ölig
Vata-dämpfend	süß, sauer, salzig	schwer, ölig, heiß
Vata-verstärkend	scharf, bitter, herb	leicht, trocken, kalt

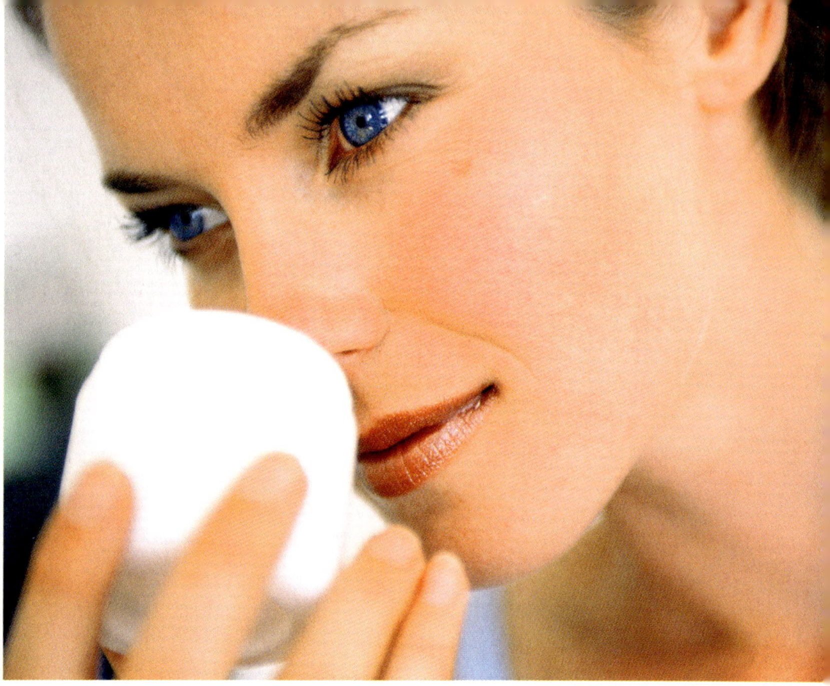

Alles so schön rund hier

Dickeres, volleres Haar, ein tolles Dekolleté, samtige Haut: Schwangerschaftshormone sind Beauty-Helfer zum Nulltarif. Viele Frauen fühlen sich in der Schwangerschaft schön wie nie.

Schwangere Frauen sind schön – nicht nur in den Augen Ihres Partners. Die hormonelle Umstellung sorgt für mehr Flüssigkeit im Gewebe, Fältchen verschwinden. Die bessere Durchblutung macht die Haut rosig und frisch. Aber manche Frauen sind zum ersten Mal im Leben mit kleinen Schönheitsmakeln konfrontiert. Hier sind die häufigsten und einige Ratschläge, was Sie dagegen tun können:

Pickel

Das Schwangerschaftshormon Östrogen bewirkt normalerweise, dass der Teint feiner, transparenter und trockener wird. Bei wenigen Frauen ist es leider umgekehrt: Durch das Hormonhoch sprießen Pickelchen, wo nie im Leben welche waren, und die Talgdrüsen arbeiten auf Hochtouren. Um ihnen das Leben möglichst schwer zu machen, sollten Sie Ihre Pflege ein bisschen umstellen. Reinigen Sie Ihre Haut abends zunächst mit einer milden Reinigungsmilch und danach noch mit einem sanften Reinigungsgel, so bekommen Sie alle Make-up- und Talgreste vom Gesicht. Wenn Sie kein Make-up verwenden, reicht auch ein Reinigungsgel, das Sie auch am Morgen verwenden können. Auch bei der Tag- und Nachtcreme dürfen Sie jetzt eine Stufe zurückschalten. Verwenden Sie eine Creme für normale oder Mischhaut. Einzelne Unreinheiten können Sie mit einem alkoholhaltigen Anti-Pickel-Stift aus einer Teenager-Serie in Schach halten. Mein Geheimtipp gegen Pickel: Heilerde. Das braune Pulver wird mit kaltem Wasser, Kamillen- oder Lavendelhydrolat (Kamillen- oder Lavendel-Wasser, in Apotheken und Bioläden) zu einem dicken Brei angerührt und aufs ganze Gesicht oder lokal auf die Pickel aufgetragen. Es trocknet die Haut leicht aus, lindert die Entzündung und schleust Giftstoffe aus dem Körper. Manche Frauen schwören auch auf einen Tupfer Zahnpasta oder das Abreiben mit einer Knoblauchzehe gegen Unreinheiten. Zahnpasta trocknet den Pickel aus, die Wirkstoffe des Knoblauchs haben eine antibakterielle Wirkung.

Trockene Haut/Juckreiz

Bei den meisten Frauen kommt zur trockenen Haut im Gesicht noch ein Feuchtigkeitsmangel am ganzen Körper hinzu. Besonders die sich dehnende Haut am Bauch juckt teilweise oft unerträglich. Die einzige Abhilfe: cremen und massieren. Verwenden Sie nach jeder Dusche und jedem Bad eine Körperlotion, besser noch ein Körperöl, dass Sie am besten in die noch feuchte Haut einmassieren. Sehr hilfreich ist auch eine Massage mit einem rauen Frottee-Waschhandschuh (ohne Weichspüler gewaschen und an der Luft/Heizung getrocknet). Sisalhandschuhe oder Massagebürsten sind oft zu grob für die empfindlichen Hautpartien. Einige Frauen schwören auch auf reines Aloe-Vera-Gel (Apotheke, Bioladen), das sie mehrmals täglich auf dem Bauch verteilen. Es hat den Vorteil, dass es den Juckreiz nimmt und zusätzlich noch schön kühlt.

Pigmentflecken

Durch ein Plus am so genannten melaninstimulierenden Hormon (MSH) bilden sich bei rund der Hälfte aller schwangeren Frauen scharf begrenzte, bräunliche Verfärbungen im Gesicht, auch Melasma oder Chloasma genannt. Sie breiten sich schmetterlingsförmig über Stirn, Wangen und Oberlippe aus und werden deshalb auch oft als »Schwangerschaftsmaske« bezeichnet.

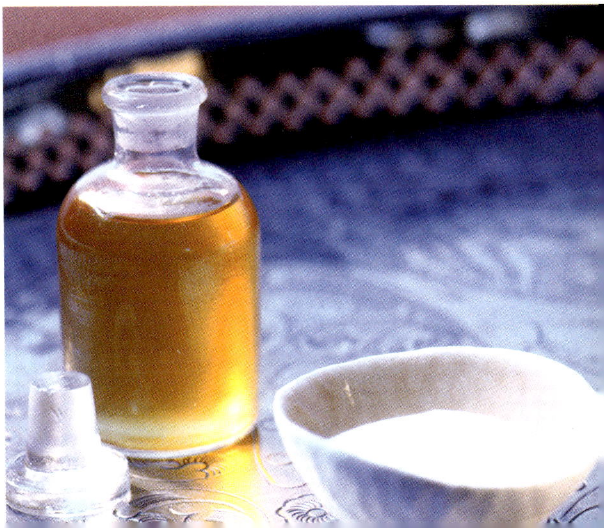

Gegen trockene Haut hilft ein hochwertiges Pflanzenöl.

Sonne verstärkt die Flecken leider meist noch. Wichtig ist deshalb eine Gesichtscreme mit Lichtschutzfaktor (LSF 12 und höher), die Sie am besten täglich verwenden sollten. Im Urlaub oder im Sommer immer eine Sonnencreme mit hohem LSF (15 und höher) verwenden, außerdem sollte sie einen Breitbandfilter enthalten, der das gesamte UVA- und UVB-Spektrum abblockt. Übrigens: Auch unter der Sonnenbank verstärken sich Pigmentflecken. Damit sie weniger stören, können Sie sie mit einem stärker pigmentierten Make-up oder einem so genannten Camouflage-Make-up abdecken. Kleiner Trost: Bei den meisten Frauen verschwinden die braunen Flecken einige Zeit nach der Geburt von allein wieder.

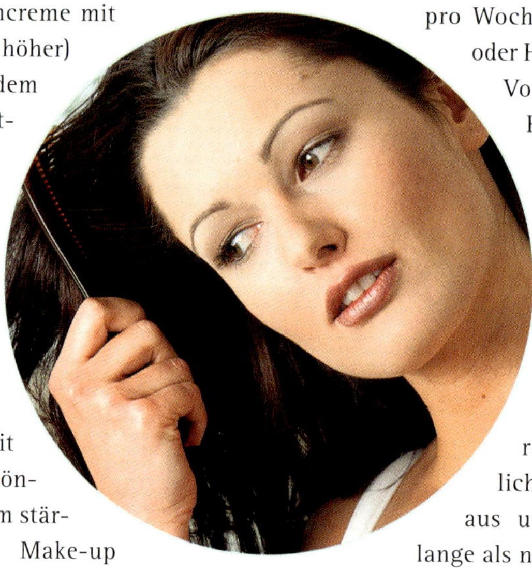

Haare

Östrogen ist ein wahres Beauty-Hormon für die Haare, bei fast allen Frauen werden sie auffallend dicker und dichter. Der Grund: Die Haare verharren nach der Wachstumsphase länger als sonst in der Ruhephase, fallen also nicht so schnell aus. Rund zehn Prozent mehr Haare haben Sie während der Schwangerschaft auf dem Kopf. Auch bei fettigem Haar hat der Hormonkick etwas Positives: Die Aktivität der Talgdrüsen ist gedrosselt. Zunächst einmal sollten Sie sich über Ihre tolle Haarpracht freuen. Pflege ist allerdings ein Muss, weil die Haare ja älter und deshalb insgesamt spröder werden. Waschen Sie deshalb, so oft Ihnen danach ist, mit einem milden Shampoo für normales Haar und gönnen Sie sich einmal pro Woche eine Intensiv-Kur oder Haarmaske. Übrigens: Von Dauerwellen oder Haarfarben sollten Sie momentan die Finger lassen. Zum einen ist umstritten, ob das Baby nicht doch an der »Chemie-Stunde« teilnimmt, andererseits fallen Kolorationen und künstliche Locken oft anders aus und halten weniger lange als normal. Auf Nummer Sicher gehen Sie dagegen mit Pflanzen-Haarfarben, Henna oder Farb-Shampoos.

Schwangerschaftsstreifen

Die Haut am Bauch wird in der Schwangerschaft wohl auf die härteste Probe gestellt. Besonders in der zweiten Schwangerschaftshälfte werden die elastischen und kollagenen Fasern des Bindegewebes durch den Östrogeneinfluss gelockert. Kommt es dabei zu einer Überdehnung, bilden sich bläuliche bis braunrote Streifen im Unterhautgewebe, die Schwangerschaftsstreifen. Sind die Streifen erst einmal da, hilft auch die beste Creme nicht mehr. Deshalb sollten Sie vorbeugen, am besten mit einer täglichen Doppelmassage. Massieren Sie die Bauchhaut zunächst täglich unter der Dusche mit einem weichen Massagehandschuh – das fördert die Durchblutung und damit die Elastizität. Dann folgt die Zupfmassage: Tragen Sie etwas Massage-Öl oder -Creme auf und ziehen Sie mit Daumen und Zeigefinger jeweils eine kleine Hautpartie hoch, halten Sie sie kurz und lassen sie dann wieder los. Gehen Sie dann zur nächsten Partie. Das Ganze sollten Sie fünf bis zehn Minuten durchführen, die Haut soll sich dabei leicht röten, das ist ein Zeichen für eine gesteigerte Durchblutung. Danach können Sie den Bauch mit einem Spezialprodukt gegen Schwangerschaftsstreifen oder einer normalen, Vitamin-E-haltigen Bodylotion einreiben. Wichtig dabei: konsequent sein. Laut einer Schweizer Studie halfen regelmäßiges Massieren und Cremen bei 33 Prozent aller untersuchten schwangeren Frauen, Schwangerschaftsstreifen zu vermeiden. Falls dennoch Dehnungsstreifen entstehen sollten, bleiben sie nicht auffällig rosa, sondern verblassen mit der Zeit zu einem Perlmuttton, der nicht so stark auffällt. Damit der Bauch schnell wieder straff und flach wird, beginnen Sie bald nach der Geburt des Babys mit einem leichten Bauch-Workout (Seite 186). Wenn Sie die Streifen dennoch sehr stören, hilft die so genannte Rio-Methode. Sie wurde von einem brasilianischen Chirurgen entwickelt und wird inzwischen von einigen Ärzten in Deutschland angeboten. Dabei wird die Haut zunächst zwei Wochen lang mit einer Vitamin-A-Säure-Creme vorbehandelt. Dann werden die Dehnungsstreifen mit einem Leuchtstift markiert und anschließend unter der Haut in örtlicher Betäubung mit einer feinen Nadel in ganzer Länge angestochen. Der Arzt zieht die Nadel in scheibenwischerartigen Bewegungen wieder heraus und setzt damit eine kleine Verletzung in der Haut unter den Dehnungsstreifen. Nach einer Abheilungsphase von etwa vier Wochen festigen sich die kollagenen und elastischen Fasern, die vorher erschlafft waren. Folge: Die Dehnungsstreifen werden wesentlich schmaler oder verschwinden sogar ganz. Kostenpunkt: Rund 300 Euro pro Sitzung, häufig reicht eine einzige Behandlung aus.

ZU WISSEN

Bauchpflege

- Wählen Sie Pflegeprodukte ohne künstliche Öle und Fette.
- Duftstoffe können Allergien auslösen – daher am besten unparfümierte Produkte verwenden.
- Vermeiden Sie durch richtige Ernährung und Bewegung eine zu starke Gewichtszunahme.

Unerwünschte Härchen

Härchen sprießen bei manchen Schwangeren plötzlich, wo man sie überhaupt nicht erwartet: auf Wangen, Kinn oder Oberlippe. Schuld an diesem unerwünschten »Nachwuchs« ist natürlich wieder das Hormonhoch im Körper. Auf Bleich- und Enthaarungscremes sollten Sie jetzt allerdings besser verzichten, denn Verträglichkeitstests für solche Produkte werden nicht an schwangeren Frauen durchgeführt. Besser und ungefährlich ist das Rasieren mit dem Elektro- oder Nassrasierer, einzelne Härchen können Sie auch mit der Pinzette auszupfen. Vorsicht vor Epiliergeräten oder der Enthaarung mit Wachs: Manche Frauen reagieren in der Schwangerschaft auf die ohnehin schmerzhafte Prozedur mit winzigen lang anhaltenden Blutergüssen, weil das Bindegewebe jetzt lockerer ist. Mit der Geburt verschwinden übrigens auch die Härchen meist wieder. Wenn nicht: Dauerhaft entfernen kann sie der Hautarzt mit einem speziellen Laser.

Rötungen

Schwangere Frauen haben häufig dieses gewisse Strahlen im Gesicht. Das liegt nicht nur an der Vorfreude aufs Baby, sondern auch am Anstieg des Östrogenspiegels. Durch das Hormon erweitern sich nämlich die Gefäße, sogar neue Mini-Blutbahnen sprießen, damit das Blut leichter zirkulieren kann. Folge: Die Haut sieht insgesamt rosiger, frischer und – durch die vermehrte Wassereinlagerung – auch straffer aus. Den meisten Frauen bekommt das gut, lediglich Frauen mit Couperose-Neigung können jetzt leider verstärkt zu Rotbäckchen neigen. Falls Sie dazu gehören: Vermeiden Sie alles, was die roten Äderchen noch verstärken könnte. Tabu sind Sauna- und Dampfbäder, aggressive Peelings mit Rubbelkörnchen, Masken, die auf der Haut antrocknen, sowie Thermomasken. Auch Hitze, ausgedehnte Sonnenbäder, extreme Kälte sowie scharfe Gewürze sind eher kontraproduktiv. Tarnen können Sie die Rotbäckchen mit einer speziellen Camouflage-Abdeckcreme, die es in verschiedenen Nuancen in Apotheken gibt. Doch Rötungen kommen nicht nur im Gesicht, sondern auch auf den Händen vor. Besonders hellhäutige Frauen neigen oft zu stark geröteten, manchmal sogar schuppigen und juckenden Händen. Ärzte vermuten, dass eine Art Allergie, ausgelöst durch das Hormonchaos im Körper, hinter diesem Phänomen steckt. Mein Tipp: Versuchen Sie so wenig wie möglich mit Geschirrspülmitteln, scharfen Reinigern und heißem Wasser in Berührung zu kommen – notfalls Handschuhe tragen. Besorgen Sie sich eine gute, parfumfreie Handcreme, die Sie nach jedem Händewaschen auf dem Handrücken und der Handinnenfläche ein-

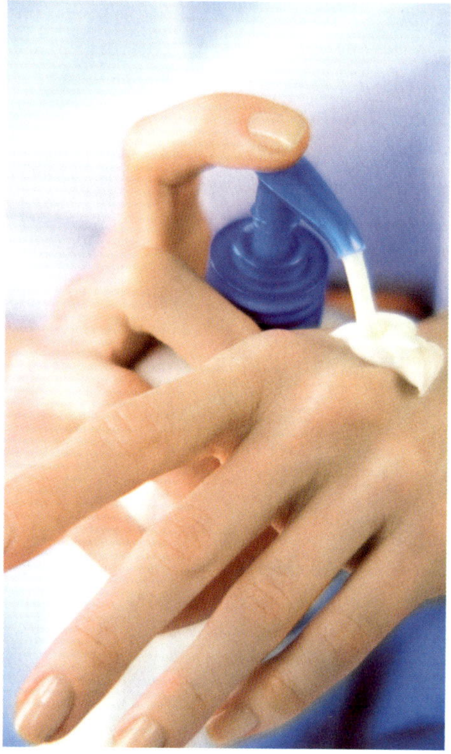

Regelmäßiges Cremen zaubert streichelzarte Hände.

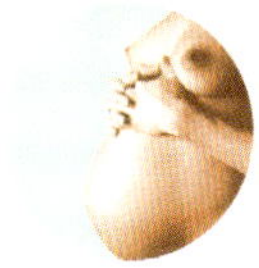

massieren. Meist hört der Juckreiz übrigens schlagartig mit der Geburt auf, wenn die Hormone wieder auf Normallevel sind.

Blässe

Leider geht es nicht allen Schwangeren immer blendend. Manchmal ist man einfach müde und schlapp oder fühlt sich beunruhigt vom ungewohnten Zustand. Anderen Frauen ist während der ersten drei Monate ständig übel. Kein Wunder, wenn man da blass aussieht. Der Blitz-Tipp gegen Blässe: Schaufeln Sie sich einfach kaltes Wasser ins Gesicht. Das regt die Durchblutung an und macht auch müde Augen munter. Auch kalt-warme Wechselkompressen helfen gegen den Schneewittchen-Look (bitte nicht bei Couperose). Ansonsten dürfen Sie ein bisschen auf Farbe setzen. Ein Hauch Rouge lässt blasse Gesichter strahlen, Lippenstifte in klaren Rot- und Korallentönen zaubern ebenfalls Frische auf den Teint.

Zähne

Jedes Kind kostet einen Zahn – das ist heute längst überholt. Babys räumen heute nicht mehr die Kalzium-Depots der Mutter leer, weil Schwangere wissen, dass sie mehr von dem Mineralstoff brauchen. Was allerdings stimmt ist, dass die Zähne in der Schwangerschaft anfälliger für Karies sind, weil der Speichel durch die hormonelle Umstellung mehr Säure enthält, die den Zahnschmelz angreifen kann. Und: Das Zahnfleisch blutet jetzt schneller, weil das Gewebe lockerer ist. Mein Rat: Benutzen Sie eine weiche Zahnbürste, putzen Sie mindestens zweimal am Tag die Zähne, verwenden Sie täglich Zahnseide und kauen Sie zwischendurch zuckerfreien Kaugummi. Bei Zahnfleischbluten helfen Spülungen mit Kamillen- oder Salbeitee. Wichtig: Vor der Geburt noch mal einen Check-up beim Zahnarzt machen lassen. Am besten vor Ende des sechsten Monats – falls längere Sitzungen nötig sind, ist der dicke Bauch noch nicht so im Weg.

Gute Zahnpflege ist jetzt wichtig.

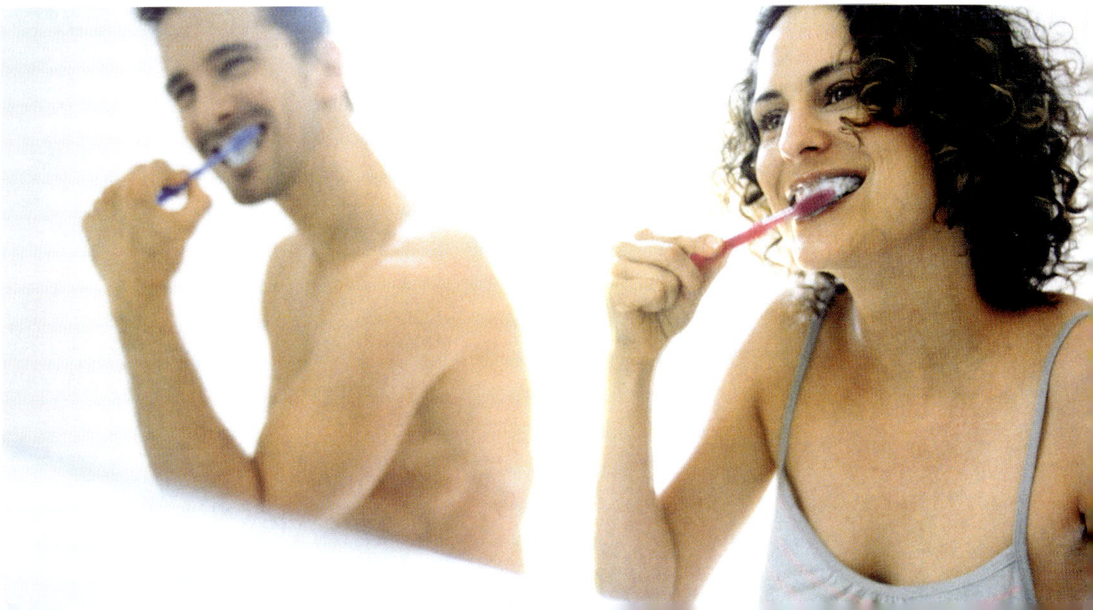

gut ZU WISSEN

Ausbaufähig: Kleidung in der Schwangerschaft

Schwangersein – noch für unsere Mütter hieß das: weite Blümchenkleider, weiße Spitzenkragen und eine dicke Samt-Schleife am Busen. Glücklicherweise sind die Zeiten vorbei, in denen eine schwangere Frau nur noch Mutti sein wollte und bloß nicht sexy oder weiblich wirken durfte. Zeigen statt verhüllen heißt heute die Devise. In Sachen Kleidung ist eigentlich alles erlaubt, und viele schwangere Frauen genießen es geradezu, ihren schönen runden Bauch oder das üppige Dekolleté entsprechend zu präsentieren. Schön und trendy sein in der Schwangerschaft – dafür müssen Sie sich jedoch nicht für viel Geld komplett neu einkleiden. Setzen Sie vielmehr auf einige wenige Basics, die sich immer wieder neu miteinander kombinieren lassen:

- **Hose:** Am besten mit einem extra hohen Bund, den Sie in den ersten Monaten wie eine Schärpe herunterkrempeln und später hochrollen können. Praktisch sind auch Hosen mit Tunnelzug, weil sie mit dem Babybauch wachsen. Auch Hüfthosen sind in der Schwangerschaft sehr praktisch, weil der Bauch über dem Bund liegt. Falls Sie eine Lieblingshose haben und handwerklich geschickt sind: Schneiden Sie die Hose hinten in der Mitte des Hosenbundes ein und nähen Sie ein dreieckiges Stück elastischen Baumwollstoff ein. Da die meisten Frauen in der Schwangerschaft durch die vermehrte Wassereinlagerung zu dickeren Beinen neigen: Bevorzugen Sie weite Hosen, in Leggings sehen nun mal die meisten wie eine Wurst in der Pelle aus.
- **Shirt/Pullover/Bluse:** Setzen Sie ruhig auf figurbetonte Shirts und Pullover aus elastischen Materialien. Wann, wenn nicht jetzt, können Sie Ihren Bauch mal so ungeniert zeigen? V-Ausschnitte sehen meist besser als runde aus, weil sie strecken und schlank machen. Praktisch sind übrigens Wickeljäckchen, auch Cache-Cœur genannt, weil sie sich in ihrer Weite bequem dem Bauchumfang anpassen lassen. Unbedingt zulegen sollten Sie sich auch eine etwas weiter geschnittene weiße Bluse. Sie ist der absolute Mode-Klassiker, sieht immer frisch aus und passt zur Jeans tagsüber genauso wie abends zur edlen schwarzen Satinhose.

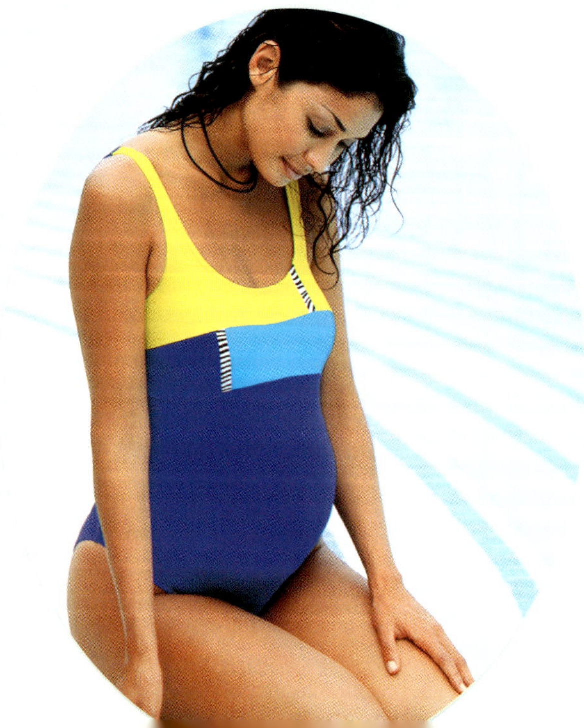

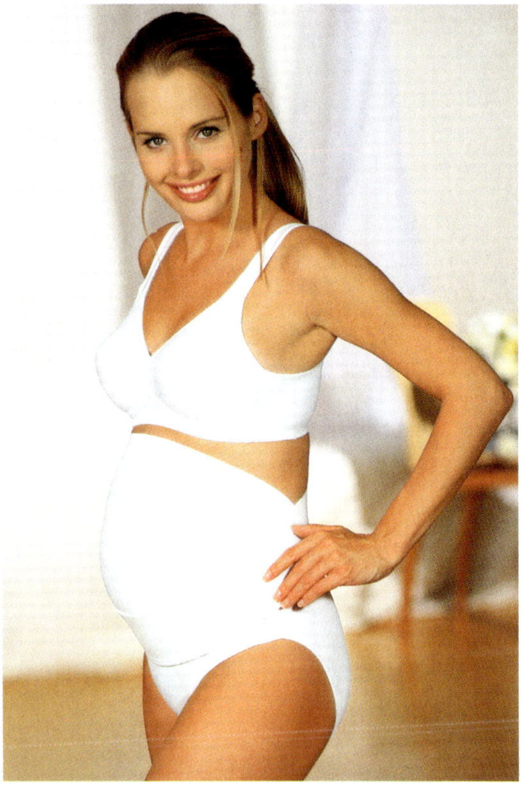

Kleider: Trendy und dennoch klassisch sind durchgeknöpfte Hemdblusenkleider. Sie haben meist einen glockenförmigen Schnitt und sind häufig aus einem stretchigen Stoff – das passt dem Bauch. Ebenfalls modern: Kleider im Empire-Stil mit Naht oder Bändchen unter dem Busen. Der Rockteil ist weit geschnitten, perfekt zum Ausdehnen.

Rock: Praktisch und chic sind Wickelröcke oder Röcke mit Gummizug, die sich mitdehnen.

Badeanzug/Bikini: Falls Sie zu den Wasserratten gehören, sollten Sie sich einen Schwangerschafts-Badeanzug zulegen. Denn ab dem fünften Monat wird ein normal knapp geschnittener Einteiler an Bauch, Busen und Po vermutlich zu eng werden und kneifen. Auch praktisch ist ein Bikini mit gut geschnittenem Oberteil und nicht zu dünnen Trägern und einer modischen Hüfthose.

Slip: Bei Unterhosen gehen die Meinungen auseinander. Einige Frauen steigen in der Schwangerschaft plötzlich auf »Liebestöter« um, weil ihnen einfach das ständige Rutschen von Mini-Slips unangenehm ist oder auch, weil Hämorrhoiden das Tragen von String-Tangas sehr unangenehm machen. Andere wiederum bleiben bei bequemen Tangas, weil der elastische Bund genau unter den Bauch passt. Probieren Sie einfach aus, was Ihnen angenehm ist, und verzichten Sie notfalls einfach einige Monate auf raffinierte Dessous.

BH: In der Schwangerschaft ist ein gut sitzender BH ein Muss, um die Brustmuskulatur zu entlasten. Wichtig sind breite Träger und ein breiter Bund, damit nichts einschneiden kann. Ob Sie sich einen speziellen Schwangerschafts-BH zulegen, bleibt Ihnen überlassen. In jedem Fall sollten Sie sich darauf einstellen, sich mehrmals neue BHs für den sich verändernden Brustumfang kaufen zu müssen.

Strumpfhosen: Spätestens wenn der Bauch richtig rund ist, können Strumpfhosen zum echten Problem werden. Denn sie rutschen bei der kleinsten falschen Bewegung einfach herunter – kein schönes Gefühl. Investieren Sie entweder in eine spezielle Schwangerschafts-Strumpfhose oder tragen Sie halterlose Strümpfe, die es übrigens auch als Kompressionsstrümpfe gibt.

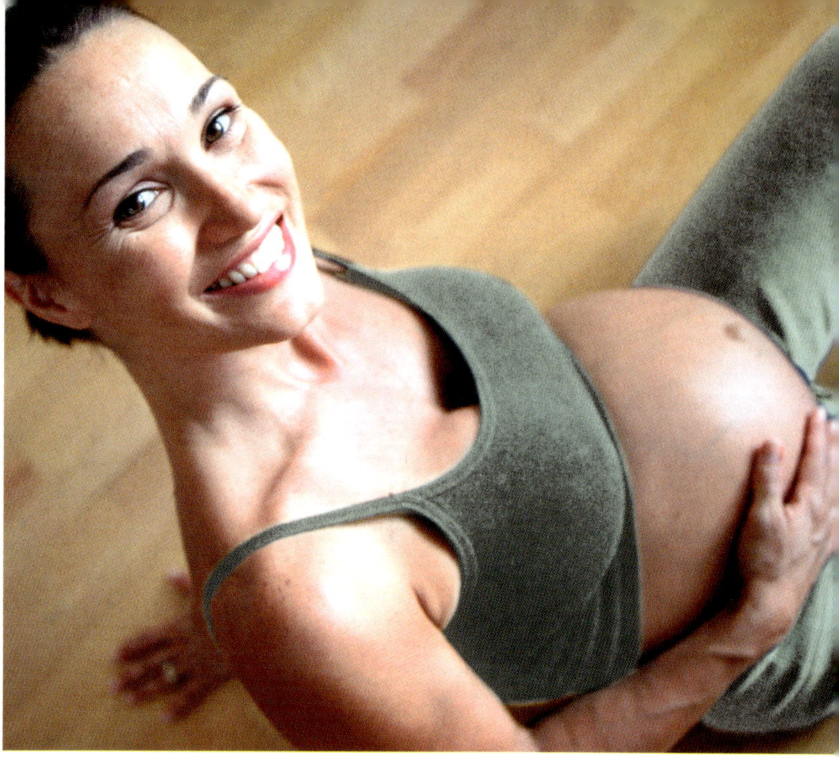

Fit mit Babybauch

Wenn Mama fit ist, geht es auch dem Baby gut. Und Bewegung ist immer das Beste – fürs Körpergefühl, fürs Wohlfühlen, für gute Laune und optimale Entspannung.

Viele Frauen fragen mich besorgt, ob denn Sport ihrem Baby schaden könnte. Die Antwort lautet bei einer normal verlaufenden Schwangerschaft ganz klar: Nein. Gerade Frauen, die schon vor der Schwangerschaft sportlich aktiv waren, sollten ihr Workout auch während der zehn Monate fortführen, wenn auch in gemäßigter Form. Denn für Fitness mit Babybauch gibt es viele gute Gründe:

Ideale Sportarten für Schwangere sind Wandern (unter 2000 m), Walken, leichtes Radfahren (kein Mountainbike oder Rennrad) oder Tanzen. Jegliche Bewegung kurbelt den Kreislauf an und fördert die Sauerstoffversorgung – gut für Sie und für das Baby. Ganz besonders genießen die meisten schwangeren Frauen das Schwimmen.

GESUNDHEIT

- **Sport entspannt:** Durch die Bewegung werden Stresshormone abgebaut, von denen bei Schwangeren bedingt durch Ängste und Unsicherheit meist eine ganze Menge im Blut kreisen.
- **Sport hält gesund:** Schon nach 30 Minuten Bewegung steigt die Anzahl der Killerzellen im Blut, die Bakterien und Viren bekämpfen, deutlich an – der ideale Kick fürs Immunsystem also.
- **Sport macht glücklich:** Himmelhoch jauchzend, zu Tode betrübt – gerade Schwangere kennen diese Achterbahn der Gefühle besonders gut. Wenn's mal ganz dicke kommt: Walken Sie eine Runde durch den Park, ziehen Sie einige Bahnen im Schwimmbad. Denn: Bewegung fördert die Ausschüttung des Glücksbotenstoffs Serotonin im Gehirn, der sogar depressive Verstimmungen lindern kann.

Schwimmen und Bewegen im Wasser

Es gibt gute Gründe, weshalb das Schwimmen besonders auch schwangeren Frauen so gut tut.

Schwerelos: Bewegung im Wasser gleicht einem herrlichen Schwebezustand. Da Wasser eine 970-mal größere Dichte als Luft hat, erfährt die natürliche Schwerkraft entsprechend mehr Widerstand. Durch den Wasserwiderstand sind auch die Bewegungen verzögert, dadurch hat man das angenehme Gefühl des Gleitens und Schwebens. Ideal ist dieser Zustand gerade im letzten Drittel der Schwangerschaft, wenn einige Kilos mehr als sonst auf Ihren Gelenken und Bändern lasten. Wenn Sie beispielsweise bis zum Hals im Wasser stehen, lasten nur noch rund zehn Prozent Ihres Körpergewichts auf dem Bewegungsapparat. Eine 70 Kilo schwere Frau wiegt im Wasser also nur noch ungefähr sieben Kilo.

Herzlich: Auch Herz und Kreislauf freuen sich über die Bewegung in Pool, See oder Meer. Denn Wasser entspannt und hat eine beruhigende Wirkung auf den gesamten Organismus. Sie brauchen nur im Wasser zu stehen, und Ihr Herzschlag verringert sich in kürzester Zeit um 10 bis 15 Schläge pro Minute. Durch den hydrostatischen Druck wird zudem mehr Blut in den Brustraum gepresst, das Herz arbeitet mit einem erhöhten Blutangebot und somit insgesamt effizienter. Es wird nämlich länger und besser durchblutet.

Sport ist kein No in der Schwangerschaft.

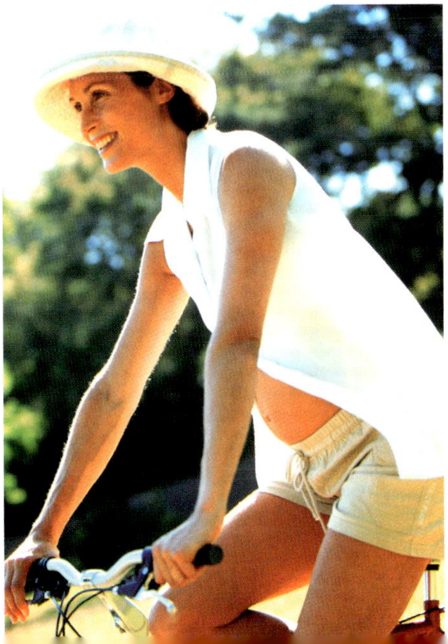

GESUNDHEIT

Die Fitness-Don'ts für Schwangere

Als Schwangere sollten Sie auf einige Sportarten besser verzichten. Dazu gehört alles, was mit ruckartigen Bewegungen und/oder einem erhöhten Verletzungs- bzw. Sturzrisiko verbunden ist wie Reiten, Skiabfahrtslauf, Tennis, Mountainbiking oder Inlineskaten. Wenig ideal sind auch Mannschaftssportarten wie Volleyball, Handball oder Basketball und alle Kampfsportarten. Bei Kursen im Fitness-Studio sollten Sie auf Übungen, die mit Sprüngen oder extremem Strecken verbunden sind, verzichten. Sanftes Joggen bis zum sechsten Monat ist okay, danach sollten Sie wegen der erhöhten Belastung der Gelenke besser walken. Tauchen mit Sauerstoffflasche ist ebenfalls tabu, Schnorcheln dagegen erlaubt.

Leichtfüßig: Auch wenn Sie in der Schwangerschaft unter Wasseransammlungen in den Beinen oder Händen leiden, ist ein Sprung ins nasse Element ideal. Der Wasserdruck bekommt nämlich auch dem Venensystem gut. Er fördert den Rückstrom des Blutes aus den Beinen Richtung Herz. So werden Schwellungen gemildert, Besenreisern und Krampfadern vorgebeugt.

Durchgeatmet: Wenn das Baby auf die Lunge drückt, leiden viele Frauen unter Kurzatmigkeit. Auch hier kann Schwimmen hilfreich sein. Denn durch den hydrostatischen Druck auf Bauch und Brust wird das Einatmen erschwert, die Atemmuskulatur dadurch gekräftigt. Das Ausatmen dagegen fällt durch den Druck wesentlich leichter und wird vertieft

Relaxt: Geplagt von Ängsten und Sorgen um die Schwangerschaft, um das Baby oder die bald bevorstehende Geburt wird im Wasser die Ausschüttung von Stresshormonen wie beispielsweise Adrenalin um bis zu 30 Prozent gedrosselt.

Wichtig: Die ideale Wassertemperatur zum Schwimmen und für Aqua-Fitness sollte zwischen 26 und 35 Grad liegen.

Doch im Wasser kann man nicht nur schwimmen, es gibt auch zahlreiche Aqua-Fitness-Methoden, die die Nerven beruhigen, den Körper entspannen und Mutter und Kind verwöhnen. Ich empfehle Ihnen besonders:

Aqua-Qi-Gong

Qi Gong ist eine jahrtausendealte Heillehre aus China. Die Asiaten gehen davon aus, dass unser Körper von Bahnen (Meridianen) durchzogen ist, auf denen die Lebensenergie Qi oder Chi fließt. Entstehen in den Bahnen Blockaden, fühlen wir uns unwohl oder werden sogar krank. Mit Qi Gong soll der Fluss des Qi wieder angekurbelt werden, Verspannungen und Stauungen gelöst und die Selbstheilungskräfte aktiviert werden. Charakteristisch für das Qi Gong und auch das Aqua-Qi-Gong sind sehr langsame Bewegungsabläufe, die elegant und leicht aussehen. Der Trainingsschwerpunkt liegt darauf, geschmeidige und elastische Muskeln, Sehnen und Bänder zu bekommen – nicht ganz unerheblich in der Schwangerschaft. Ursprünglich liegen die Bewegungs-

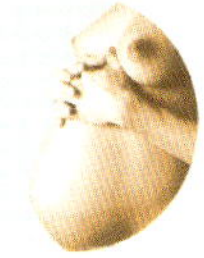

abläufe vermutlich im Nachahmen von Tierbewegungen – so lassen sich auch die Namen der verschiedenen Figuren wie »Tauchender Delphin« oder »Kreisender Schwan« erklären. Aqua-Qi-Gong-Kurse werden von einigen Fitness-Studios und Schwimmbädern angeboten.

Water-Shiatsu (Watsu)

Watsu leitet sich von Shiatsu, der japanischen Druckpunktmassage, ab, die auf ähnlichen Grundsätzen wie die chinesische Akupressur beruht. Auch hier geht es darum, durch gezielte Massagegriffe entlang der Meridiane die gestaute Lebensenergie wieder in Fluss zu bringen. Beim Water-Shiatsu werden Sie von einer speziell ausgebildeten Therapeutin (Practioner) durchs 34 bis 36 Grad warme Wasser getragen – eine angenehme Vorstellung, oder? Während Sie mit geschlossenen Augen entspannen, massiert die Watsu-Therapeutin Ihren gesamten Körper, stimuliert Akupressurpunkte auf den Meridianen und mobilisiert zusätzlich die Gelenke. Atemübungen und Meditationen ergänzen das Gefühl der herrlichen Leichtigkeit des Seins im Wasser. Das Gesicht bleibt beim Water-Shiatsu immer über Wasser. Ideal also für alle, die nicht so gern untertauchen. Eine Watsu-Session dauert ein bis drei Stunden. Wichtig ist, dass Ihnen der Practioner sympathisch ist und Sie ihm vertrauen, da beim Watsu zwischen Ihnen beiden eine enge Verbindung besteht. Nur dann können Sie sich nämlich richtig fallen lassen und fühlen sich hinterher wirklich wie neugeboren.

Wasser-Tanzen (Wata)

Wie beim Watsu bleiben Sie auch beim Wata völlig passiv und begeben sich in die Hände eines Therapeuten. Wata ist eine herrlich entspannende Mischung aus Atemtherapie, Meditation, Aikido (sanfte Kampfsportart), Massage und Tanz. Die

Völlig schwerelos und einfach wohl fühlen.

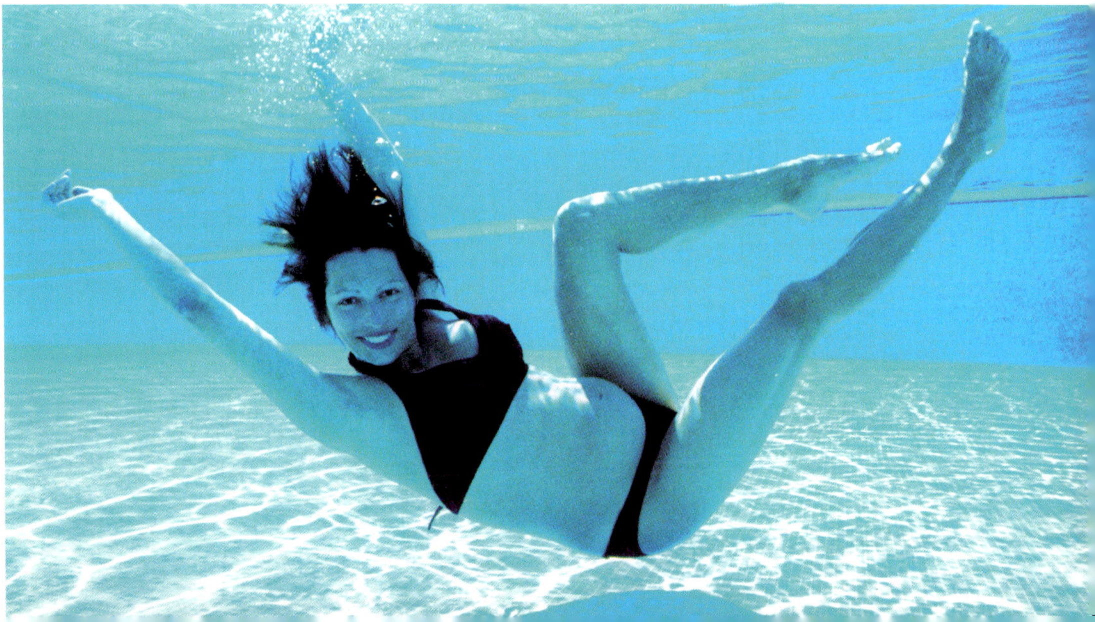

Dehnungen, Streckungen, Beugungen, Delphinbewegungen und schlangenförmigen Rhythmen finden zunächst über Wasser, dann auch unter Wasser statt.

Water-Balancing

Haben Sie schon mal einen Delphin mit Flossen-Verspannungen gesehen? Lachen Sie bitte nicht, denn anatomisch gesehen sind die Flossen der eleganten Meeressäuger mit den menschlichen Schultern und Armen durchaus vergleichbar. Delphine brauchen keinen Orthopäden, denn sie schweben regelrecht durchs Wasser, Muskeln und Gelenke bleiben unbelastet. Ganz anders wir Menschen. Bei Stress oder Ängsten spannen wir unbewusst die Muskeln an, begeben uns in eine Schonhaltung und züchten so Verspannungen sowie Rückenschmerzen regelrecht heran, häufig auch in der Schwangerschaft. Water-Balancing kann dabei helfen, die Ursachen für die Muskelverspannungen zu erkennen und zu bekämpfen. Wie auch schon beim Watsu und Wata müssen Sie auch beim Water-Balancing nicht selber körperlich aktiv werden. Alles was Sie tun müssen, ist in den Pool zu steigen, die Augen zu schließen, sich vom Wasser tragen zu lassen und ein bisschen Vertrauen zu dem Therapeuten (Water-Balancer) zu entwickeln. Eine Water-Balancing-Session dauert rund zwei Stunden und läuft in drei Phasen ab: Beim Water-Float-Balancing liegen Sie mit dem Kopf auf einer Schwimmhilfe und werden vom Water-Balancer sanft an der Wasseroberfläche bewegt, geschaukelt und massiert. Dabei werden alle Sinne angesprochen. Sie spüren durch ein spezielles Soundsystem Klänge unter Wasser, schnuppern entspannende Düfte aus ätherischen Ölen und sehen an der Decke Videobilder von Walen und Delphinen. In der zweiten Phase, dem Water-Swing-Balancing, gleiten Sie ohne Schwimmhilfe auf den Händen Ihres Therapeuten durchs Wasser, die Bewegungen werden jetzt ausladender. Die erfahrenen Hände des Water-Balancers stützen Ihren Körper, drehen, schaukeln und stretchen

gut ZU WISSEN

Wir werden das Kind schon schaukeln

Sicher haben Sie es längst bemerkt: Ihr Baby liebt Bewegung. Sobald Sie mal die Beine hochlegen, wird das Kleine unruhig. Besonders wohl fühlen sich Babys mit weichen schaukelnden Bewegungen. Was liegt da näher als Bauchtanz? Viele Volkshochschulen und Mütterberatungszentren bieten Bauchtanz-Kurse speziell für Schwangere an. Ideal zum Anfangen ist der Zeitpunkt um den fünften oder sechsten Monat, wenn schon ein entsprechendes Bäuchlein zu sehen ist. Viele Mütter mit Bauchtanz-Erfahrung berichten sogar, dass ihnen die rhythmischen kreisenden Bewegungen beim besseren Ertragen der Wehen kurz vor der Geburt geholfen hätten.

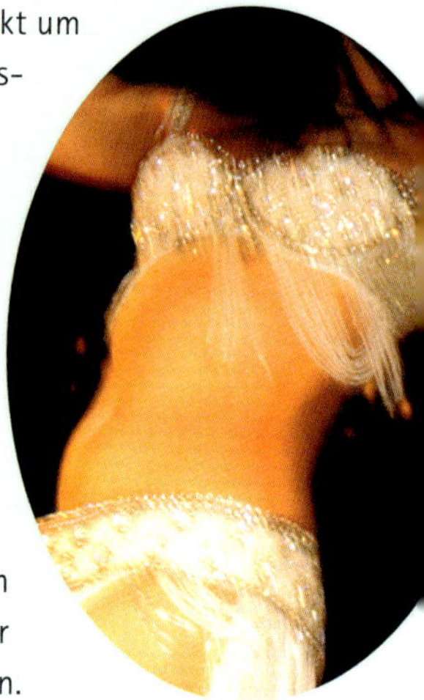

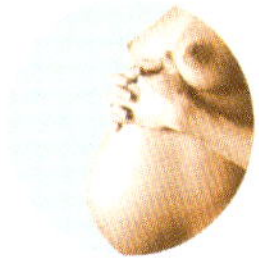

ihn. In Phase drei, dem Water-Deep-Balancing, tauchen Sie unter Obhut Ihres Therapeuten ganz im nassen Element unter. Eine Nasenklemme verhindert dabei, dass Wasser in die Atemwege eindringen kann. Wer einmal so eine Water-Balancing-Stunde erfahren hat und sich wirklich fallen lassen konnte, schwärmt meist von diesem herrlichen Gefühl der Schwerelosigkeit. Viele berichten, dass die Grenzen zwischen oben und unten, innen und außen buchstäblich zu verschwimmen schienen, Alltagssorgen lösten sich auf, die Atmung wurde ruhig und gleichmäßig.

Liquid Sound

Liquid Sound wird heute schon in vielen Schwimmbädern und Thermen angeboten. Es ist ein guter Einstieg für die bereits genannten Wasser-Relax-Methoden, denn es erfordert kaum Überwindung und kann ohne Therapeut ausgeführt werden. Liquid Sound ist eine Kombination aus Wasser, Farben und Musik. Sie liegen dabei im 34 Grad warmen Wasser auf dem Rücken, unter dem Nacken, dem unteren Rücken und den Füßen befinden sich dabei Schwimmhilfen, damit Sie sich völlig schwerelos treiben lassen können. Das Wasser hat einen Salzgehalt von 1,5 Prozent, was zusätzlich für Auftrieb sorgt. Der Hinterkopf und die Ohren tauchen dabei ins Wasser ein. Durch ein spezielles Unterwasser-Beschallungssystem nimmt man die Musik über die Schädelknochen und den ganzen Körper auf. Zu hören sind klassische Musik, Ethno-Klänge, aber auch die faszinierenden und ungeheuer beruhigend wirkenden Gesänge von Walen und Delphinen. Innerhalb des Beckens treibt man durch verschiedene Farbfelder, dieses Farbspiel wiederholt sich auch an den Wänden und an der Decke. Unterschiedliche Farben sollen dabei Unterschiedliches bewirken. So vermittelt Orange Wärme und Lebensfreude, aktiviert und soll sogar die Verdauung anregen – ideal also für Sie als Schwangere. Gelb macht einfach gute Laune, stimmt positiv und hilft sogar bei depressiven Verstimmungen. Rot steht für Power, Dynamik und Feuer und regt den ganzen Körper an. Blau dagegen wirkt beruhigend, blutdrucksenkend und sorgt für Entspannung und Ruhe. Grün ist die Farbe der Natur. Sie wirkt beruhigend auf den Kreislauf und hilft bei der Regeneration.

Floating

Wüssten Sie auch so gern, wie sich Ihr Baby wohl im Mutterleib fühlt? Eine ähnliche Erfahrung können Sie beim Floating machen. Sie liegen dabei auf dem Rücken in einer badewannengroßen Kapsel, die mit körperwarmem, sehr salzhaltigem Wasser gefüllt ist. In der Kapsel ist es vollkommen dunkel, auch Geräusche von außen können nicht eindringen. Eine Stunde lang dümpelt man in diesem Tank vor sich hin, manche Menschen nehmen in der Kapsel sogar eine embryoähnliche Haltung ein. Man kann sich ganz seinen Gedanken und Träumen hingeben. Am Ende wird man mit sanfter Musik wieder in die Wirklichkeit zurückgeholt. Floating hat zwar viele begeisterte Anhänger, wenn Sie sich aber vor vollkommener Dunkelheit fürchten oder sich in engen Räumen schnell unwohl fühlen, sollten Sie lieber auf andere Wasser-Entspannungsmethoden setzen.

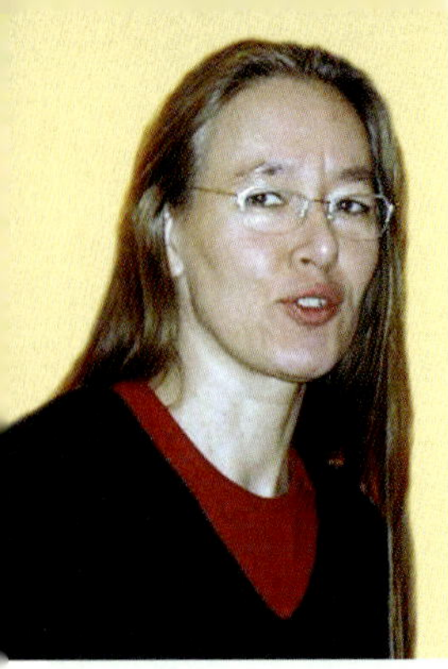

Entspannt und schwerelos im Wasser

Susanne Schmieg ist Hebamme und Mitbegründerin der »Biberacher Hebammenpraxis«. Zusätzliche Ausbildung in Akupunktur, Homöopathie und Wassershiatsu.

Frau Schmieg, Sie arbeiten mit Watsu bei Schwangeren. Was ist das und wie wirkt es?

» Watsu bedeutet Wassershiatsu und kommt aus Japan. Shiatsu ist eine alte japanische Druckmassage, die die Lebensenergie (Chi) wieder zum Fließen bringt und so heilt. Der kalifornische Shiatsu-Therapeut Harold Dull hat Anfang der 1980er Jahre begonnen, diese Methode in warmem Wasser anzuwenden, und er entwickelte sie weiter. Seine Schülerin Helen Schulz, die Leiterin des Instituts für Aquatische Körperarbeit (IAKA) brachte diese Methode nach Europa. Genutzt wird diese Heilmethode von Hebammen, Physiotherapeuten, Ärzten, die in der Rehabilitation tätig sind, bei älteren Menschen und auch immer mehr im Wellness-Bereich.

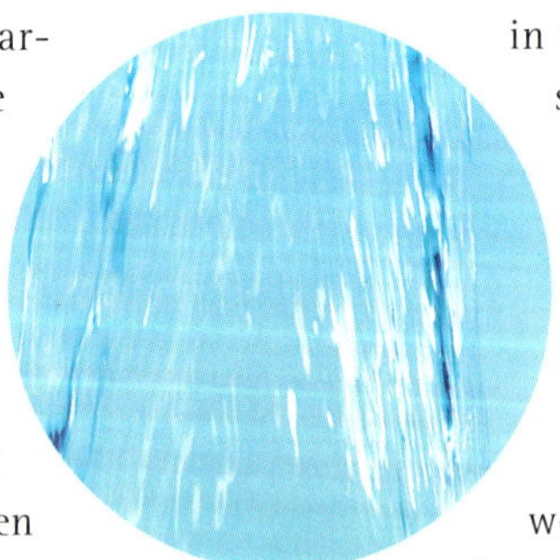

Watsu wird in einem Schwimmbecken durchgeführt, das auf 34 bis 35 Grad aufgeheizt ist. Durch die Wärme des Wassers, den Auftrieb, den hydrostatischen Druck und den Halt der behandelnden Person sorgt diese Methode für Entspannung und vermittelt ein Gefühl von Schwerelosigkeit.

Wie sieht die Therapie genau aus?

» Die Therapeutin steht selbst brusttief im Wasser. Nach einer kurzen Besprechung der aktuellen Situation am Anfang konzentrieren sich Therapeutin und Patientin auf ihren Atemrhythmus. Dann legt die Therapeutin einen Arm in den Nacken der Patientin, unterstützt ihr Becken und bringt sie in eine waagerechte Position. Nach einer langsamen Einstimmung beginnt sie mit Drehungen, Streckungen, Massagen und immer wieder Ruhesequenzen, in denen der eigene Atem die stärkste Bewegung ist. Wasser-Atem-Tanz wird diese Basisübung genannt. Respekt und Achtsamkeit im Umgang mit der Klientin, in unserem Fall mit der Schwangeren, sind die obersten Prinzipien in der Behandlung. Der Körper der Klientin gibt meist deutliche Signale, welche Bewegungen erwünscht oder sinnvoll sind, so dass verbaler Austausch zwar nicht verboten, aber meist nicht nötig ist. Das warme Wasser nimmt das Gewicht des Bauches von der eigenen Wirbelsäule und durch das Getragenwerden können sich auch alle anderen Muskeln lösen und entspannen. Das sanfte Dehnen und Stauchen gegen den Wasserwiderstand vertieft diesen Effekt, indem sich die Verspannungen lösen.

Hilft Watsu auch bei seelischen Problemen?

» Ja, denn Watsu hilft beim Loslassen, das bedeutet körperliches und seelisches Loslassen, getragen vom Wasser und in den Armen einer Therapeutin. Dieser Effekt wirkt noch lange nach. Auch für Frauen mit starken Ängsten, nach belastenden Erfahrungen oder mit starker beruflicher Anspannung ist es eine gute Entspannungsmethode, die hilft, Vertrauen zu einem anderen Menschen aufzubauen, und das Bedürfnis erfüllt, auch einmal selbst umsorgt zu werden.

Das Setting mit dieser Berührung bietet gerade traumatisierten Frauen die Chance, einen neuen Zugang zu ihrem Körper und zu ihren Gefühlen zu finden und sich so während der Geburt besser körperlich öffnen und anderen Menschen anvertrauen zu können.

Frauen fühlen sich nach der Behandlung selbst wie neugeboren.

Bewegung im Wasser hilft sogar bei Ängsten und Sorgen.

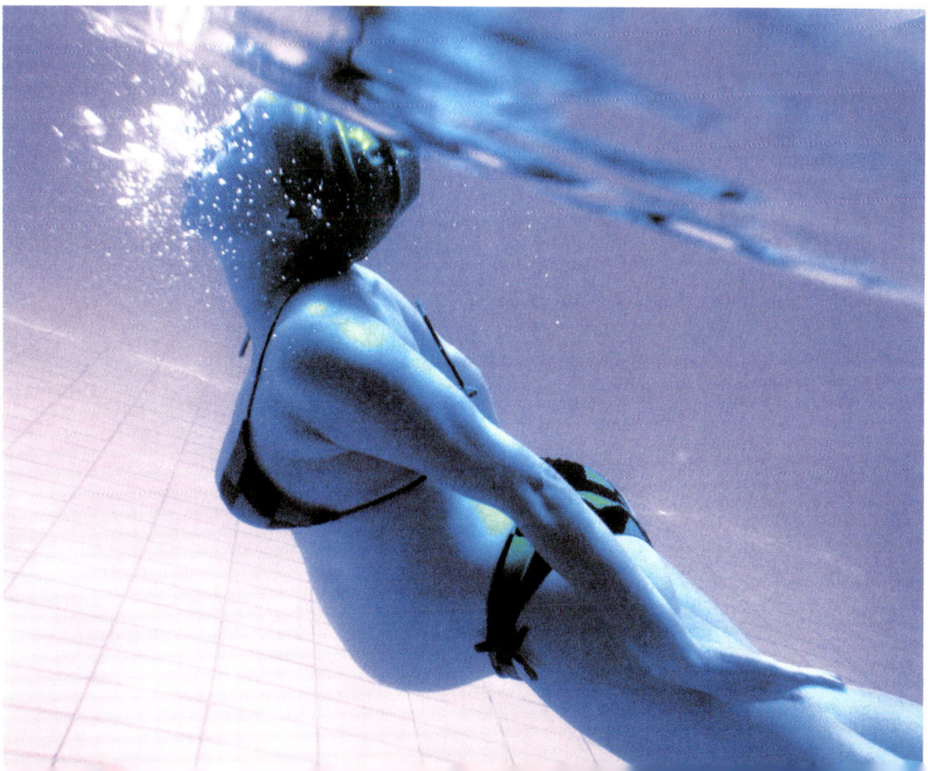

Workout während der Schwangerschaft

Die FMB-Formel: Fit mit Bauch

FESTIGT DIE BEINE

Legen Sie sich seitlich auf eine weiche Gymnastikmatte, der linke Arm stützt den Kopf, der rechte liegt im 90-Grad-Winkel abgestützt vor der Brust. Klemmen Sie sich einen kleinen Ball in Kniehöhe zwischen die Beine und heben Sie beide Beine ein kleines Stück in die Luft. Kurz oben halten, dann langsam wieder absenken. 10-mal hintereinander, Seitenwechsel.

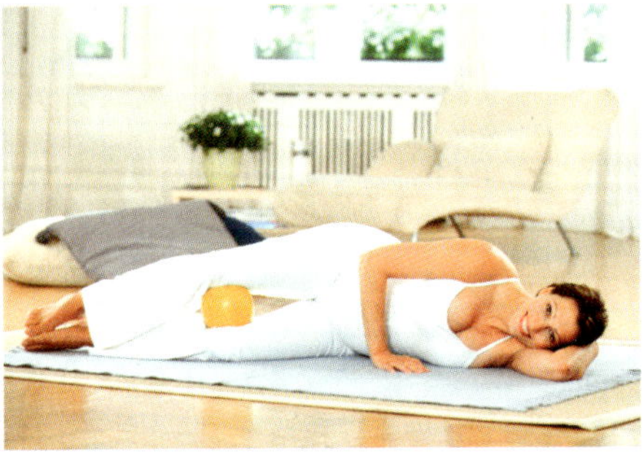

HÄLT DEN BUSEN IN FORM

Setzen Sie sich mit gegrätschten Beinen bequem auf einen Gymnastikball. Strecken Sie beide Arme in Brusthöhe nach vorne aus, verschränken Sie die Hände ineinander. Während der Kopf nach rechts geht,

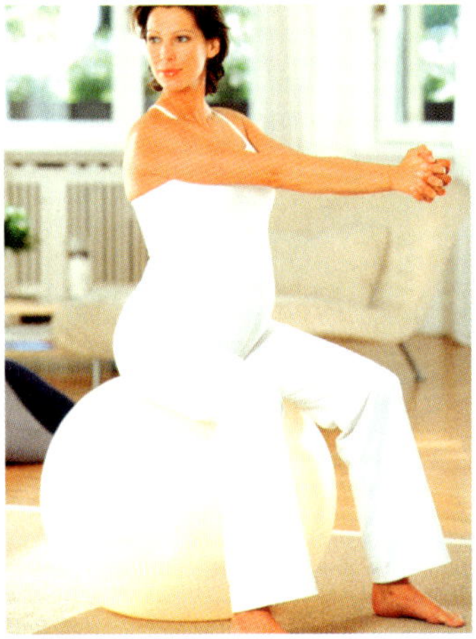

ziehen beide Arme mit Spannung ein Stück nach links. Wichtig: der Bauch zeigt weiterhin nach vorne. Kopf und Arme wieder zur Mitte, dann den Blick nach links richten und beide Arme nach rechts ziehen. 12-mal hintereinander.

DEHNT DIE OBERSCHENKEL

Auf die Gymnastikmatte setzen, Beine anwinkeln, die Fußsohlen liegen aneinander. Die Arme sind hinter dem Rücken abge-

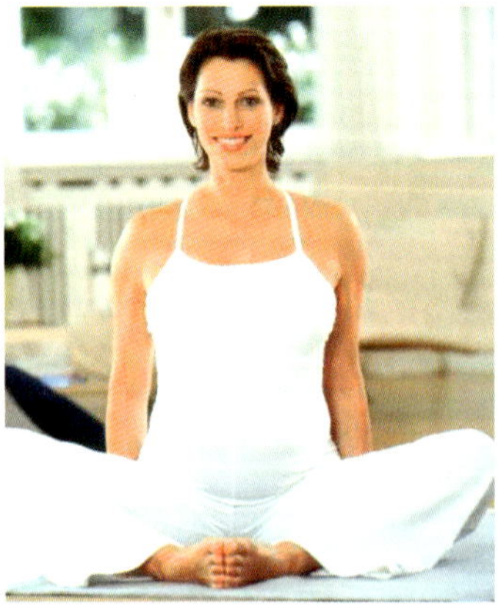

stützt. Versuchen Sie jetzt, die Knie so weit wie möglich in Richtung des Bodens zu drücken und die Spannung kurz zu halten, Sie sollten dabei eine Dehnung in den Oberschenkeln spüren. 10-mal hintereinander.

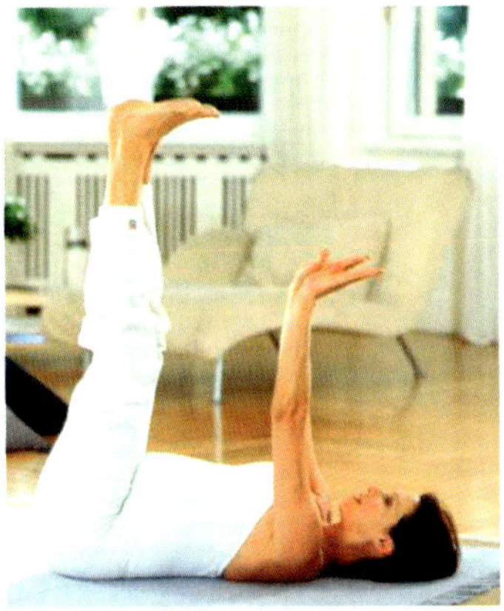

ENTLASTET DEN RÜCKEN

Im Vierfüßlerstand auf der Gymnastikmatte platzieren, die Knie liegen weicher, wenn Sie ein gefaltetes Handtuch darunter legen. Der Blick geht auf die Matte, der Nacken bildet eine Linie zur Wirbelsäule. Lassen Sie den Rücken einfach durchhängen, so dass sich die Haltung sehr entspannt anfühlt. So lange liegen bleiben, wie es Ihnen angenehm ist.

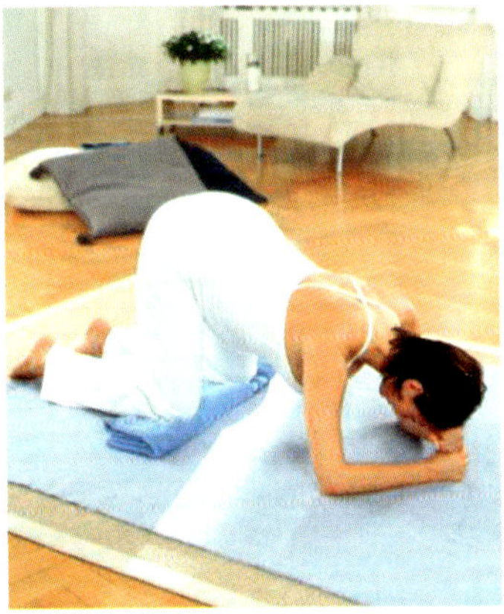

STRAFFT DEN BAUCH

Auf den Rücken legen, Arme und Beine im 90-Grad-Winkel zum Körper nach oben strecken. Die Bauchmuskulatur dabei etwas anspannen. Wenn Ihr Bauch noch nicht so umfangreich ist, können Sie den Schwierigkeitsgrad der Übung auch steigern. Dann das Becken ohne Schwung einfach nur mit der Kraft der Bauchmuskulatur ein kleines Stück nach oben schieben, so dass die Beine sich etwas nach oben bewegen.

ENTSPANNT HERRLICH

Nehmen Sie sich ein Seitenschläfer- oder Stillkissen, klemmen Sie es sich in Kniehöhe zwischen die Beine und legen Sie am anderen Ende Ihren Kopf darauf ab. In dieser Haltung zum Ende des Workouts einfach einige Minuten relaxen, am besten zu schöner, ruhiger Musik.

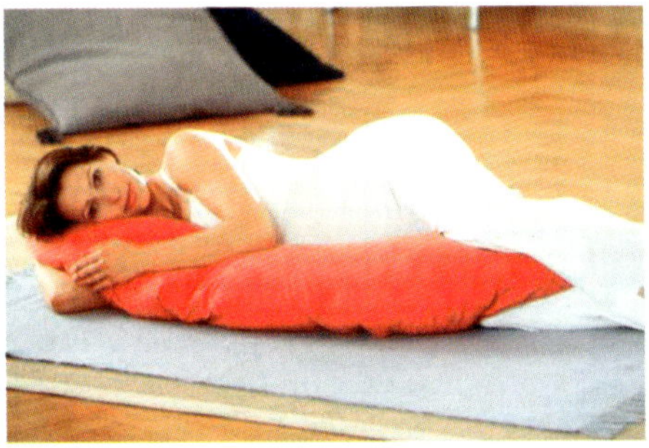

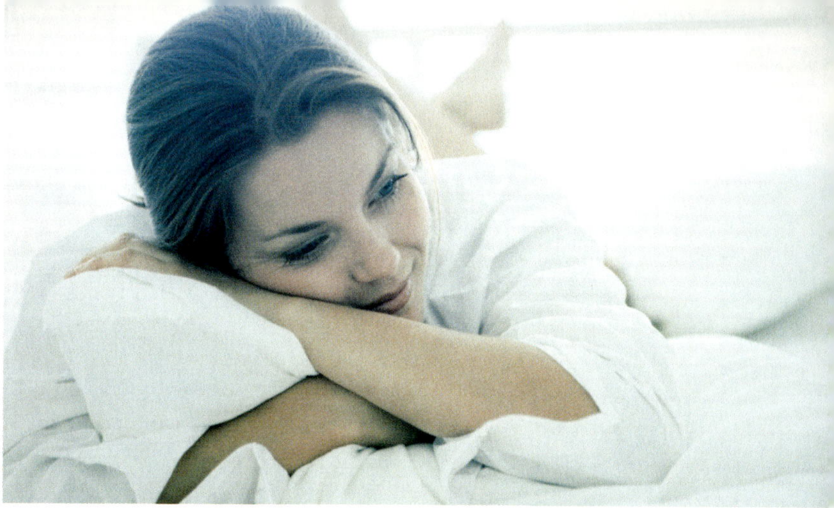

Ganz entspannt

Stressiger Tag, cholerischer Chef, überstürzende Termine – und das Baby schlägt vor lauter Hektik Purzelbäume? Dann gibt's für Sie beide nur eins: einfach mal entspannen.

Neun Monate muß Ihr Körper eine Menge leisten. Deshalb braucht er auch besondere Pflege. Gibt es einen besseren Grund, sich selbst Gutes zu tun und sich mal richtig verwöhnen zu lassen?

Relax-Bad

Warmes Wasser und duftende Schaumberge umhüllen den Körper, in der Leichtigkeit des Wassers fühlen Sie sich auch mit dickstem Babybauch plötzlich ganz leicht. Dazu etwas sanfte Chill-Out-Musik und eine Tasse Roibos-Tee mit Vanille streicheln alle Sinne. Zu den Relax-Düften gehören unter anderem Berglavendel, Melisse, Sandelholz, Zeder, Iris, Geranie und Rose.

Ätherische Öle sind übrigens kein esoterischer Hokuspokus, ihre Wirkung auf den Körper kann nachgewiesen werden. Erschnuppern wir einen Duft, werden über die Riechnerven und zehn Millionen winziger Rezeptoren in der Nase die Moleküle dieses Dufts in das so genannte Limbische System im Gehirn weitergeleitet. In diesem entwicklungsgeschichtlich ältesten Teil unseres Gehirns werden die Empfindungen, aber auch die

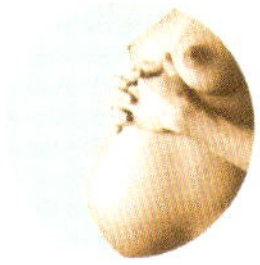

Hormone gesteuert. Riechen wir etwa Lavendel, so meldet das Limbische System Ruhe und Wohlfühlen an den Körper. Der Blutdruck sinkt, der Herz schlägt langsamer, die Atmung wird ruhiger. Wer hinterher die nötige Bettschwere haben möchte, kuschelt in 38 bis 39 Grad warmem Wasser, wenn nach dem Entspannen noch eine Verabredung ansteht, sind 36 Grad ideal.

GESUNDHEIT

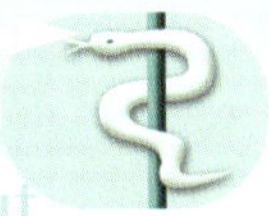

Öl auf unserer Haut

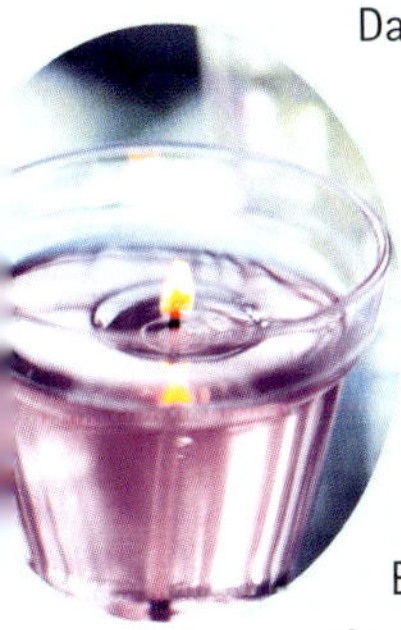

Das Riechen ist einer unserer ältesten Sinne. Mit verschiedenen Düften können Seele und Körper beeinflusst werden. Gerade in der Schwangerschaft wirken Aromaöle besonders gut. Immer einsetzen können Sie Berglavendel- und Rosenöl. Berglavendel entspannt, die Rose nimmt Ängste und ist zudem der Duft der Weiblichkeit. Sie können entweder zwei Tropfen Rosenöl oder 10 Tropfen Berglavendelöl in etwas Honig, Milch oder Sahne lösen und in ein Vollbad geben oder einen Tropfen Rosenöl bzw. sechs Tropfen Berglavendelöl in Wasser in eine Duftlampe träufeln. Benutzen Sie nur Essenzen, die Ihnen wirklich angenehm sind. Wichtig: Nur naturreine ätherische Öle haben entspannende oder belebende Effekte auf Body und Soul, synthetische Öle zeigen diese Wirkung nicht. Echte Öle erkennen Sie am Etikett »100 Prozent naturreines ätherisches Öl«. Außerdem sind auf dem Etikett meist noch das Herkunftsland, Art der Gewinnung, der verwendete Pflanzenteil sowie der deutsche und der botanische Name angegeben. Und: Viele ätherische Öle sind nicht ganz billig. Wenn Ihnen beispielsweise auf dem Wochenmarkt jemand zehn Milliliter »echtes« Rosenöl für fünf Euro anbietet: Hände weg, dabei handelt es sich unter Garantie um ein synthetisches Duftöl. Teure ätherische Öle sind unter anderem Iris, Neroli und Rose. Bevorzugen Sie ätherische Öle, die mit Wasserdampf destilliert wurden.

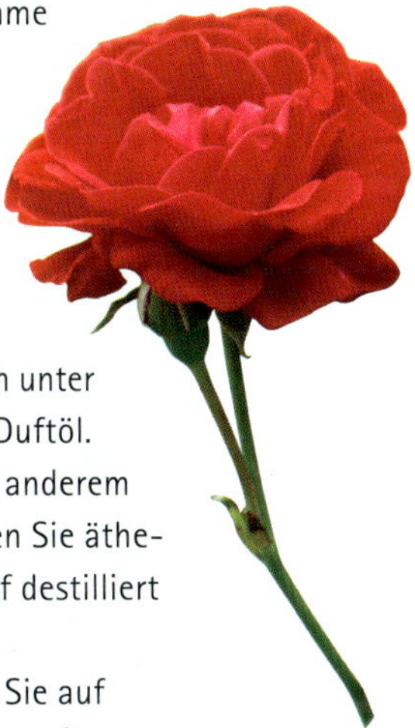

In der Schwangerschaft sollten Sie auf folgende ätherische Öle verzichten (Ausnahme: Die Wirkung ist gerade erwünscht):

- Kampfer, Nelke, Ingwer, Zimt können Wehen auslösen.
- Rosmarin, Ysop können den Blutdruck steigern.
- Thymian, Majoran können den Blutdruck senken.

Ebenfalls wichtig:
Während der Schwangerschaft oder unter der Geburt sollten Sie generell auf ätherische Öle aus Minze, Eukalyptus und Kampfer verzichten. Diese können auch die Wirkung der homöopathischen Mittel aufheben.
Minzöl kann beispielsweise auch in einer Zahnpasta stecken. Es gibt jedoch spezielle Zahncremes, die ausdrücklich auch während der Behandlung mit homöopathischen Mitteln verwendet werden können.

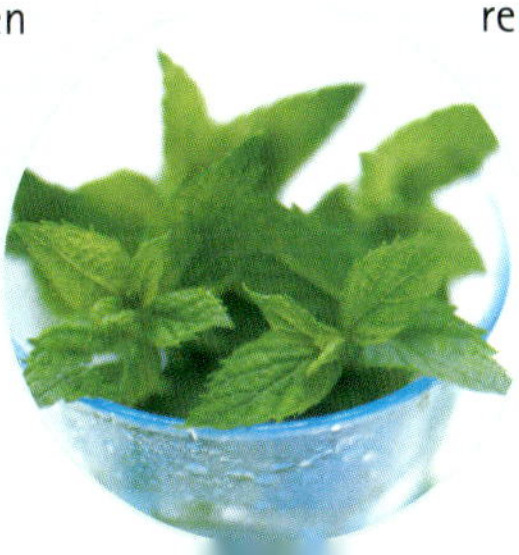

Lächeln, bitte

Das preiswerteste und schnellste Entspannungsmittel heißt übrigens Lachen. Denn ein herzliches Lachen löst die Produktion von körpereigenen Anti-Stress-Hormonen, den so genannten Endorphinen, aus. Diese Glücksboten entspannen die Muskulatur, Rücken- und Nackenprobleme werden gelindert, selbst die Gesichtszüge erscheinen weicher und schöner. Das kommt auch Ihrem Kind zugute.

Body-Relaxer

Kamillentee war gestern, heute gibt's Entspannungshilfen, die vor allem der Haut so richtig schmecken und zudem alle Sinne verwöhnen. Körpercremes und Body-Emulsionen mit ätherischen Ölen aus Neroli, Kamille, Basilikum, Sandelholz und Berglavendel entspannen schon beim Auftragen und pflegen den Körper intensiv durch Apfelkern- und Macadamianussöl sowie Sheabutter.

Extra-Tipp: Sanft von den Fesseln zur Taille und von den Handgelenken zu den Schultern einmassieren, verspannte Stellen mit etwas mehr Druck bearbeiten.

Karnickel-Augen ade

Den ganzen Tag auf den Computerbildschirm starren – da rächen sich die Augen irgendwann mit einer Farbe zwischen Belgisch-Kanin und Albino. Der Grund: Wir klimpern weniger häufig mit den Wimpern, dadurch wird zu wenig Tränenflüssigkeit produziert. Trockene Heizungsluft oder Klimaanlagen verstärken das Problem noch. SOS-Hilfe schafft das so genannte Palmieren. Legen Sie dafür die gewölbten Handflächen über die geschlossenen Augen, die Finger kreuzen sich an der Stirn. Warten Sie einen Moment, öffnen Sie dann die Augen und schauen Sie bis zu fünf Minuten in die Dunkelheit. Schließen Sie die Augen wieder, nehmen Sie die Hände weg und öffnen Sie die Augen ganz langsam wieder. Blinzeln oder gähnen Sie ruhig dabei, wenn Ihnen danach ist. Falls Sie ein bisschen auf Esoterik stehen: Ein durchsichtiger Bergkristall soll ebenfalls für einen klaren Blick sorgen. Laden Sie eine Bergkristallscheibe für einige Stunden in der Sonne mit Energie auf und legen Sie die Scheibe für zehn Minuten auf die geschlossenen Augen. Ganz ohne Hokuspokus funktioniert dagegen folgender Make-up-Trick: Ziehen Sie am Unterlid eine Linie mit einem beigefarbenen (nicht weißen) Kajal, das mildert die Rötung der Augen optisch. Auch gut: Augenpads, getränkt mit einer geballten Wirkstoff-Ladung, die einfach für einige Minuten um die Augen gelegt werden, Fältchen im Nu glätten und wieder für strahlende Blicke sorgen.

Relaxen mit dem Ur-Sound

Das Erste, was wir im Leben hören, ist der Herzschlag der Mutter. Mit rund 60 Beats pro Minute signalisiert er uns Ruhe und Geborgenheit. Besonders langsame Stücke, deren Takt an den ruhigen Herzrhythmus erinnert, sind deshalb zeitlebens ideale Stresskiller. Wie wär's beispielsweise mit dem Klavierkonzert Nr. 2 in c-Moll von Rachmaninow oder dem perfekten Chillout-Sound vom Café del Mar Vol. 1–10?

Asia-Chill-Out

Zum Ausspannen gibt es nichts Besseres als Massagen. Denn die Streicheleinheiten setzen das Anti-Stress-Hormon Oxytocin frei, kurbeln außerdem die Produktion von glücklich machenden Botenstoffen im Körper an. Sehr wirksam ist die chinesische Druckpunktmassage Akupressur, die japanische Variante heißt übrigens Shiatsu. Sie beruht auf der Vorstellung, dass der Körper vom Energiebahnen (Meridianen) durchzogen ist, auf denen die Lebensenergie Qi bzw. Chi fließt. Sind diese Meridiane an einigen Stellen etwa durch Stress blockiert, kommt der Energiefluss ins Stocken. Folge: Man fühlt sich unwohl, wird eventuell sogar krank. Durch gezielte Druckmassagen entlang der Meridiane kann ein erfahrener Akupressur- oder Shiatsu-Therapeut die gebremste Energie wieder ins Fließen bringen. Doch es gibt auch kleine Griffe, die Sie selber anwenden können. Der SOS-Druck gegen Stress: Mit der rechten Hand den Punkt drücken, der auf dem linken Handrücken unterhalb des Daumenknochens liegt. Sie können ihn leicht als kleine Einbuchtung ertasten, die Asiaten nennen ihn auch das »Tal der Ruhe«. Drücken Sie diesen Punkt zehn Sekunden lang, lassen Sie zwei Sekunden locker und pressen Sie noch mal zehn Sekunden etwas fester. Sechsmal, dann ist die andere Hand dran.

Rezept Bananen-Shake:

Eine halbe Banane klein schneiden, zusammen mit 150 Milliliter Milch und einer Prise Zimt im Mixer oder mit dem Stabmixer pürieren.

Happy-Shake

Schlecht gelaunt aus dem Büro nach Hause hetzen, rein in den Jogginganzug und sich einen Drink genehmigen? Dann besser Hände weg von Alkohol und Co. Die entspannen nämlich nur kurzfristig. Besser: Das gute alte Glas Milch mit Honig oder auch ein Bananen-Milchshake mit Zimt. Der darin enthaltene Zucker transportiert nämlich den Eiweißbaustein Trythophan ins Gehirn und regt so die Produktion von Serotonin an, einem Glückshormon, das dem Gehirn die rosarote Brille aufsetzt und uns fröhlich stimmt – garantiert ohne Nebenwirkungen.

So ein fruchtiger Shake macht glücklich und erfrischt.

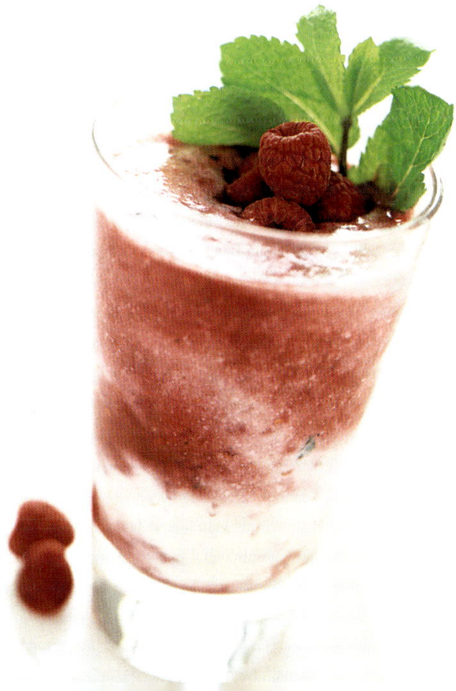

Versteck-Spiele

Der Tag war hektisch, und das sieht man Ihrem Gesicht auch an? Rote Flecken, Spannungsgefühle und zu allem Überfluss blüht auch noch ein dicker Pickel auf der Stirn?

Dann sollten Sie erstmal auf Tarnung setzen und erste Hilfe in Form einer entspannenden, feuchtigkeitsspendenden Maske leisten. Die öligeren Partien der T-Zone bekommen gleichzeitig mit einer tiefenreinigenden Maske ihr Fett weg. Super-Tipp gegen Unreinheiten vom Ayurvedic Skin Care Center in New York: einen Teelöffel Aloe-Vera-Gel (Apotheke, Reformhaus) mit einem Teelöffel frischem Koriander und einem Teelöffel frischer Minze in einem Zerkleinerer mixen. Auf die betroffenen Stellen auftragen und am besten eine halbe Stunde wirken lassen.

Entspanntes Laufen lockt Glückshormone.

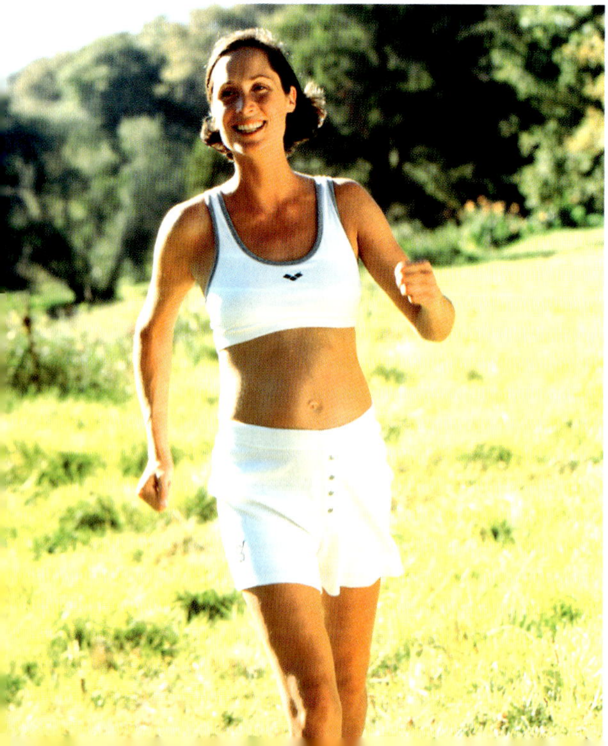

Dem Stress davonlaufen

Egal, ob Sie walken oder einfach nur einen Spaziergang machen: Bewegung ist ideal, um zu entspannen. Denn dabei werden Stresshormone verbrannt und körpereigene Happy-Stoffe (Endorphine) freigesetzt. Sogar das Immunsystem bekommt durch Bewegung einen positiven Kick: Studien zufolge erhöht sich bereits nach einer halben Stunde Joggen, Walken oder Spazierengehen die Zahl der Abwehrzellen im Blut um 30 Prozent.

Sandmännchen locken

Sie können immer sehr schlecht einschlafen, weil einfach der Bauch im Weg ist? Dann könnte eine uralte Ayurveda-Massage beim Abschalten helfen. So geht's: Erwärmen Sie zwei Esslöffel Sesamöl im Wasserbad oder ganz kurz in der Mikrowelle und geben Sie ein bis zwei Tropfen Luftikus- oder Entbindungsduft-D® aus Rose, Kamille, Neroli, Sandelholz oder Linaloeholz dazu. Mit dieser herrlich duftenden Mischung massieren Sie Ihre Füße dann zwei Minuten lang – noch entspannender wird es, wenn Sie Ihren Liebsten dazu überreden können. Danach dünne Baumwollsocken überstreifen – und sofort ins Bett. Wetten, dass das Sandmännchen diesmal ganz schnell kommt?

TrophoTraining

Mein absoluter Favorit, denn mit dieser Entspannungsmethode ist man wirklich innerhalb einer Minute wieder fit. Außerdem kann man die Übungen überall unbemerkt

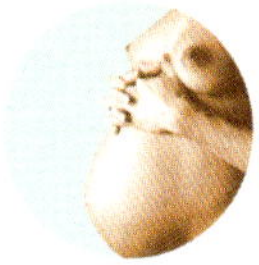

von der Umwelt durchführen, egal ob am Schreibtisch oder in der U-Bahn. Durch seine sofort beruhigende Wirkung hilft das TrophoTraining auch in akuten Stresssituationen oder Krisen. Erfunden wurde es übrigens von dem Arzt und Psychotherapeuten Dr. Jakob Derbolowsky. Der Name leitet sich her vom so genannten trophotropen Zustand des Organismus, ein Zustand, in dem der Mensch sich aus seinem Inneren heraus ausgleicht und Energiereserven aufbaut – der Schlaf beispielsweise ist so ein Zustand. TrophoTraining soll helfen, Energiereserven und Kraftquellen auch während des Tages zu aktivieren. Doch nun möchten Sie sicher endlich wissen, wie das magische Training funktioniert.

Hier deshalb zwei einfache Übungen zum Ausprobieren:

Atem-Übung

Ob Sie gerade liegen oder sitzen: Versuchen Sie sich einfach auf Ihre Atmung zu konzentrieren. Achten Sie mal über drei Atemzüge nur darauf, wie die Luft in Ihren Körper einströmt und wieder herausfindet. Stellen Sie sich dabei vor, wie der langsame Strom des Ausatmens alles mit sich fort nimmt, was Sie belastet, ärgert, kränkt oder ängstigt. Wenn der neue Atem einströmt, machen Sie sich bewusst, dass mit dem Einatmen neue Energie in Form von Sauerstoff aufgenommen und an alle Zellen wie eine Gratis-Erfrischung verteilt wird. Dieser Kick wiederum belebt Ihren ganzen Körper. Können Sie es spüren?

Balance-Übung

Stellen Sie sich eine Waage mit zwei Waagschalen vor, wie Sie sie vom Wochenmarkt kennen. Stellen Sie sich auf der einen Waagschale Ihr ganzes Ich vor, also alles, was Sie sind und was zu Ihnen gehört. Auf der anderen Waagschale liegt alles andere: Stress, Ärger, Sorgen und auch alle anderen Menschen, die etwas von Ihnen fordern, kurz: Alles, was Sie belastet. Stellen Sie sich die beiden Waagschalen dabei innerlich im Gleichgewicht, in einer ausgewogenen Balance vor.

Wichtig: Sagen Sie sich immer dabei, dass beide Seiten gleich wichtig sind, keine ist wichtiger, aber auch keine ist weniger wichtig als die andere.

Beim TrophoTraining reicht es übrigens aus, dreimal täglich eine Minute zu üben.

Grounding

Mit beiden Beinen auf dem Boden stehen – dieses Gefühl kommt in Stresszeiten leider oft abhanden. Bodenhaftung bekommen Sie mit der so genannten Grounding-Methode. Sie wurde von dem amerikanischen Psychotherapeuten Alexander Lowen erfunden.

Und so funktioniert's:

Stellen Sie sich barfuß oder auf Strumpfsocken mit hüftbreit gespreizten Beinen hin, lassen Sie die Arme locker hängen. Die ganze Fußsohle sollte sicher und fest auf dem Boden stehen. Stellen Sie sich dann vor, wie ein imaginärer Faden am Kopf Sie sanft in Richtung Decke zieht. Stellen Sie sich vor, dass Ihr Körper – unten fest am Boden verankert – unaufhaltsam Richtung Decke wächst. Bleiben Sie zwei, drei Minuten so stehen und genießen Sie das starke Gefühl. Atmen Sie dabei tief durch die Nase ein und langsam durch den geöffneten Mund wieder aus.

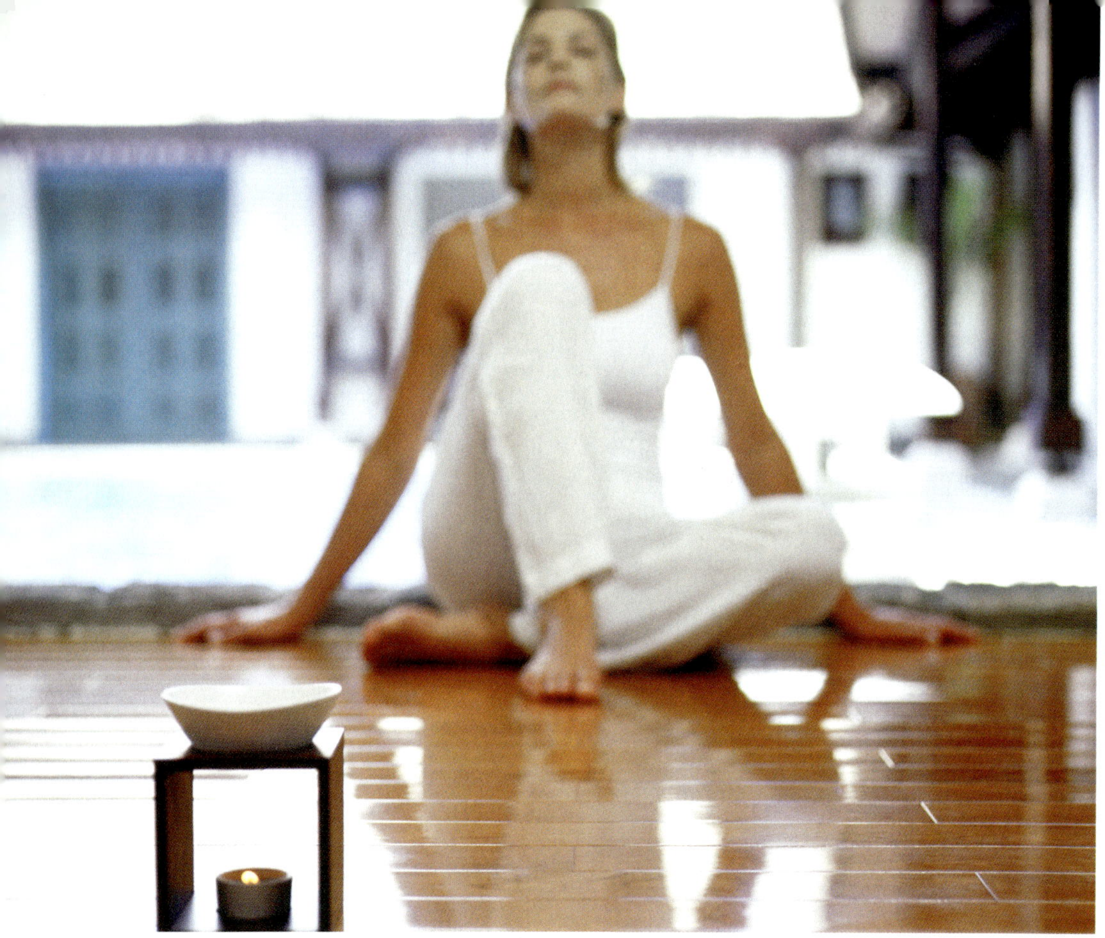

Bewusstes Entspannen – gut für Mama und Baby.

Power-Nap

Schon Gehirn-Genie Albert Einstein kannte die verblüffende Wirkung eines Nickerchens. Wichtig: Suchen Sie sich ein ruhiges Plätzchen für den mittäglichen Kurzschlaf, das kann ruhig die Tischplatte Ihres Schreibtisches sein. Dösen Sie aber nie länger als 20 Minuten, sonst fällt der Körper in die Tiefschlafphase und Sie fühlen sich nachher gereizt und unausgeschlafen. Kleiner Aufwach-Trick: Nehmen Sie ein Schlüsselbund in die Hand. Nähern Sie sich dem Tiefschlaf, entspannt sich die Muskulatur, die Schlüssel fallen klirrend aus der Hand – und Sie sind wieder munter!

Druck gegen Druck

Der Schwede Edmund Jacobson erfand vor rund 90 Jahren die Progressive Muskelrelaxation (PMR). Das Prinzip ist so simpel wie genial: Sie können alle Muskelgruppen des Körpers damit bearbeiten und bringen sich damit nach und nach in einen Zustand wunderbaren Entspanntseins. Alles was Sie tun müssen, ist einen oder auch mehrere Muskeln mit aller Kraft rund vier Sekunden anzuspannen und dann abrupt loszulassen. Sie können dazu auch kurz die Luft anhalten und beim Entspannen des Muskels tief und laut hörbar mit einem »Pffffft« durch den Mund ausatmen. Ideal ist es, wenn Sie nach der Entspannung einer Muskelgruppe eine kurze Pause machen und dann erst zur nächsten Körperpartie weitergehen.

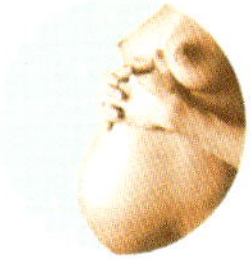

Alpha-Entspannung

Normalerweise funkt unser Gehirn tagsüber auf der Beta-Welle mit Schwingungen zwischen 14 und 30 Hertz. Je mehr Stress vorhanden ist, umso höher die Frequenz. Einen Zustand fast meditativer Ruhe erreicht man auf der Alpha-Ebene mit Schwingungen zwischen 7 und 13 Hertz. Dabei müssen die beiden Hirnhälften durch spezielle Konzentrationsübungen in Einklang gebracht werden, so dass sie in den gleichen Frequenzen schwingen. Keine leichte Aufgabe, Zen-Mönche schaffen es manchmal, diesen Zustand völliger Losgelöstheit und Ruhe durch jahrelange Meditationsübungen zu erreichen. Wenigstens in die Nähe kommen Sie aber mit folgender Übung: Legen oder setzen Sie sich ganz entspannt hin, schließen Sie die Augen und zählen Sie in Gedanken langsam rückwärts von zehn bis eins. Atmen Sie dabei tief durch die Nase ein und durch den geöffneten Mund aus, sagen Sie zu sich selbst »Ich bin ganz ruhig, ich fühle mich warm und sicher«. Wenn Grübeleien auftauchen, sollten Sie sie mit langsamem Rückwärtszählen von zehn bis eins verscheuchen. Wenn Sie genug haben, zählen Sie von eins bis zehn, recken und dehnen Sie sich dabei ruhig. Manche Menschen fühlen sich danach so wach und fit wie nach einem stundenlangen Schlaf.

Rücken-Relax

Wenn der Rücken nach einem langen Tag am Computer schmerzt und der Nacken ganz verspannt ist, hilft folgender Relax-Quickie: Knien Sie sich auf den Boden, beugen Sie den Oberkörper nach vorn. Legen Sie Stirn und die verschränkten Oberarme auf einem gefalteten Handtuch ab. Schließen Sie die Augen und lassen Sie die Wirbelsäule einfach durchhängen.

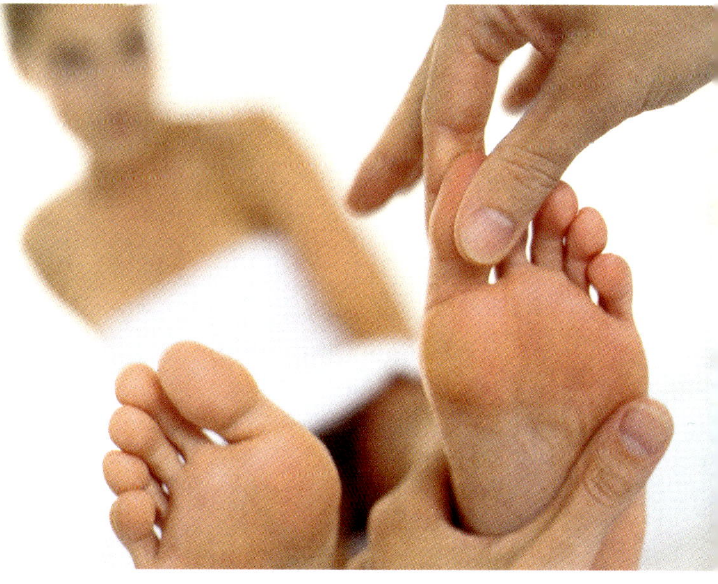

Über die Füße heilen und entspannen: Mit Reflexzonenmassage funktioniert es.

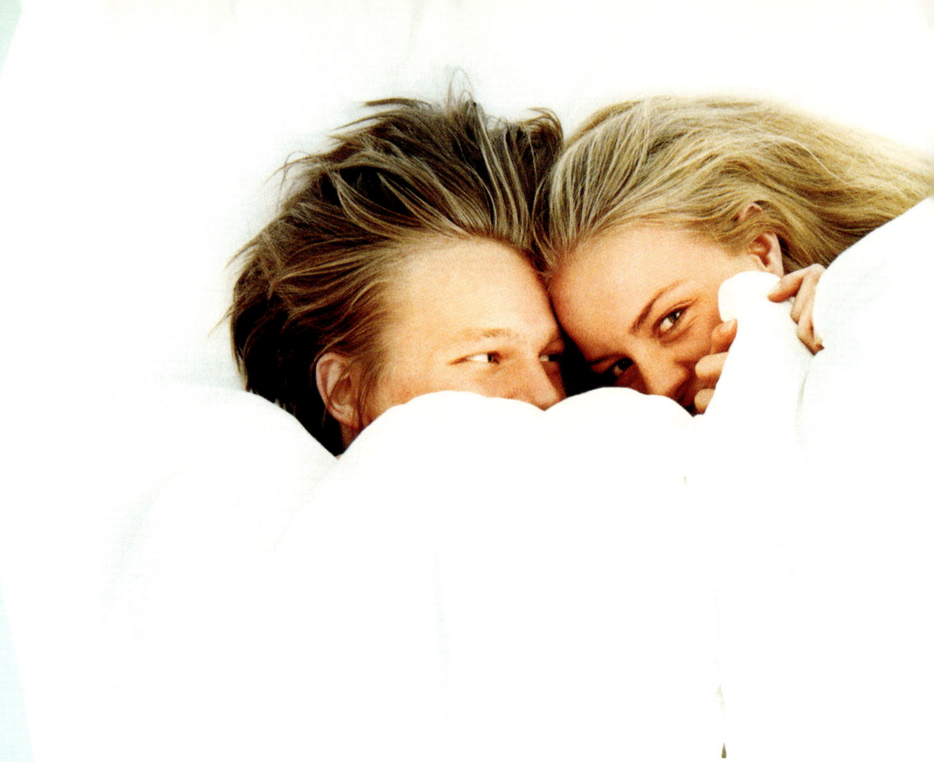

Lust und Liebe

Der Bauch ist schön gerundet, die Brüste größer – viele Männer sind sehr stolz auf ihre schwangeren Frauen und finden sie zudem noch hocherotisch.

In der Schwangerschaft genießen viele Frauen die Liebe besonders. Der ganze Körper ist jetzt empfindsamer, Busen, Schamlippen und Klitoris durch die erhöhte Durchblutung weich und sehr sensibel. Viele Frauen empfinden Orgasmen jetzt als intensiver und länger. Zudem haben die meisten Schwangeren auch das Gefühl von Freiheit. Lieben ohne Angst vor einer Schwangerschaft, Baucheinziehen oder Ähnlichem – all das sind völlig neue, faszinierende Facetten im Umgang miteinander. Auch ihr eigener Körper erscheint vielen Frauen jetzt besonders sexy: ein üppiger Busen, weiche Rundungen überall, die zum Berühren verlocken. Häufig wird die körperliche Nähe zum Partner durch das gemeinsame Kind noch intensiver erlebt.

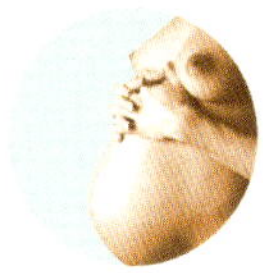

Doch es gibt auch den umgekehrten Fall. Frauen, die sich mit ihrer neuen Rolle (noch) nicht identifizieren können, haben oft auch große Mühe, die Veränderungen in ihrem Körper als etwas Positives zu sehen. Sie fühlen sich dick, ungelenkig und aufgedunsen. Kein Wunder, dass sie sich oft eher von ihrem Partner zurückziehen.

Doch auch bei zufriedenen Schwangeren kann es immer wieder Phasen geben, in denen die Lust auf Sex gegen Null geht, dafür aber ein riesengroßes Bedürfnis nach Kuscheln und Zärtlichkeit da ist.

Wichtig bei all dem: Setzen Sie sich nicht unter Druck und lassen Sie sich auch von Ihrem Partner nicht unter Druck setzen. Sprechen Sie zu zweit darüber, was Ihnen Spaß macht und was nicht.

info GESUNDHEIT

Die Don'ts für Sex in der Schwangerschaft

- Blutungen
- drohende Fehl- oder Frühgeburt
- Mehrlingsschwangerschaft in den ersten drei Monaten
- Placenta praevia, die Plazenta liegt vor dem Muttermund
- bei vorzeitigen Wehen
- wenn die Fruchtblase bereits geplatzt ist
- wenn der Muttermund vorzeitig geöffnet ist

Erlaubt ist, was gefällt

Sie müssen keine Angst haben, Ihrem Baby beim Sex zu schaden. Es liegt gut gepolstert und schwerelos in seinem Fruchtwasser. Auch die Kontraktionen beim Orgasmus lösen normalerweise keine vorzeitigen Wehen aus. Wenn also die Bauchdecke beim Höhepunkt hart wird, sollte Sie das nicht erschrecken. Nur wenn Sie an vorzeitigen Wehen oder einer Verkürzung des Gebärmutterhalses leiden, müssen Sie auf Sex verzichten. Kommt es nach dem Verkehr zu einer Blutung, kann es gefährlich sein. Sie sollten unbedingt den Arzt aufsuchen.

Ansonsten sind beim Sex Ihrer Phantasie keine Grenzen gesetzt. Der wachsende Bauch lässt manche Stellung nicht mehr zu – die beste Zeit, sich was Neues einfallen zu lassen. Experimentieren Sie einfach mit Decken und Kissen, bis Sie eine Stellung gefunden haben, in der das Liebesspiel für Sie beide angenehm ist. Probieren Sie also ruhig einmal etwas Neues aus, das kann auch die Sexualität beleben, wenn das Kind erst einmal auf der Welt ist. Viele Frauen genießen den Sex in der Schwangerschaft sogar besonders, weil sie durch das Hormonhoch besonders intensive Orgasmen erleben. Das liegt zum einen an der gesteigerten Durchblutung, aber auch die Feuchtigkeit der Scheide ist verstärkt. Und auch der sich sanft rundende Bauch und die üppigen, sehr sensiblen Brüste haben für viele Paare etwas sehr Sinnliches und können das Liebesspiel durchaus bereichern.

Wichtig ist, dass Sie und Ihr Partner zufrieden und glücklich sind. Manche Paare empfinden auch Scham oder sind gehemmt beim »Sex zu dritt«. Sprechen Sie offen miteinander. Erlaubt ist, was gefällt und von beiden Partnern als angenehm empfunden wird.

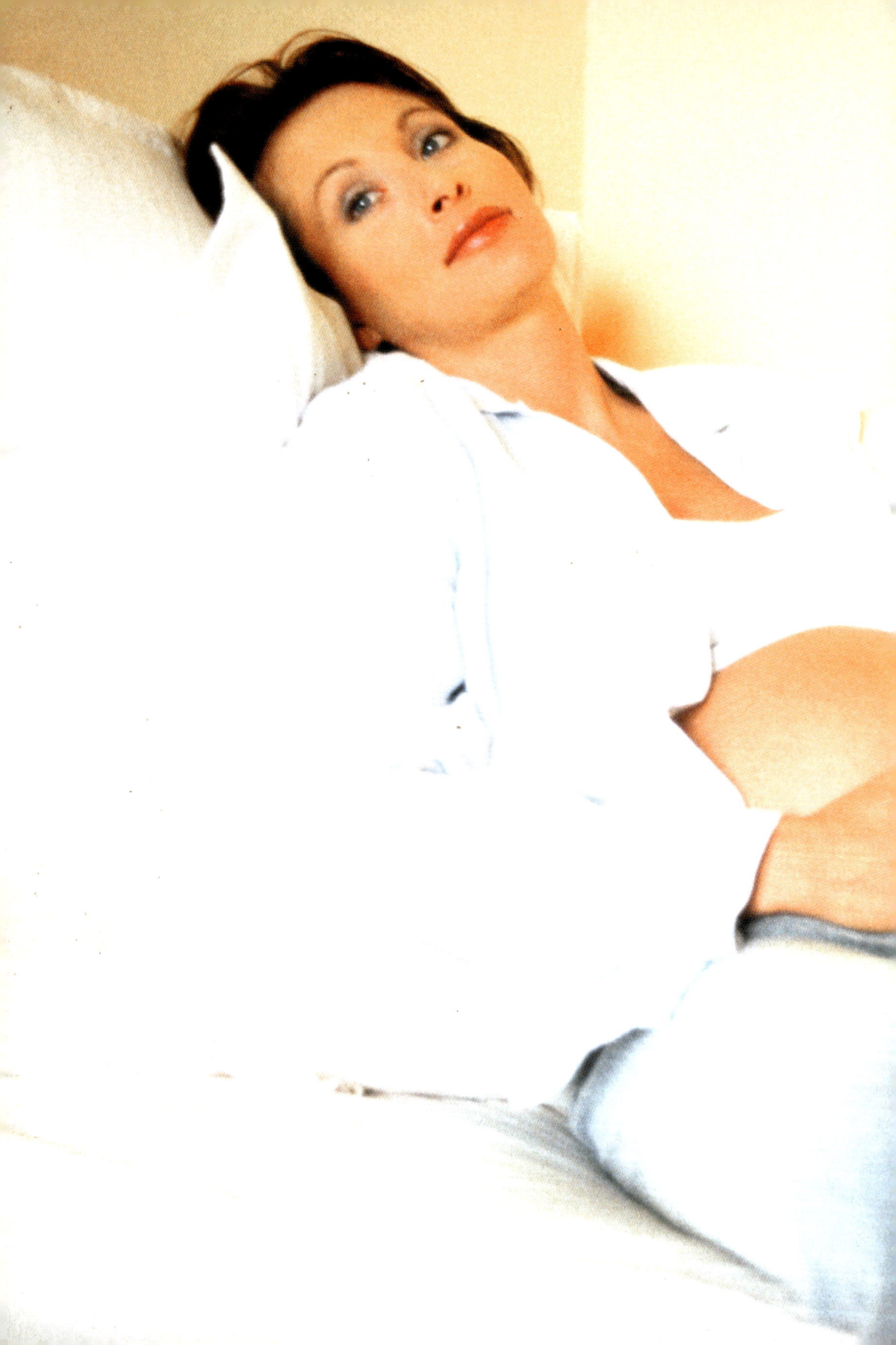

Wenn die Schwangerschaft *Probleme* macht

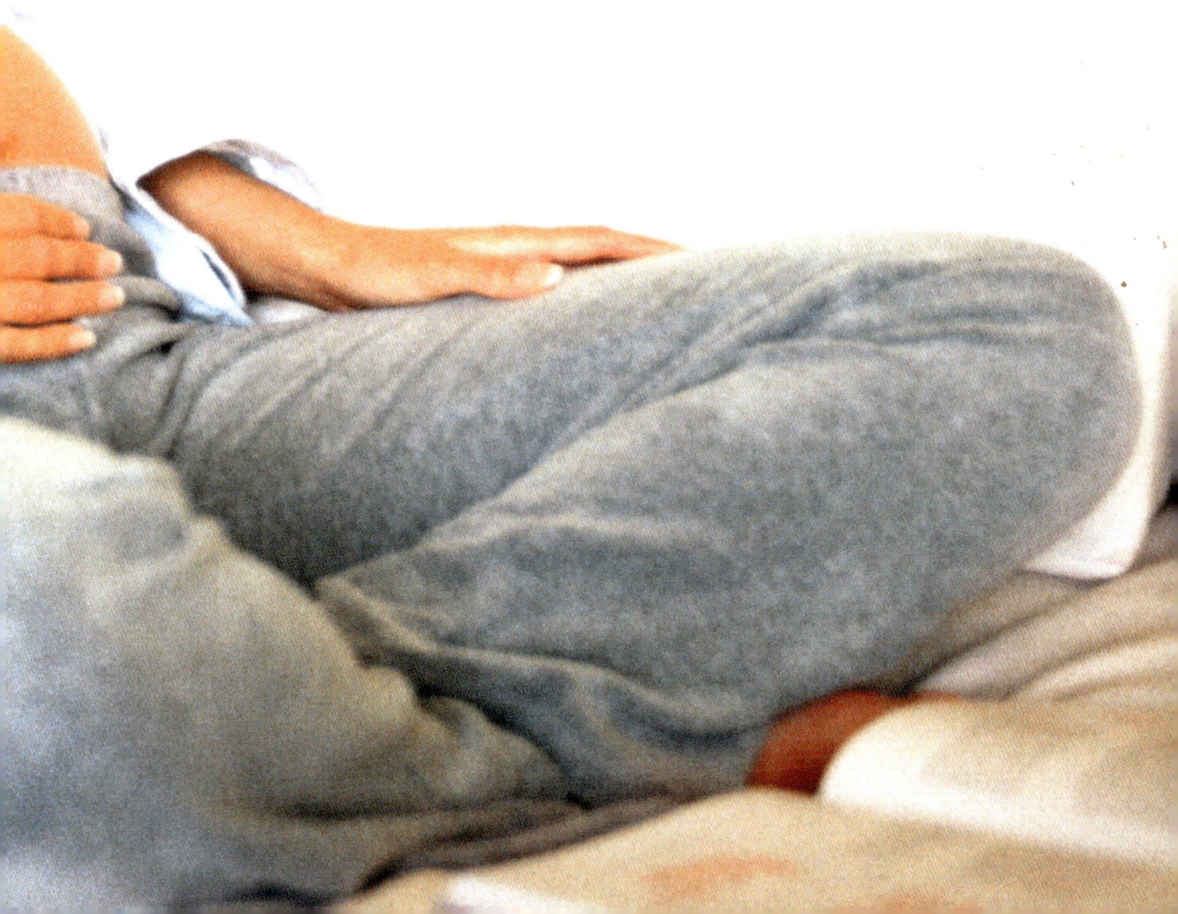

Von Atemnot bis Übelkeit

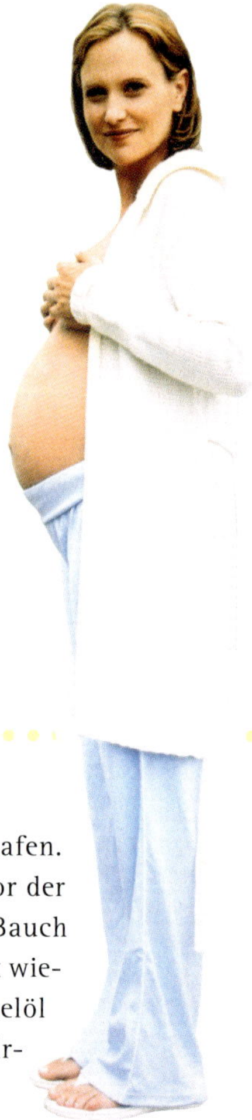

In der Schwangerschaft haben viele Frauen mit kleineren Wehwehchen zu kämpfen, manche auch mit ernsthaften Erkrankungen.

Das sind die häufigsten:

ATEMNOT

Im letzten Schwangerschaftsdrittel drückt die Gebärmutter auf das Zwerchfell, das Atmen fällt deshalb schwer. Nehmen Sie sich in dieser Zeit für anstrengendere Tätigkeiten wie etwa das Treppensteigen etwas mehr Zeit, lassen Sie sich zu nichts hetzen. Haben Sie auch keine Angst, dass das Baby nicht genügend Sauerstoff bekommt. Versuchen Sie dennoch tief in den Bauch zum Kind hin zu atmen. Sie können auch eine Hand auf den Bauch legen und gegen diese Hand atmen. Visualisieren Sie, wie der Atem zum Kind geht, und atmen Sie tief aus. Versuchen Sie mit jedem Atemzug noch mehr zu entspannen. Wie der Entdecker der sanften Geburt Dr. Frederick Leboyer schon sagte: »Alles ist Atem.« Mit der richtigen Atmung bringen Sie die Lebensenergie zum Fließen und stärken die Chakren – Energie- und Bewusstseinszentren in unserem Körper. Manchen Frauen hilft es auch, nachts auf der linken Seite zu schlafen. Etwa drei Wochen vor der Geburt rutscht der Bauch tiefer, das Atmen fällt wieder leichter. Lavendelöl kann entspannend wirken.

AUSFLUSS

Weil die Drüsen am Gebärmutterhals in der Schwangerschaft aktiver sind, ist der Ausfluss aus der Scheide erhöht. Solange er wässrig, weiß oder hellgelb ist und nicht unangenehm riecht, müssen Sie sich keine Sorgen machen. Wenn er jedoch aufdringlich riecht, grünlich aussieht oder die Scheide juckt, könnte eine Scheideninfektion dahinter stecken, die behandelt werden muss. Falls Ihnen das feuchte Gefühl im Slip unangenehm ist, sollten Sie einfach dünne Slipeinlagen benutzen, wenn Sie diese vertragen. Sitzbäder mit Frauenmanteltee helfen gut. Aus Sicht der Traditionellen Medizin helfen viele kleine warme Mahlzeiten. Diese sollten Sie langsam und gut kauen. Bei reichlichem und hartnäckigem Ausfluss kann das homöopathische Mittel Belladonna (stark gerötet und Hitzegefühl), bei Brennen und Jucken Kreosotum oder Gelsemium helfen. Auch Fußbäder sind sinnvoll. Als Schutz können Sie mit Naturjoghurt die Scheidenflora aufbauen.

info GESUNDHEIT

Ähnliches mit Ähnlichem: Homöopathie

Der Arzt Samuel Hahnemann war es, der vor rund 200 Jahren die Homöopathie entdeckte. Nach dem Grundsatz »Similia similibus curentur = Ähnliches möge mit Ähnlichem geheilt werden« vertrat er die These, dass man eine Krankheit mit einer Arznei behandelt, die bei einem gesunden Menschen eine ähnliche Krankheit erzeugen würde. Zu diesem Ergebnis kam er nach einem Selbstversuch mit Chinarinde, die damals zur Behandlung von Malaria eingesetzt wurde. Hahnemann nahm die Chinarinde ein und entwickelte trotz bester Gesundheit Symptome, die auch bei Malaria-Kranken auftreten.
Homöopathische Medikamente verdrängen die Krankheitssymptome nicht, sondern regen die Selbstheilungskräfte des Körpers an – Hilfe zur Selbsthilfe also. In der Homöopathie finden Mineralien, Pflanzen, Tiere (zum Beispiel die Honigbiene), tierische Produkte wie Schlangengifte, chemische Substanzen, aber auch Stoffe aus krankem Gewebe (Nosoden) als Ausgangsstoffe Verwendung. Sie alle werden verdünnt oder potenziert, das ist eigentlich der korrektere Begriff in der Homoöpathie. Es gibt fast alle Arzneien in D-, C- oder LM-Potenzen zu kaufen. So genannte Ursubstanzen und Urtinkturen werden so lange verdünnt, bis schließlich nur noch wenig oder auch gar nichts mehr von einem Ausgangsstoff im Mittel nachzuweisen ist. So enthält etwa ein Fläschchen mit Belladonna in der Potenz D12 ungefähr so viel Tollkirsche (Belladonna), als ob ein Tropfen davon in den Bodensee gefallen wäre, man kräftig umgerührt hätte und das Bodenseewasser in das Fläschchen abgefüllt hätte. Homöopathische Mittel gibt es als Tabletten, Tropfen und Globuli. Letztere sind besonders einfach einzunehmen und auch am preiswertesten.

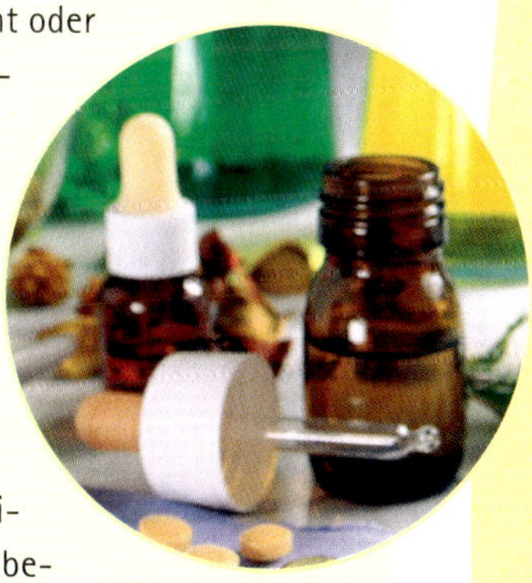

Für die Selbstbehandlung empfehlen sich Potenzen unter D200, am gebräuchlichsten sind

- D4, D6 und D8: zwei- bis dreimal täglich fünf Globuli
- D12: einmal täglich fünf Globuli
- D30 oder C30: eine einmalige Gabe von drei Globuli reicht meistens.

Übrigens: Falls Sie ein bestimmtes Mittel zu Hause haben, Ihr Arzt oder die Hebamme rät Ihnen aber zu einer anderen Potenz, müssen Sie lediglich die Dosis ändern.

BLASENSCHWÄCHE

Viele Frauen sind entsetzt, wenn sie zum Ende der Schwangerschaft ihre Blase nicht mehr richtig unter Kontrolle haben und unfreiwillig Harn abgeht. Keine Angst, dass ist völlig normal, weil die Gebärmutter so stark auf die Blase drückt. Trainieren Sie den Beckenboden schon in der Schwangerschaft → Seite 187) regelmäßig, tragen Sie möglichst lockere Kleidung und vermeiden Sie reizende Substanzen wie Kaffee und Schwarztee weitgehend. Legen Sie häufig die Beine hoch und gehen Sie bei Harndrang sofort zur Toilette. Im Notfall helfen Slipeinlagen. Bei der Geburt verschwinden diese Probleme wieder. Eine chronische Reizblase können Sie homöopathisch mit Dulcamara unterstützen.

BLASENENTZÜNDUNG

Blasenentzündungen treten in der Schwangerschaft häufiger auf, bedingt durch die hormonell bedingte Weiterstellung der Harnröhre. Es beginnt meist mit ständigem Harndrang. Auf der Toilette angekommen, fließen aber lediglich einige Tröpfchen, begleitet von einem schneidenden Brennen. Der Urin ist meist dunkler als normal, manchmal auch blutig und riecht oft sehr stark.

Der Grund für häufige Blasenentzündung liegt leider in der Anatomie des weiblichen Körpers. Unsere Harnröhre ist nur rund vier Zentimeter lang. Bakterien von außen können so im Eiltempo in die Blase und in den Harnleiter aufsteigen. Diese Keime können beispielsweise von der Haut und aus dem Darm kommen oder werden beim Sex übertragen.

Wichtig ist deshalb die richtige Toilettenhygiene. Reinigen Sie sich immer von »vorn« nach »hinten«, also von der Scheide zum Anus hin. Intimsprays, Schaumbäder oder aggressive Seifen verändern das Hautmilieu im Scheidenbereich, Keime haben so ein leichtes Spiel. Auch beim Geschlechtsverkehr sollten Sie Vorsorge treffen, denn dabei werden Bakterien in die Harnröhre hineingerieben. Entleeren Sie Ihre Blase direkt danach (auch wenn's unromantisch ist), dann fließt ein Großteil der Keime wieder mit hinaus.

Wenn Sie länger als zwei, drei Tage unter einer Blasenentzündung leiden, sollten Sie zum Arzt gehen. Meist wird mit einer Ein- oder Dreitagedosis schwangerschaftsverträglicher Antibiotika behandelt.

Viel trinken ist nach wie vor das Beste, was Sie selbst gegen Blaseninfektionen tun können. Zwei bis drei Liter am Tag, ideal sind Mineralwasser, Kräutertees und saure Fruchtsaftschorlen. Gut wirken auch Tees aus Brennnessel- oder Birkenblättern. Er-

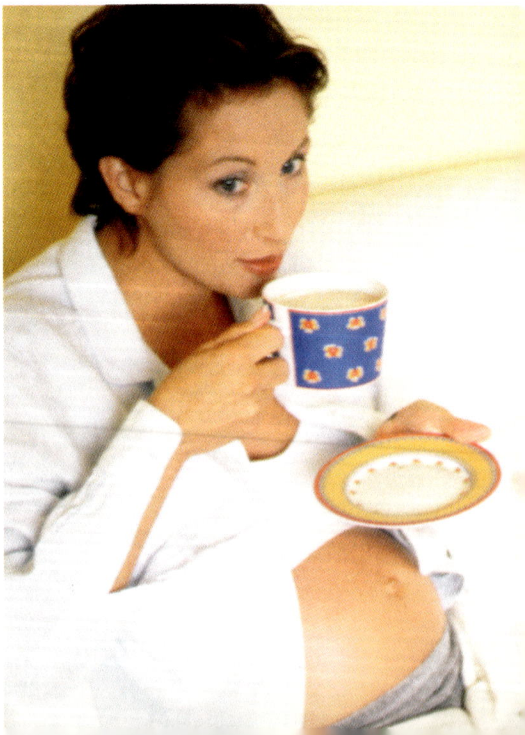

höhen Sie außerdem den Vitamin-C-Gehalt Ihrer Nahrung, dadurch wird der Urin »saurer«, Bakterien können sich langsamer vermehren. Wahre Vitamin-C-Bomben sind Sanddorn, Johannisbeeren, alle Zitrusfrüchte sowie Paprika, Rosenkohl, Brokkoli, Spargel und Kartoffeln. Kaffee und schwarzer Tee reizen die Blase eher, deshalb bitte weglassen. Übrigens: An dem uralten Tipp »warm halten« ist durchaus etwas dran, wenn Sie öfter unter Blaseninfektionen leiden. Sitzen Sie möglichst nicht auf kaltem Untergrund, tragen Sie im Winter ruhig mal Unterhemden, Wollwäsche und dicke Socken. Zusätzlich kann Wärme Wunder wirken. Legen Sie sich eine Wärmflasche auf den Unterbauch, auch feucht-warme Wickel sind ideal. Homöopathisch unterstützend wirken Cantharis bei schneidenden und brennenden Schmerzen, Lycopodium bei starkem Harndrang und Rückenschmerzen in der Nierengegend. Vermeiden Sie Bärentraube, die in vielen Blasenteemischungen enthalten ist.

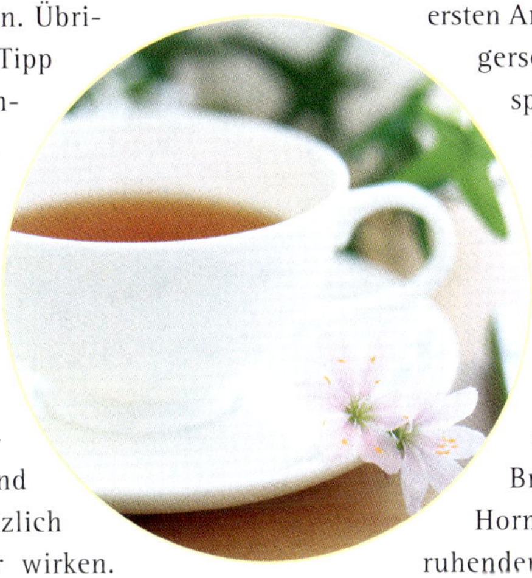

BLÄHUNGEN

Blähungen können in der Schwangerschaft besonders schmerzhaft sein. Meiden Sie deshalb blähende Lebensmittel und trinken Sie dagegen Kräutertees.

Essen Sie kleine und häufiger warme Mahlzeiten. Manche Frauen vertragen plötzlich Kuhmilch nicht mehr. Das Mittel Holly aus den Bachblüten kann helfen. Lycopodium bei stark aufgetriebenem Leib, Sulfur bei stechenden Schmerzen. Aus der Pflanzenwelt helfen Kümmel, Fenchel, Pfefferminze, Anis. Es gibt auch fertige Kombinationspräparate.

BRUSTSPANNEN

Das Spannen der Brüste gehört zu den ersten Anzeichen einer Schwangerschaft. Doch häufig spannen die Brüste nicht nur und sind druckempfindlich, manchen Frauen tun sie richtig weh. Hinzu kommen bläuliche Äderchen, die sich unter der Haut des Busens abzeichnen. Schuld an den Brustschmerzen ist das Hormon Prolaktin, das die ruhenden Milchdrüsen anregt und das Drüsengewebe wachsen lässt. Wichtig ist ein gut sitzender BH zur Unterstützung, dessen Körbchen- und Brustumfanggröße sich in der Schwangerschaft bis zu dreimal ändern kann. Wenn das Spannen unerträglich wird, können ein warmes Bad mit Berglavendel oder ein Berglavendelwickel helfen. Geben Sie dazu drei bis fünf Tropfen des Berglavendelöls in etwas Sahne oder Milch und gießen Sie den Mix in warmes Wasser. Tränken Sie ein Leinen- oder Baumwolltuch (Serviette, Taschentuch, Stoffwindel) damit und legen Sie es auf Ihre Brüste. Manchen Frauen helfen auch kühlende Umschläge. Mit allen homöopathischen Mitteln, die Sie außerhalb der Schwangerschaft gegen Brustspannen benutzen, sollten Sie in der Schwangerschaft vorsichtig sein.

BLUTDRUCKERHÖHUNG (HYPERTONIE)

Blutdruckwerte über 140/90 mm Hg müssen behandelt werden, da sie Mutter und Kind schaden. Manchmal reicht schon eine Verminderung von Stress und mehr Ruhe, häufig müssen aber blutdrucksenkende Mittel gegeben werden. Diese haben nur wenig Nebenwirkungen. Auch sind alle entspannenden Verfahren wie Autogenes Training sehr nützlich. Fußmassagen und die Farbe Orange aus der Aura-Soma-Therapie können Sie zusätzlich anwenden. Der Blutdruck selbst bessert sich häufig nach der Entbindung. Eine homöopathische Unterstützung kann mit Sulfur (Hitzewallungen im Gesicht), Calcium carbonicum (Kopfschmerzen und kalte Extremitäten) oder Nux vomica (Reizbarkeit, unterdrückter Zorn) erreicht werden. Auch Quark- oder Kohlwickel um die Unterschenkel können helfen, ebenfalls eine Aurum/Belladonna-Injektionsmischung. Die Aromamischung Gelassenheit nach I. Stadelmann sowie das Ylang-Ylang-Öl und die Ohrakupunktur wirken unterstützend und entspannend. Aber immer sind Blutdruckerhöhungen eine ernst zu nehmende Erkrankung und dürfen nicht allein behandelt werden. Bleiben Sie unbedingt unter ärztlicher Kontrolle, denn ganz besonders gefährlich ist der dauernde Bluthochdruck.

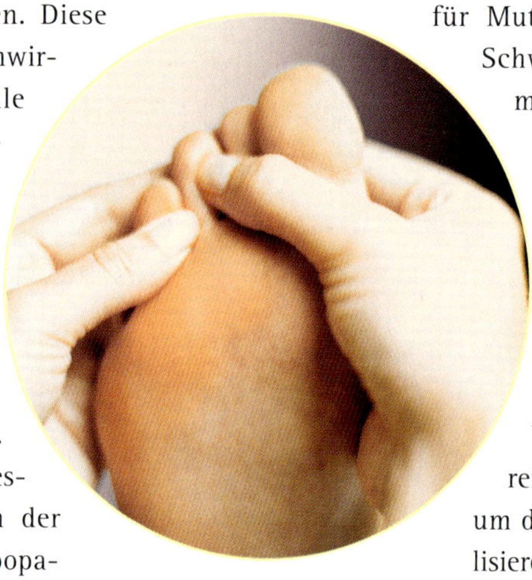

Eine Fußmassage hilft auch bei Bluthochdruck.

BLUTDRUCKSENKUNG (HYPOTONIE)

Meistens ist ein niederer Blutdruck ungefährlich. Viele Frauen leiden in der Schwangerschaft daran. Sie klagen dann über Müdigkeit und Schwindel. Am besten dagegen sind sportliche Übungen. Gut für Mutter und Kind ist das Schwimmen, was von den meisten Frauen auch als sehr angenehm empfunden wird. Wechselduschen nach Kneipp und Fußbäder helfen ebenfalls. Ein bis zwei Tropfen Rosmarinöl morgens auf den Waschlappen geträufelt reichen häufig schon aus, um den Blutdruck zu stabilisieren. Bei starkem Schwindel helfen homöopathisch Viscum, Massagen und von den Bachblüten Centaury und Wild Rose. Veratrum album und Crataegus wirken unterstützend.

BLUTUNGEN

Nehmen Sie Blutungen in der Schwangerschaft immer sehr ernst und lassen Sie die Ursache immer (!) von Ihrem Arzt abklären. Schwache Blutungen in den ersten Wochen stammen meist aus der Gebärmutterschleimhaut. Sie wirken wie leichte Periodenblutungen und zeigen an, dass sich der Körper noch nicht vollständig auf die Schwangerschaft eingestellt hat. Harmlose Blutungen können auch vom äußeren Muttermund kommen, der in der Schwangerschaft besonders stark durchblutet ist.

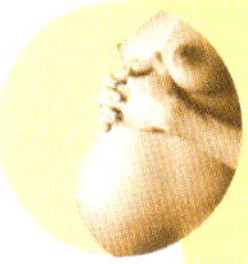

Solche Blutungen treten häufig auf, wenn Sie mit Ihrem Partner geschlafen haben. Sind die Blutungen stärker und sogar von ziehenden Schmerzen im Unterbauch oder Rücken begleitet, könnte das ein Hinweis auf eine drohende Fehlgeburt sein. Lassen Sie das dann bitte umgehend vom Arzt abklären. Blutungen können auch auf eine sehr seltene Eileiterschwangerschaft hinweisen. Blutungen am Ende der Schwangerschaft können auf eine drohende Fehlgeburt hindeuten. Dann sind absolute Bettruhe und eventuell Medikamente notwendig. Bei hellroten Blutungen kann das homöopathische Mittel Millefolium unterstützend wirken, bei dunkelroten Blutungen Hamamelis. Falls Sie zusätzlich emotional überfordert sind: Arnica.

BRAUNE FLECKEN (CHLOASMA)

Pigmentverschiebungen, auch Chloasma oder Schwangerschaftsmaske genannt, sind durch die hormonellen Veränderungen im Körper bedingt. Sie treten bei rund einem Drittel aller schwangeren Frauen auf. Häufig verschwinden sie sechs bis acht Wochen nach der Geburt wieder, manchmal bleiben sie hartnäckig bestehen. Ihr Arzt kann Ihnen entweder eine Bleichcreme verschreiben oder die Flecken mit Fruchtsäurepeelings oder dem Laser aufhellen. In der Schwangerschaft lassen sie sich mit einem stärker pigmentierten Make-up oder einem Camouflage-Make-up relativ gut abdecken. Gut ist es, wenn Sie die Haut regelmäßig mit Öl massieren und direkte Sonneneinstrahlung vermeiden.

EPH-GESTOSE (Schwangerschaftsvergiftung/Präeklampsie, schwangerschaftsinduzierte Hypertonie)

Eine Gestose kann für Mutter und Kind lebensgefährlich werden. Die Abkürzung EPH steht dabei für Ödeme (E, Wasseransammlungen besonders im Gesicht, am Hals und an den Augenlidern), Proteinurie (P, Ausscheidung von Eiweiß) sowie Hypertension (H, also erhöhte Blutdruckwerte). Kommen diese drei Anzeichen zusammen, spricht man von einer Schwangerschaftsvergiftung. Rund fünf bis zehn Prozent aller schwangeren Frauen leiden darunter, die genauen Ursachen sind bis heute nicht vollständig geklärt, wahrscheinlich spielen Immunmechanismen eine Rolle. Bekannt ist, dass Frauen, die ihr erstes Kind erwarten, häufiger dazu neigen, und dass es genetische und geographische Unterschiede gibt. Eine Gestose muss sofort behandelt werden, weil durch die Mangeldurchblutung der Plazenta das Kind nicht mehr mit lebenswichtigen Nährstoffen versorgt wird. Auch die Mutter kann gefährdet sein, da es auch bei ihr zu Organschäden und Krampfanfällen kommen kann. In leichteren Fällen können Ruhe und blutdrucksenkende Medikamente helfen. Um das Kind zu retten und die Mutter vor lebensgefährlichen Komplikationen zu bewahren, wird die Schwangerschaft bei einer schweren Gestose meist frühzeitig durch einen Kaiserschnitt beendet. Vorsicht übrigens vor den alten Ratschlägen, bei Wasseransammlungen salzarme

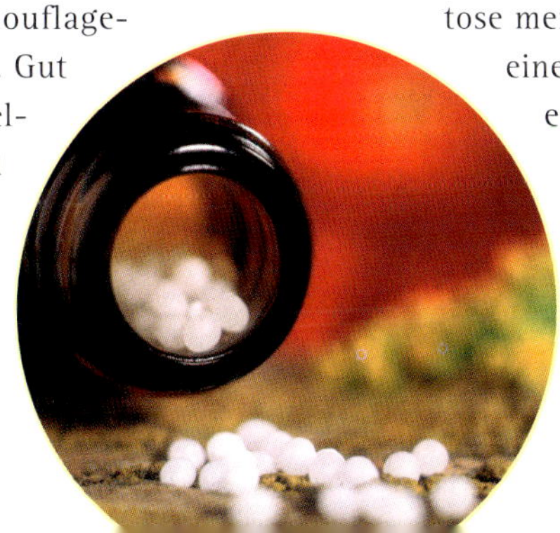

Kost zu sich zu nehmen und Entwässerungstage einzulegen. Die Arbeitsgemeinschaft Gestose-Frauen e. V. rät dringend davon ab und gibt sogar den Tipp, von Anfang an mehr Salz und keine Entwässerungspräparate einzunehmen. Wichtig außerdem: eine eiweißreiche Kost im fortgeschrittenen Stadium – jedoch nur in Absprache mit Ihrem Arzt.

Eine gefährliche Komplikation bei der Gestose ist die so genannte Eklampsie, ein Krampfanfall, vergleichbar mit einem epileptischen Anfall. Diese Krämpfe sind mit einer Bewusstlosigkeit verbunden, die für Mutter und Kind lebensbedrohlich sein kann, weil die Sauerstoffversorgung eingeschränkt ist. Auch in diesem Fall ist meist eine sofortige Entbindung per Kaiserschnitt nötig, auch wenn das Baby dann als Frühgeburt auf die Welt kommt. Eine besonders schwere Form der Gestose ist das so genannte HELLP-Syndrom. Zu den üblichen Gestose-Symptomen kommt eine Blutgerinnungsstörung hinzu, die die Blutplättchen zerstört. Diese gefährliche Komplikation kann blitzschnell auftreten. Falls Sie während der Schwangerschaft plötzlich an starken Schmerzen im rechten Oberbauch, Übelkeit, Erbrechen oder Kopfschmerzen leiden, sollten Sie unverzüglich in die Klinik fahren. Auch hier wird die Schwangerschaft meist durch einen Kaiserschnitt beendet. Wenn die Therapie rechtzeitig erfolgt, sind die Chancen für Mutter und Kind gut. Homöopathisch unterstützen kann Arsenicum album (ängstlicher und unruhiger Patient), Lachesis mutus (Wechsel zwischen Depression und Erregung) oder Phosphorus (bei schneller Erschöpfung). Kohl- oder Quarkwickel sowie Schwimmen schwemmen das Wasser aus. In der Ohrakupunktur sind es folgende Punkte: Herz, Nieren, Nebennieren und Thalamus. Unterstützend sind in solchen Notsituationen die Notfalltropfen der Bachblüten gut. Auch Schachtelhalm (Zinnkraut)-Tee hat sich bewährt. Das alles kann aber keine schulmedizinische Therapie ersetzen.

EISENMANGEL

Wenn Sie in der Schwangerschaft häufig müde sind und sich schwindelig fühlen, dazu noch unter Kopfschmerzen, Schlaflosigkeit und entzündeten Mundwinkeln leiden, könnte ein Eisenmangel schuld sein. Zu wenig Eisen bedeutet zu wenig des roten Blutfarbstoffs Hämoglobin. Im Mutterpass finden Sie diesen Wert unter Hb. Ein Hb-Wert von 11 oder 12 ist normal, er sollte möglichst nicht unter 10 fallen. Ihr Arzt kann Ihnen ein Eisenpräparat verschreiben, das jedoch schnell zu Magenverstimmungen und Verstopfung führen kann – und darunter leiden die meisten Schwangeren sowieso. Versuchen Sie stattdessen, sich eisenhaltig zu ernähren. Viel Eisen steckt in Fleisch, Eigelb, Vollkornprodukten, Schalentieren, Kartoffeln, Hülsenfrüchten, Aprikosen, Leinsamen und Sonnenblumenkernen. Wichtig außerdem: Schwarzer Tee und Kaffee können die Eisenaufnahme aus der Nahrung behindern, Vitamin C dagegen verbessert sie. Vertragen Sie normale Eisenpräparate nicht, gibt es Eisen auch in homöopathischer Aufbereitung.

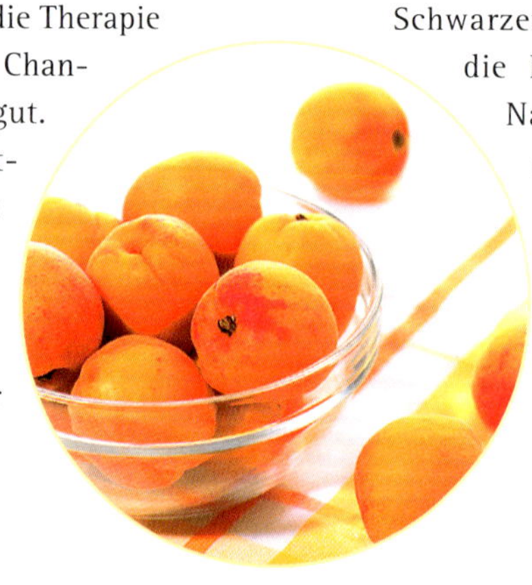

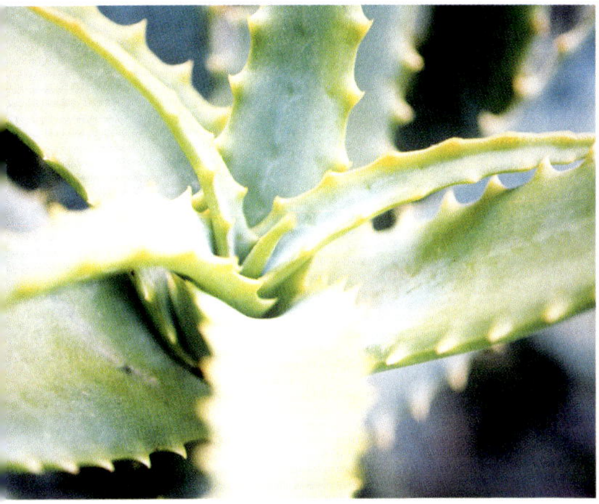

Aloe vera heilt Hämorrhoiden-Blutungen.

HÄMORRHOIDEN

Sie entstehen in der Schwangerschaft häufiger, weil durch den Druck der schweren Gebärmutter die Venen im kleinen Becken gestaut werden. Hämorrhoiden sind im Grunde genommen Krampfadern am Enddarm. Besonders unangenehm werden sie, wenn tiefere Venen beteiligt sind. Dann kann es zu Krämpfen des Schließmuskels, Blutungen, starkem Juckreiz, Brennen und Schmerzen kommen. Sie können Hämorrhoiden vorbeugen, in dem Sie durch eine ballaststoffreiche Ernährung für einen möglichst regelmäßigen und weichen Stuhlgang sorgen. Cremen Sie nach dem Stuhlgang den Anus regelmäßig mit einer Hämorrhoidensalbe ein. Kühle Sitzbäder mit Eichenrinde bringen ebenfalls Erleichterung. Homöopathisch helfen Hamamelis, bei Blutung Aloe vera. Kommt eine Verstopfung dazu, können Sie auch Pulsatilla oder Sepia anwenden. Unterstützend wirken Umschläge mit Kamille oder Sitzbäder mit Rosskastanie. Schwimmen ist gut, atmen Sie viel in den Beckenbereich und lagern Sie die Beine hoch.

INFEKTIONEN

Infektionen der Mutter können das Kind besonders im ersten Schwangerschaftsdrittel schwer schädigen. Sie können entweder über die Scheide oder über die Plazenta das Kind infizieren. Die meisten Infektionen schaden dem Kind nicht, wie zum Beispiel Grippeviren. Nur wenige sind wirklich gefährlich.

Die häufigsten:

CHLAMYDIEN

Zu Beginn der Schwangerschaft gehört ein Routineabstrich auf Chlamydien dazu. Bei 2 bis 13 Prozent aller Frauen finden sie sich auf dem Gebärmutterhals. Chlamydien können das Risiko einer Fehlgeburt erhöhen, außerdem beim Neugeborenen Bindehautentzündungen, selten auch eine Lungenentzündung auslösen (→ auch Seite 20).

Die Infektion ist übrigens die häufigste in der westlichen Welt. Sie kommt rund zehnmal so häufig wie Tripper vor. Man geht allein in Deutschland von rund 100 000 Neuinfektionen pro Jahr aus. Chlamydien sind kugelförmige Bakterien, die zu Eileiterentzündungen führen können, teilweise mit gravierenden Folgen: Experten des Robert-Koch-Instituts schätzen, dass ein Drittel aller Fälle von Unfruchtbarkeit auf das Konto von Chlamydien geht.

Anfangs bemerken die meisten Frauen nichts von der Chlamydien-Infektion. Ein deutliches Anzeichen ist jedoch ein dünner, gelblicher Ausfluss, häufiger Harndrang, manchmal Schmerzen beim Wasserlassen oder im Unterbauch. Viele Frauen halten diese Symptome jedoch für eine Pilzinfektion. Der Arzt wird Ihnen ein Antibiotikum, meist Erythromycin, verschreiben. Wichtig ist, dass auch Ihr Partner mitbehandelt wird, um den Ping-Pong-Effekt zu vermeiden, bei dem Sie sich immer wieder gegenseitig anstecken.

HEPATITIS B

Das Hepatitis-B-Virus kann während der Geburt von der Mutter auf das Kind übertragen werden und zu einer chronischen Hepatitis mit Leberzirrhose führen. Deswegen werden alle Schwangeren ab der 32. Woche auf eine Hepatitis B untersucht.

HIV-INFEKTION

Weniger als 0,1 Prozent aller Schwangeren sind mit dem Virus infiziert. Ohne eine prophylaktische Therapie infizieren sich etwa 20 bis 25 Prozent der Kinder. Durch eine antiretrovirale Behandlung und einen Kaiserschnitt wird die Infektionsrate unter ein Prozent gesenkt.

LISTERIOSE

Listerien befinden sich in rohem Fleisch, aber auch in Rohmilchprodukten. Meiden Sie als Schwangere deshalb Carpaccio, Tartar, nicht durchgebratene Steaks oder Rohmilchkäse. Es kann zur Fehlgeburt oder schweren Infektionen beim Kind führen. Eine Therapie mit Antibiotika ist möglich.

MASERN, MUMPS

Masern und Mumps bei der werdenden Mutter bedeuten keine erhöhte Gefahr für das Baby. Fast alle Frauen sind außerdem gegen diese Kinderkrankheiten immun, weil sie sie als Kind durchgemacht haben.

info GESUNDHEIT

Nur ein kleiner Piks?

Reisen in exotische Länder sind mit Gesundheitsrisiken wie Malaria oder Gelbfieber verbunden und oft sind dagegen Impfungen vorgeschrieben. Für schwangere Frauen ist das jedoch eine heikle Sache. Generell gilt: Impfungen mit so genannten Lebend-Impfstoffen gegen Masern, Mumps, Röteln, Tuberkulose sollten in der Schwangerschaft tabu sein. Impfungen mit inaktivierten Erregern oder deren Bestandteilen oder passive Impfungen mit Antikörper-Seren sind möglich, sollten aber erst vom zweiten Schwangerschaftsdrittel an durchgeführt werden. Cholera, Gelbfieber, aber auch Tollwut-Impfungen sollten nur nach strenger Indikation vorgenommen werden.

RÖTELN

Sieben bis zwölf Prozent aller Frauen in Deutschland haben weder eine Rötelninfektion durchgemacht, noch sind sie geimpft. Gerade Röteln sind besonders gefährlich für Ihr Kind in der frühen Schwangerschaft. Sie können zu Herzfehlern, Augen- und Ohrenschäden sowie zu geistigen Behinderungen führen. Studien haben gezeigt, dass bei einer Rötelninfektion der Mutter im ersten Schwangerschaftsmonat mehr als die Hälfte der Kinder geschädigt zur Welt kommen, im zweiten Monat sind es noch ein Viertel, im dritten Monat rund 15 Prozent. Laut neu-

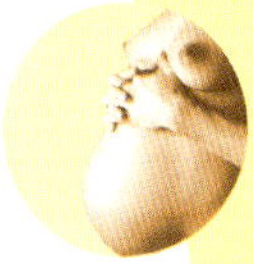

eren Forschungen geht die Gefahr von Schäden für das Kind ab dem vierten Monat gegen Null. Frauen, die selber in ihrer Kindheit an Röteln erkrankt waren, haben eine lebenslange Immunität. Mädchen werden normalerweise zwischen 11 und 15 Jahren gegen Röteln geimpft, das bedeutet aber nicht unbedingt einen vollständigen Schutz. Ihr Arzt wird mit der ersten Blutuntersuchung in der Schwangerschaft immer auch Ihren Röteln-Titer bestimmen. Er zeigt an, ob Sie immun gegen die Krankheit sind. Falls nicht, sollten Sie Kontakt mit Rötelnkranken vermeiden. Kommt es dennoch zu einer Infektion, kann Ihnen der Arzt Antikörper zur Steigerung der Immunabwehr spritzen (→ auch Seite 20).

SYPHILIS (LUES)

Eine Infektion ist während der Schwangerschaft und unter der Geburt möglich. Ab dem fünften Schwangerschaftsmonat kann sich eine Syphilis-Infektion der Mutter auf das Kind übertragen. Die Folgen: schwere Missbildungen, Fehl- oder Frühgeburt. Zu den Vorsorgeuntersuchungen gehört deshalb ein Test auf Syphilis. Ist er positiv, die Mutter also erkrankt, können Antibiotika-Gaben vor dem vierten Monat eine Übertragung der Krankheit auf das Kind verhindern (→ auch Seite 20).

TOXOPLASMOSE

Die Erreger werden durch den Kot von Katzen übertragen. Die meisten Frauen haben schon eine Infektion durchgemacht und sind deswegen immun. Durch eine Toxoplasmose drohen dem Kind schwere geistige Behinderungen, Blindheit oder Taubheit. Sie können zu Beginn der Schwangerschaft Ihre Antikörper gegen diese Krankheit bestimmen lassen. Falls Sie nicht immun sind, kann der Arzt bei einer Infektion durch Antibiotika-Gaben Schäden beim Kind vermeiden (→ auch Seite 21).

WINDPOCKEN (VARIZELLEN)

Das Virus wird über die Plazenta übertragen. Am Anfang der Schwangerschaft kann es zu Fehlbildungen kommen. Infiziert sich die Mutter kurz vor der Geburt, kann das Kind eine schwere Infektion durchmachen. Die Mutter bekommt ein Immunglobulin.

ZYTOMEGALIE

Virusinfektion der Speicheldrüsen, kann über die Plazenta auf das Kind übertragen werden, aber auch auf dem Weg durch den Geburtskanal oder durch virushaltige Muttermilch übergehen. Die Folgen für das Kind können Gelbsucht, Schwerhörigkeit und Augenprobleme sein. Eine große Anzahl von Kindergartenkindern trägt dieses Virus in sich. Deshalb empfehlen manche Ärzte schwangeren Frauen, die beruflich mit Kleinkindern zu tun haben, vorsichtig zu sein, beim Wechseln der Windeln Latexhandschuhe zu tragen, sich immer gründlich die Hände zu waschen und Kinder nicht zu küssen.

Das Virus ist an sich nicht sehr ansteckend. Viele erwachsene Frauen haben sich schon als Kind infiziert und sind deshalb gegen den Virus immun. Und: Selbst die infizierten Kinder zeigen nur in einem von hundert Fällen die oben beschriebenen Symptome. Sollten Sie jedoch Warnzeichen wie Fieber, Müdigkeit, geschwollene Lymphknoten oder Halsschmerzen an sich bemerken, sollten Sie unbedingt mit Ihrem Arzt darüber sprechen.

KRAMPFADERN

Durch die zunehmende Blutmenge im Körper der Mutter dehnen sich die Wände und die Ventile der Blutgefäße. Aber auch Hormone weiten die Venen. Die Folge: Das Blut kann nicht mehr vollständig zum Herzen hinfließen, es versackt regelrecht in den Beinen. Folge: geschwollene, schwere Beine, die oft sehr empfindlich auf Druck reagieren. Anfangs zeigt sich das in feinen, spinnengewebsähnlichen Verästelungen unter der Haut, den so genannten Besenreissern. Später können ausgeleierte und dadurch verlängerte Blutgefäße hinzukommen, die Krampfadern, die sich unschön durch die Haut der Beine drücken. Krampfadern werden gefährlich, wenn sich im tiefen Venensystem Blutgerinnsel bilden, die die Gefäße regelrecht verstopfen können. Man spricht dann von einer Thrombose, die zu einer lebensgefährlichen Lungenembolie führen kann. Sie können Krampfadern in der Schwangerschaft zwar nicht vollständig verhindern, aber wenigstens der Entstehung vorbeugen. Besonders betroffen sind Frauen, die schon vor der Schwangerschaft eine Neigung zu einer Venenschwäche hatten.

Beste Vorbeugemaßnahmen:

- Legen Sie, so oft es geht, die Beine hoch.
- Laufen Sie auf flachen oder nur leicht erhöhten Schuhen (gut für die Venenpumpe).
- Schlagen Sie beim Sitzen nicht die Beine übereinander, das drückt die Venen ab.
- Versuchen Sie möglichst viele Arbeiten im Sitzen statt im Stehen zu machen. Machen Sie dabei Venengymnastik: Heben Sie abwechselnd einen Fuß vom Boden an, stellen Sie sich auf den Ballen, senken Sie den ganzen Fuß wieder ab und so weiter. Der andere Fuß geht gegengleich mit.
- Brausen Sie Ihre Beine morgens einige Minuten vom Knöchel in Richtung Leistenbeuge kalt ab.
- Tragen Sie möglichst frühzeitig Kompressionsstrümpfe, spätestens ab dem vierten Monat. Sie liegen sehr eng am Bein an, üben Druck auf die Venen aus und schützen sie vor dem Ausleiern. Kompressionsstrümpfe sind nicht das Gleiche wie Stützstrümpfe aus dem Kaufhaus. Sie müssen vom Arzt verschrieben und im Sanitätshaus angepasst werden. Die Krankenkasse übernimmt die Kosten für zwei Paar Strümpfe in der Schwangerschaft. Keine Angst vor unerotischen hautfarbenen Nylons: Kompressionsstrümpfe gibt es

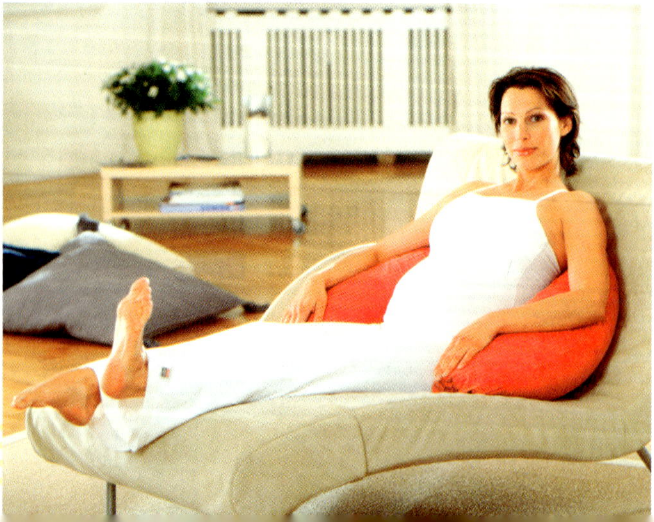

Füße hoch – und zwar so oft es geht.

heute in vielen Farben und sogar als sexy »Halterlose« mit Spitzenrand.

- Quark- und Kohlwickel um den Unterschenkel sowie Rosskastanienextrakt oder Ringelblumensalbe helfen. In der Homöopathie sind es Hamamelis, Arnica und Lycopodium. Ein Lavendel-Zypressen-Öl mit Lemongras, Schafgarbe und Wacholder kann ebenfalls helfen.

Bei manchen Frauen gibt es sogar Krampfadern im Intimbereich (Vulva). Sie verschwinden nach der Geburt wieder, sind aber leider ziemlich unangenehm. Hier helfen Quarkumschläge und Kastanienbäder; auch sollten Sie die Beine häufig hoch legen.

MANGELENTWICKLUNG DES KINDES

Mangelentwicklung des Kindes bedeutet, dass das Kind zu klein oder das Gewicht zu gering ist. Ursachen dafür können eine Infektion, eine Fehlbildung des Kindes, Schadstoffe (zum Beispiel Nikotin), Stress oder eine Plazenta sein, die nicht gut durchblutet ist. Die Therapie richtet sich nach der Ursache. Mit den Untersuchungsverfahren wie Ultraschall und Doppler können heute Mangelentwicklungen früher erkannt werden. Meist sind ein Klinikaufenthalt und eventuell eine frühere Entbindung nötig. Häufig verbessert schon Bettruhe die Durchblutung der Plazenta. Es ist auf jeden Fall eine ernste Situation, die für das Kind sehr gefährlich ist. Alle Verfahren aus der Komplementärmedizin können nur unterstützend angewendet werden.

Mit Akupunktur und Moxubustion an Niere 16 (aus der Traditionellen Chinesischen Medizin) kann die Durchblutung der Plazenta verbessert werden. Homöopathisch kann unterstützend mit Haplopappus, Tabacum cuprum cultum Rh, Plumbum metallicum praeparatum (aus der Anthroposophischen Medizin) behandelt werden. Auch eine Konstitutionstherapie der Mutter ist zu überlegen. Begleitend soll eine Vollwertkost und Nahrungsergänzung angestrebt werden sowie alle Schadstoffe auszuschalten. Wechselduschen mit Rosmarin können den Kreislauf anregen, warme Vollbäder mit Melisse entspannen. Begleitend kann eine psychosomatische Therapie empfohlen werden. Aber alles sind Methoden, die nur begleitend zur Schulmedizin angewendet werden dürfen.

MÜDIGKEIT

Vor allem in den ersten Monaten, wenn sich der Körper in Richtung Schwangerschaft umstellt, kämpfen viele Frauen mit bleierner Müdigkeit und einem Gefühl ständigen Erschöpftseins. Selbst nach ausreichend viel Schlaf fühlen sie sich wie »gerädert«. Das ist völlig normal, denn der Körper läuft jetzt auf Hochtouren, um das neue Leben in Ihnen von Tag zu Tag wachsen zu lassen. Seien Sie deshalb nicht zu hart mit sich und gönnen Sie sich unbedingt Ruhepausen. Legen Sie so oft es geht die Beine hoch, verlieren Sie sich ruhig mal in Tagträumen, verwöhnen Sie sich oder lassen sich verwöhnen mit einem guten Essen, einem romantischen Kinofilm oder einem schönen Buch. Versuchen Sie außerdem jeden Tag mindestens eine Stunde an der frischen Luft zu verbringen. Atmen Sie im Freien tief durch, um ausreichend Sauerstoff zu tanken. Wenn Sie vor der Schwangerschaft sportlich waren, sollten Sie das jetzt in Maßen weiterhin durchziehen. Fitness hält das Bindegewebe straff und macht munter. Wechselduschen und Fußbäder regen den Kreislauf ebenfalls an. Bei chronischer Müdigkeit können auch Nahrungsergänzungsmittel helfen, da häufig in der Schwangerschaft ein Vitaminmangel vorliegt.

Helfen können auch anregende ätherische Öle, an denen Sie einfach schnuppern. Meine Favoriten: Neroli, Bergamotte, Zitrone, Lemongras, Orange oder Limette. Entweder zwei Tropfen von einem dieser Öle auf ein Taschentuch geben und tief durchatmen oder zehn Tropfen in einem Viertel Liter Sahne oder Milch (dient als Emulgator, damit sich die Öle mit dem Wasser verbinden) verrühren und kurz vor dem Baden ins warme Wasser geben. Bewährt hat sich Hallo-Wach-Öl-D®, das Sie ebenso anwenden können. Falls die Müdigkeit extrem ist: Sprechen Sie Ihren Arzt darauf an. Eventuell kann sich dahinter ein Eisenmangel (Anämie) verbergen. Er kann Ihnen dann entweder ein Eisenpräparat verschreiben oder Ihnen raten, mehr Eisen mit der Nahrung aufzunehmen (z. B. Fisch, Fleisch, Hirse, Hülsenfrüchte, Hafer).

MUSKELKRÄMPFE

Muskelkrämpfe sind zwar harmlos, aber äußerst unangenehm. Meist treten sie im letzten Schwangerschaftsdrittel auf, vorzugsweise als Wadenkrampf. Wichtig bei Muskelkrämpfen sind eine ausgewogene Ernährung und genügend Flüssigkeit. Muskelentspannend wirkt das Mineral Magnesium, entweder als Tablette eingenommen oder in der Nahrung. Bestimmte Mineralwässer, Fleisch, Nüsse, Weizenkeime, Hülsenfrüchte, Trockenobst, Bananen und Kartoffeln sind gute Magnesiumlieferanten. Bei vorzeitigen Wehen kann auch eine

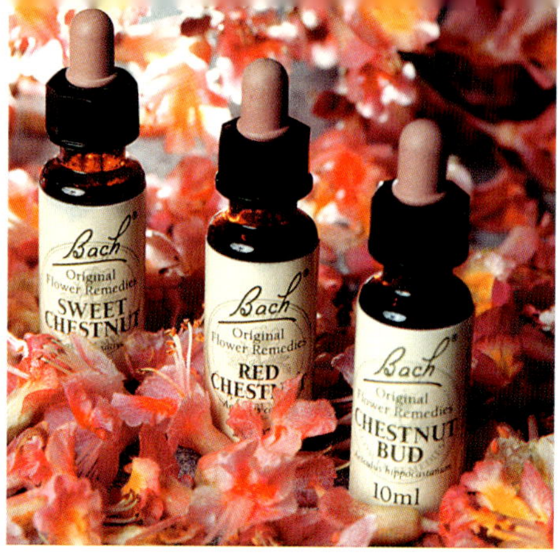

Tasse Tee nach I. Stadelmann aus Baldrian, Hopfen, Majoran, Melisse und Thymian helfen, täglich vor dem Schlafengehen getrunken. Soforthilfe bei einem Krampf: Versuchen Sie mit dem verkrampften Bein fest aufzutreten oder die Zehen nach vorn zu biegen, beides streckt den Wadenmuskel. Homöopathische Mittel sind auch Cuprum metallicum, Magnesium phosphoricum (Wadenkrämpfe mit generellen Verkrampfungen) und Calcium carbonicum bei Krämpfen in Zehen und Fußsohle.

RÜCKENSCHMERZEN

Im letzten Schwangerschaftsdrittel sind fast alle Frauen von Rückenschmerzen betroffen. Das hat mehrere Gründe: Der Kopf des Kindes drückt gegen das Kreuzbein. Durch das ständig steigende Gewicht verändert sich die Form der Wirbelsäule, und der sich nach vorne wölbende Bauch zwingt viele Frauen in das ungesunde Hohlkreuz. Wichtig ist deshalb, dass Sie so häufig wie möglich Ihre Wirbelsäule entlasten. Legen Sie sich bei Rückenschmerzen auf die Seite, machen Sie dabei einen »Katzenbuckel« und machen Sie Gymnastikübungen, die den Rücken stärken (das lernen Sie auch in den Geburtsvorbereitungskursen). Ein idealer Sport für Schwangere ist Schwimmen. Im Wasser fühlen Sie sich trotz eines dicken Bauches fast schwerelos, denn Sie wiegen nur noch ein Zehntel

Ihres ursprünglichen Gewichtes. Durch den Wasserdruck wird die Haut zudem sanft massiert, das freut das Bindegewebe. Besonders entlastend für eine schmerzende Wirbelsäule ist übrigens Rückenschwimmen. Schwimmen ist sogar gut für die Psyche: Im Wasser wird die Ausschüttung von Stresshormonen wie beispielsweise Adrenalin um bis zu 30 Prozent gedrosselt. Ebenfalls hilfreich bei Rückenschmerzen: Tragen Sie flache oder halbhohe, bequeme Schuhe, vermeiden Sie schweres Tragen. Wenn Sie etwas anheben müssen, gehen Sie dabei zunächst in die Knie, halten den Rücken gerade und heben den Gegenstand dann an. Gut sind außerdem alle Techniken, die zur Entspannung beitragen wie Yoga, Shiatsu (asiatische Druckpunktmassage) oder Watsu (Shiatsu im Wasser) (→ Seiten 91, 94). Eine Massage durch den Partner kann Wunder wirken. Sie können das Kreuzbein-Massage-Öl-𝒟 benutzen, das Jasmin, Mandarine, Rosmarin und Wacholder in Jojoba- und Mandelöl enthält. Mandarine lockert die Muskulatur, Wacholder und Rosmarin fördern die Durchblutung.

Eine liebevolle Massage entlastet den Rücken.

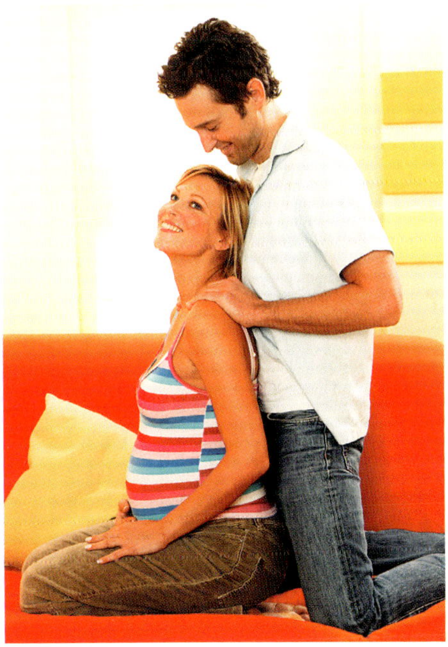

SCHLAFSTÖRUNGEN

Besonders im letzten Schwangerschaftsdrittel können der immer dicker werdende Bauch, »Turnübungen« Ihres Babys, ständiger Harndrang, sehr intensive Träume, aber auch Ängste, Sorgen und Grübeleien Ihnen buchstäblich den Schlaf rauben. Vermeiden Sie am Abend alles, was besonders aufregend ist, also Krimis oder gar Gruselfilme. Gehen Sie lieber noch eine Runde mit Ihrem Partner spazieren. Ideal ist auch ein Wannenbad kurz vor dem Schlafengehen, das Melisse oder Berglavendel enthält. Eine ayurvedische Einschlafhilfe: Erwärmen Sie etwas Sesamöl in der Mikrowelle oder im Wasserbad und massieren Sie damit fünf Minuten lang Ihre Füße oder, noch besser, lassen Sie sie sich zärtlich von Ihrem Partner massieren. Streifen Sie sich dann dünne Baumwollsocken über und gehen Sie danach sofort ins Bett. Verzichten sollten Sie außerdem auf üppige, fette Abendessen und blähende Speisen am Abend. Ein Tee aus Baldrian, Melisse und Passionsblume kann ebenfalls für süße Träume sorgen. In der Homöopathie können folgende Mittel helfen: Arsenicum album (wenn Sie von Sorgen und Angst getrieben werden), Aconitum (wenn Sie sich erregt und ruhelos fühlen), China (wenn Ihnen alle möglichen Gedanken durch den Kopf gehen) oder Coffea (wenn Sie sehr aufgedreht sind). Entspannungsverfahren sind ebenfalls sehr hilfreich (→ ab Seite 98). In der Chinesischen Medizin wird der Schlaf dem Herzen zugeordnet, hier sollten die entsprechenden Punkte akupunktiert werden. Baldrian, Zitronenmelisse und Fertigpräparate können Sie in kleinen Mengen in Absprache mit Ihrem Arzt einnehmen. Reflexzonenmassage können Sie ebenfalls anwenden. Sie sollten auch in sich hören, was Sie momentan vom Schlaf abhält. Vielleicht verraten Ihre Träume etwas.

SODBRENNEN

Unter Sodbrennen leidet jede zweite Frau in der Schwangerschaft. Auslöser sind auch hier wiederum die Hormone, die sämtliche Muskeln lockern, unter anderem auch den Schließmuskel am Mageneingang. Magensäure kann so in die empfindliche Speiseröhre fließen. Die Folge sind unangenehmes Brennen und saures Aufstoßen. In der fortgeschrittenen Schwangerschaft kommt noch ein zweiter Grund hinzu: Die Gebärmutter drückt auf den Magen und verursacht zusätzlich Beschwerden. Falls Sie auch unter Sodbrennen leiden: Vermeiden Sie vor allem Kaffee und Süßes, fetthaltige Speisen wie Schmalz- oder Hefegebäck, Frittiertes sowie Lebensmittel mit hohem Säuregehalt wie Steaks, Brathähnchen, Kochschinken, Spiegeleier oder Cheddar-Käse. Gut sind dagegen basische Lebensmittel wie Kartoffeln, Möhren oder gekochter Spinat. Bei akutem Sodbrennen hilft es häufig, wenn Sie eine Handvoll geschälter Mandeln essen. Auch ein Teelöffel innerliche Heilerde in Wasser gerührt kann helfen. Falls Sie das nicht trinken mögen: Es gibt auch Heilerde-Kapseln, die einfach zu schlucken sind. In der Homöopathie helfen Iris versicolor (wenn Sie zusätzlich unter vermehrtem Speichelfluss, Übelkeit und Erbrechen leiden), Capsicum (wenn Sie ein Kältegefühl im Magen haben) oder Acidum nitricum (wenn Sie sehr nervös und verfroren sind).

ÜBELKEIT/ERBRECHEN

Mehr als die Hälfte aller schwangeren Frauen hat in den ersten 12 Wochen mit Übelkeit und Erbrechen zu kämpfen. Meistens am Morgen, selten hält das unangenehme Gefühl den ganzen Tag an. Woher die lästige Begleiterscheinung kommt, ist nicht vollständig geklärt. Experten vermuten, dass das Hormon HCG dabei eine wichtige Rolle spielt. Es kurbelt im ersten Schwangerschaftsdrittel die Bildung des Hormons Progesteron an und sorgt für den Aufbau der Gebärmutterschleimhaut. Sicherlich spielen auch seelische Faktoren eine Rolle.

Ab dem vierten Monat sinkt der HCG-Spiegel im Körper wieder ab – und damit verschwindet fast immer auch die Übelkeit. Ein Patentrezept gegen das lästige Phänomen gibt es leider nicht. Ich rate Ihnen aber dazu, sich schon abends vor dem Schlafengehen einen kleinen Snack ans Bett zu stellen, beispielsweise einen Zwieback, etwas Trockenobst und eine Thermos-

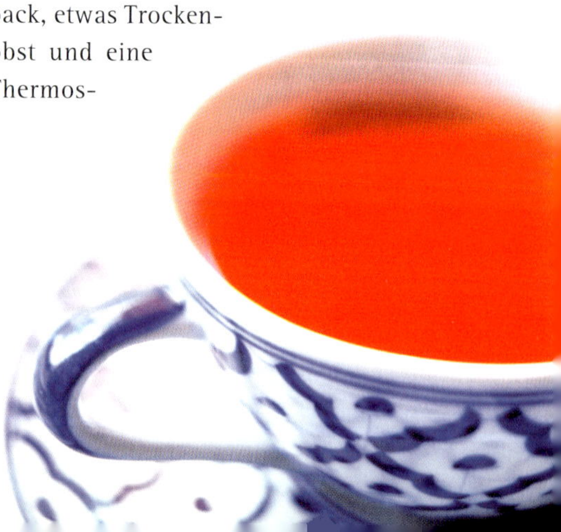

kanne mit Ihrem Lieblings-Kräutertee. Noch besser, wenn Ihnen Ihr Partner dieses kleine SOS-Frühstück morgens am Bett serviert.

Diese kleine Mahlzeit vor dem Aufstehen hebt den Blutzuckerspiegel und beugt so der Übelkeit etwas vor. Wenn Sie Ingwer mögen, können Sie sich auch einen Tee daraus zubereiten. Einfach eine Scheibe frischen Ingwer in einen halben Liter Wasser geben und zehn Minuten ziehen lassen. Sie können auch Zitrone dazufügen. Einen frischen, angenehmen Geschmack hat auch Zitronengras-Tee. Dafür das Ende der Zitronengraswurzel etwas breit klopfen und ebenfalls zehn Minuten in einem halben Liter heißem Wasser ziehen lassen. Aus der Ayurvedischen Medizin empfehle ich manchmal auch, einfach abgekochtes Wasser lauwarm über den Tag verteilt zu trinken.

Übrigens: Wenn die Übelkeit im zweiten Schwangerschaftsdrittel verschwunden ist, sollten Sie auf Ingwer verzichten, es kann nämlich wehenauslösend wirken. Auch das Schnuppern an ätherischen Ölen wie Pfefferminze, Neroli, Grapefruit oder Zitrone kann helfen, Sie müssen allerdings selbst herausfinden, welches Aroma Ihnen gut tut. In der Homöopathie haben sich Nux vomica (wenn Ihnen übel ist, Sie Brechreiz haben, aber nicht erbrechen müssen), Colchicum (wenn Ihnen beim Geruch oder Anblick von bestimmten Speisen übel wird) oder Sepia (wenn Ihnen sehr übel ist und Sie auch erbrechen müssen) oder Ipecacuanha (bei ständiger Übelkeit) bewährt. Akupunktur hilft gut, besonders an KG 12. Aus der Pflanzenheilkunde helfen Lichen islandicus (Isländisches Moos), Mariendistelfrüchte und Schafgarbenkraut.

VERKÜRZUNG DES MUTTERMUNDES (ZERVIX-INSUFFIZIENZ)

Eine Verkürzung des Muttermundes kann ein Vorbote einer Fehl- oder Frühgeburt sein und ist immer ein Warnsignal. Gehen Sie sofort zum Arzt, damit eine Infektion ausgeschlossen werden kann. Überprüfen Sie den pH-Wert der Scheide. Ist der Muttermund sehr verkürzt, müssen Sie leider das Bett hüten und bekommen eventuell Magnesium, wehenhemmende Mittel oder ein Pessar. Auch hier können seelische Faktoren wie Stress oder Partnerschaftsprobleme eine Rolle spielen. Unterstützend können eine Rosmarin-Salbe sowie Majorana/Melissa-Vaginaltabletten (Weleda) helfen. Oft bessert sich mit Ruhe und eventuell Abstand von daheim der Befund. Einmalig können Sie auch Sepia C30 einsetzen.

VERSTOPFUNG

Fast jede Schwangere leidet unter Verstopfung. Besonders natürlich diejenigen, die schon vorher Probleme mit einem regelmäßigen Stuhlgang hatten. Auch dafür gibt es gleich mehrere Gründe: Durch die Hormone entspannt sich auch die Darmmuskulatur, der Speisebrei wird langsamer als normal transportiert. Außerdem drückt die Gebärmutter auf die Verdauungsorgane. Und: Viele Frauen trinken in der Schwangerschaft eindeutig zu wenig, so dass der Speisebrei nicht flüssig genug ist. Vermeiden Sie, so gut es geht, Abführmittel, besonders solche mit pflanzlichen Substanzen wie Sennesblätter, Faulbaumrinde oder Rharbarberwurzel, da sie Krämpfe verursachen können. Allenfalls können Sie zu Glyzerinzäpfchen oder mineralhaltigen Klistieren greifen, die den verhärteten Stuhl im

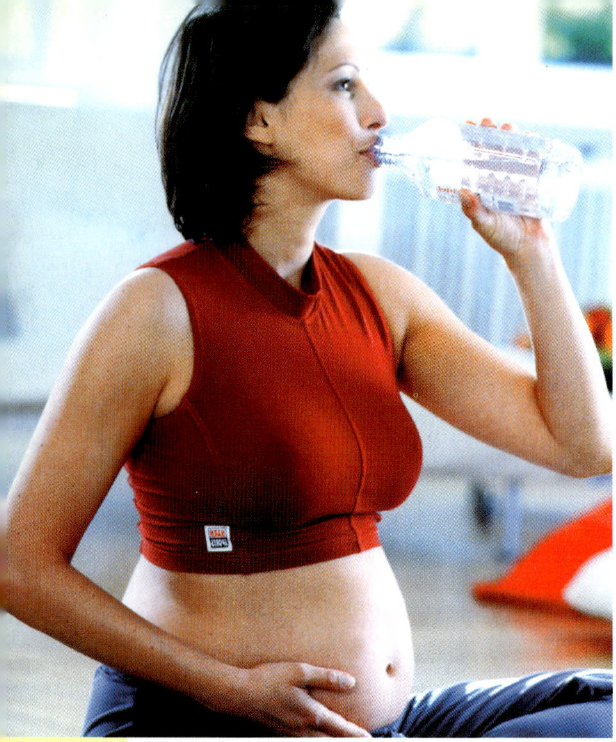

Viel trinken: Das bringt einen trägen Darm richtig in Schwung.

Enddarm aufweichen und ihn so leichter ausscheiden lassen. Die Wirkstoffe werden nicht ins Blut aufgenommen und können daher Ihrem Kind nicht schaden. Den Vorrang hat jedoch eine ausgewogene, ballaststoffreiche Kost mit Vollkornprodukten, frischem Obst und Gemüse sowie ungezuckerten Säften. Helfen können auch über Nacht eingeweichte Trockenpflaumen, die Sie am Morgen zusammen mit dem Einweichwasser zu sich nehmen, Pflaumensaft oder Leinsamen in Joghurt oder Quark gestreut. Ganz wichtig zusätzlich: Trinken Sie viel Wasser, Fruchtschorlen oder ungesüßten Kräuter- oder Früchtetee, drei Liter Flüssigkeit dürfen es jetzt gerne pro Tag sein. Denken Sie auch an reichlich Bewegung wie Radfahren, Schwimmen oder einfaches zügiges Spazierengehen, all das bringt den Darm ebenfalls in Schwung. Sie können auch vorsichtig den Darm massieren, aber immer in seiner Richtung, das heißt von rechts unten über die Mitte nach links unten, nicht bei vorzeitigen Wehen oder Blutungen. Homöopathisch hilft bei drückenden Schmerzen und Blähungen Magnesium muriaticum oder Nux vomica, wenn auch noch Reizbarkeit dazu kommt, und Aluminium bei festem Stuhlgang. Akupunktur unterstützt ebenfalls. Oft hat Verstopfung auch etwas mit Festhalten zu tun. Vielleicht können Sie fühlen, was Sie nicht loslassen möchten. Wenn Sie das erkannt haben, tritt häufig auch schon eine Besserung ein.

VORZEITIGE WEHEN

Vorzeitige Wehen (→ auch Frühgeburt) kommen häufig vor, wenn Frauen in der Schwangerschaft sehr körperlich oder seelisch belastet sind. Aber auch Infektionen und Myome können dazu führen. Wenn Sie regelmäßig Wehen spüren, müssen Sie unbedingt den Arzt aufsuchen. Er kann dann beurteilen, ob Sie behandelt werden müssen. Sind die Wehen ausgeprägter, kommen Sie meist um einen Krankenhausaufenthalt nicht herum. Aber häufig bringt schon Ruhe allein eine Besserung. Eventuell bekommen Sie auch noch wehenhemmende Mittel über eine Infusion. Konflikte mit der Schwangerschaft können sich in vorzeitigen Wehen äußern. Sie sollten in diesem Fall über eine Gesprächs- oder Atemtherapie nachdenken. Homöopathisch helfen Caulophyllum, Sepia, Pulsatilla oder Calcium carbonicum. Eine homöopathische Konstitutionstherapie ist zu überlegen. Magnesium sollten Sie auf jeden Fall einnehmen. Akupunktur des Uteruspunktes sowie anderer Akupunkturpunkte können ebenfalls helfen.

info
GESUNDHEIT

Die Don'ts in der Schwangerschaft

Kaffee: Wenn Sie die gewohnte Tasse Kaffee morgens zum Wachwerden brauchen, ist dagegen auch in der Schwangerschaft nichts einzuwenden. Kritisch wird es allerdings bei mehr als drei Tassen Kaffee pro Tag. Sehr viel Koffein kann sogar zu einer Fehl- oder Frühgeburt führen.

Nikotin: Machen Sie sich nichts vor: Ihr Baby raucht bei jeder Zigarette in der Schwangerschaft mit. Dadurch verengen sich die Blutgefäße, weniger Sauerstoff kommt hindurch, Ihr Kind bekommt weniger »Luft«. Babys von starken Raucherinnen kommen oft kleiner und unterentwickelter zur Welt und sind auch während der Geburt stressanfälliger als andere Kinder. Übrigens: Auch Passivrauchen schadet Ihnen und damit Ihrem Baby. Falls Sie mit Rauchern in einem Büro sitzen: Bestehen Sie spätestens jetzt auf einem rauchfreien Arbeitsplatz.

Alkohol: Wenn Sie regelmäßig Alkohol trinken, verdoppelt sich das Risiko, eine Fehlgeburt zu erleiden, Ihr Kind wächst weniger gut und kann eventuell zu früh zur Welt kommen. Ein Drittel aller Kinder von Alkoholikerinnen kommt geschädigt auf die Welt, leidet unter Untergewicht, Wachstumsstörungen, Entwicklungsverzögerungen sowie Missbildungen an den inneren Organen und im Gesicht.

Drogen: Drogen machen auch Ihr Kind zum Junkie. Kinder von drogensüchtigen Müttern sind ebenfalls drogensüchtig und zeigen regelrechte Entzugserscheinungen wie Zittern, Unruhe und Schreien, wenn sie auf der Welt sind.

Medikamente: In der Schwangerschaft gelangen viele Wirkstoffe aus Medikamenten über das Blut der Mutter und die Nabelschnur in den Kreislauf des ungeborenen Kindes. Faustregel: Nehmen Sie Medikamente in der Schwangerschaft (und Stillzeit) nur, wenn die Beschwerden sehr stark sind, und sprechen Sie die Einnahme unbedingt mit Ihrem behandelnden Arzt ab. Das Problem auch bei normalerweise gut verträglichen Inhaltsstoffen ist, dass selbstverständlich kaum einer an schwangeren Frauen getestet wurde und so auch keine Erkenntnisse über die Auswirkungen in der Schwangerschaft bekannt sind. Achtung auch vor vermeintlich harmlosen Naturmitteln aus Pflanzen, auch Phytopharmaka genannt, und selbst vor homöopathischen Mitteln. Auch hier sollten Sie die Einnahme mit Ihrem Arzt bzw. Ihrer Hebamme besprechen.

Umwelt- und berufsbedingte Gifte: Als Schwangere sollten Sie jeden Kontakt mit Pestiziden, Blei und giftigen Chemikalien meiden. Falls Sie das Babyzimmer einrichten: Achten Sie auf umweltfreundliche Wandfarben, Teppiche und Möbel, die keine Gifte ausdünsten.

WASSER-EINLAGERUNGEN

Leichte Wassereinlagerungen (Ödeme) und Schwellungen an Fingern, Händen, Beinen und Füßen in der Schwangerschaft sind ganz normal. Wenn Sie lange stehen oder auch im Sommer verstärken sich die Probleme meist noch. Versuchen Sie möglichst lockere Kleidung zu tragen, die nicht einengt. Achten Sie auch bei Ihren Socken darauf, dass der Gummibund nicht einschneidet (notfalls mit der Schere ein Stück aufschneiden), oder tragen Sie Kompressionsstrümpfe. Kaltes Abbrausen morgens nach der Dusche hilft ebenfalls, die Probleme zu lindern, regelmäßiges Spazierengehen vermindert Schwellungen, und Schwimmen schwemmt aus. Empfehlenswert ist eine eiweißreiche Ernährung mit viel Fisch, Fleisch und Sojaprodukten. Achtung jedoch vor zu viel Kuhmilchprodukten: Sie scheinen nach neuesten Erkenntnissen die Wassereinlagerungen bei manchen Frauen noch zu fördern, das müssen Sie einfach selber ausprobieren. Hilfreich, besonders gegen Wassereinlagerungen in den Beinen, können auch Tees aus Himbeer- und Melissenblättern, Frauenmantel, Schafgarbe oder Zinnkraut sein.

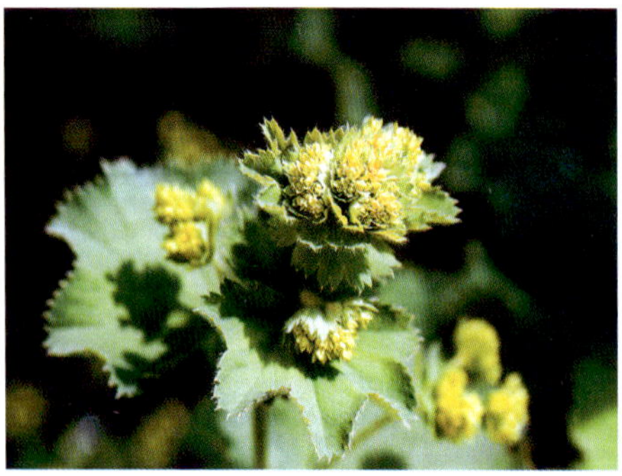

Quark- und Kohlwickel an den Beinen helfen. Akupunktur unterstützt. Homöopathisch helfen Apis mellifica und Natrium muriaticum. Wichtig ist aber, sich zu schonen und den Stress zu reduzieren. Vorsicht ist übrigens geboten, wenn die Wassereinlagerungen vor allem Gesicht, Hals und die Augenlider stark aufquellen lassen. Dann besteht der Verdacht auf eine Schwangerschaftsvergiftung (Gestose, → Seite 115). In diesem Fall sollten Sie unbedingt Ihren Arzt aufsuchen.

Wenn das Baby nicht bleiben kann: Fehlgeburt

Frauen, die Ihr Kind in den ersten drei Schwangerschaftsmonaten verlieren, sind meist von der Trauer überwältigt. Erst die Freude über das neue Leben – und dann die jähe, schmerzhafte Erfahrung mit dem Tod. Auch wenn es kein Trost ist: Eine Fehlgeburt in den ersten 12 Wochen ist relativ häufig. Der Grund liegt fast immer darin, dass das Kind nicht gesund war. Die genaue Ursache ist allerdings selten bekannt, Infektionen, Störungen in der Zellteilung, geschädigte Eizellen oder Spermien sind möglich. In der zweiten Schwangerschaftshälfte können auch seelische Ursachen, Gebärmutterfehlbildungen, vorzeitige Wehen oder Myome die Ursache einer Fehlgeburt sein. Das wichtigste Symptom einer Fehlgeburt sind Blutungen (→ auch Seite 114) und Schmerzen im Unterleib. Sind die Blutungen nur leicht und ohne Schmerzen, kann die Fehlgeburt mit Bettruhe und

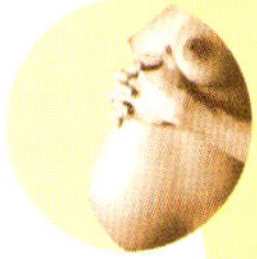

offen
GESPROCHEN

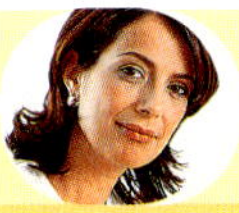

Trauerarbeit

Auch wenn Sie Ihr Kind zu einem frühen Zeitpunkt der Schwangerschaft verloren haben, sitzt die Trauer meist tief. Obwohl Sie Ihr Kind bisher weder gesehen noch gespürt haben, werden Sie schon eine zarte Beziehung zu dem Ungeborenen aufgebaut haben. Reden Sie mit Ihrem Partner oder einer Ihnen nahe stehenden Person über diese Gefühle, verdrängen Sie sie nicht. Wenn Sie Ihr Kind zu einem späteren Schwangerschaftszeitpunkt, kurz vor oder während der Geburt verlieren, kann es auch helfen, ihm einen Namen zu geben und sich von ihm zu verabschieden. Vielen Frauen hilft es, das tote Kind gesehen zu haben, es sogar anzufassen oder auf den Arm zu nehmen. Manche Eltern lassen ihr Kind auch taufen. Viele Kliniken fotografieren auf Wunsch der Eltern auch das Baby. Wenn Sie sich das Foto nicht sofort anschauen können, hilft es Ihnen vielleicht später beim Abschiednehmen und für die Erinnerung. Es gibt auch Selbsthilfegruppen, in denen sich betroffene Eltern zusammengeschlossen haben. Vor allem: Trauern Sie, weinen Sie, lassen Sie Ihren Emotionen freien Lauf. Experten sprechen nicht umsonst von Trauerarbeit, ohne die sich Verluste nicht bewältigen lassen. Verdrängen hilft nur kurzfristig, die Traurigkeit kommt dann später. Ganz wichtig ist, dass Sie versuchen, keine Schuldgefühle für den Tod Ihres Kindes zu entwickeln. Und bitte: Versuchen Sie nicht über den Tod Ihres Kindes hinwegzukommen, indem Sie so schnell wie möglich wieder schwanger werden. Das hilft nicht, den Schmerz auszulöschen, und wäre auch unfair dem neuen Kind gegenüber.

äußerster Schonung häufig verhindert werden. Treten allerdings starke Blutungen mit zum Teil heftigen Schmerzen auf, ist die Fehlgeburt meist nicht mehr zu verhindern. Ganz wichtig deshalb: Gehen Sie bei jeder Blutung sofort zum Arzt oder ins Krankenhaus, das kann das Leben Ihres Kindes retten. Bei einem drohenden Abgang kann eine Hochpotenz von Sepia helfen, bei anhaltenden Blutungen Hamamelis, bei hellroter Sickerblutung Cephaelis ipecacuanha, Kreosotum bei zusätzlicher Öffnung des Muttermundes.

Ein Trost in dieser Situation: Sie können trotz einer Fehlgeburt wieder schwanger werden. Durch eine Fehlgeburt erhöht sich das Risiko, eine zweite zu erleiden, nämlich noch nicht. Laut WHO (World Health Organization) spricht man erst nach drei erlittenen Fehlgeburten in ununterbrochener Reihenfolge von einer behandlungsbedürftigen Erkrankung. Ich rate Ihnen allerdings, drei bis vier Zyklen abzuwarten, bevor Sie wieder versuchen, schwanger zu werden. So können sich Körper und auch die Seele ein wenig von dem Verlust erholen.

Besonders wichtig: liebevolle Unterstützung. Laut einer Studie der Universität Göttingen konnte durch emotionale Unterstützung die Zahl der Fehlgeburten um die Hälfte verringert werden.

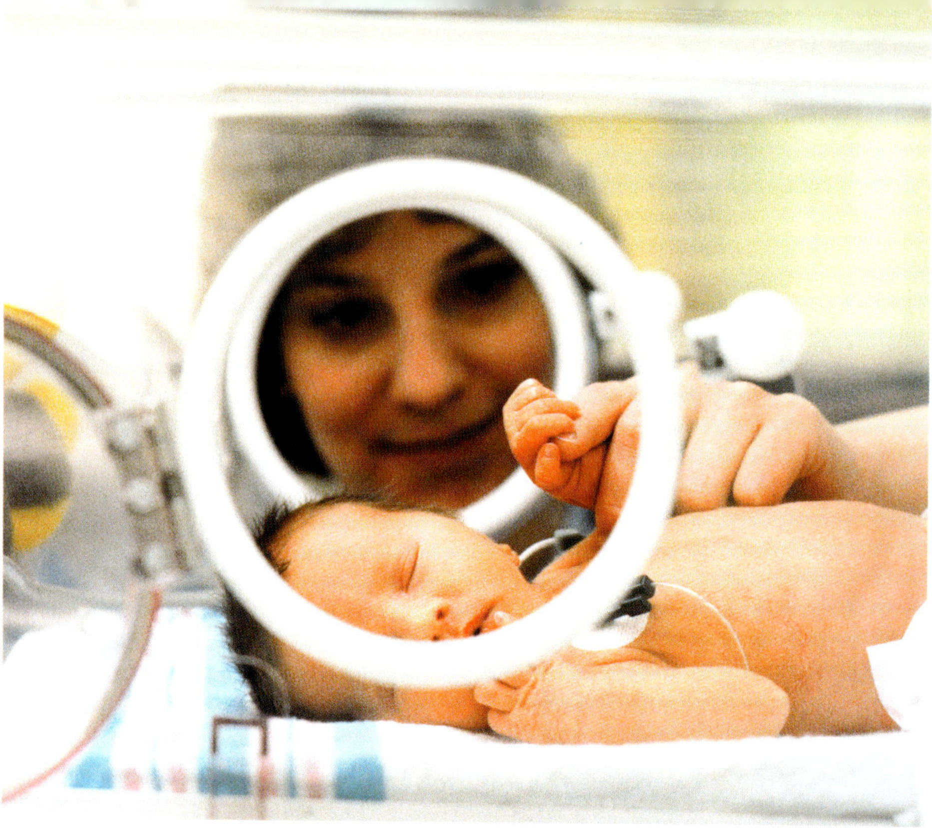

Liebevolle Streicheleinheiten von Mama oder Papa sind für winzige Frühchen besonders wichtig.

Hoppla, jetzt komm ich: Frühgeburt

Nur vier Prozent aller Babys kommen überhaupt zum errechneten Geburtstermin auf die Welt. Einige haben es sogar besonders eilig. Bei einer Geburt nach der 24. und vor Ende der 37. Woche und einem Gewicht unter 2500 Gramm spricht man von einer Frühgeburt, sechs Prozent aller Babys gehören zu diesen besonders Schnellen. Die Gründe für eine Frühgeburt sind vielfältig: Schlechte Durchblutung, Infektionen (→ Seite 117), eine Schwangerschaftsvergiftung (Gestose, → Seite 115) aber auch starkes Rauchen, Alkoholkonsum, körperliche oder seelische Überanstrengungen oder starker Stress können

Überlebenschancen für Frühchen

23. Woche	*0 Prozent*
24. Woche	*19 Prozent*
25. Woche	*32 Prozent*
26. Woche	*49 Prozent*
27. Woche	*64 Prozent*
28. Woche	*79 Prozent*
29. Woche	*86 Prozent*
30. Woche	*90 Prozent*
31. Woche	*94 Prozent*
32. Woche	*96 Prozent*

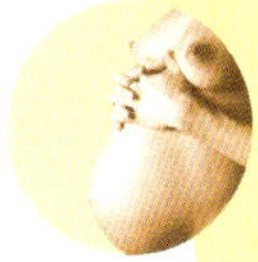

offen GESPROCHEN

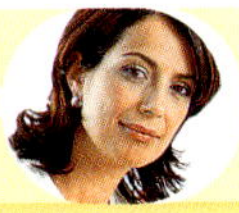

Läßt sich die Frühgeburt nicht mehr aufhalten, versuchen Sie mit Ihrem Kind zu reden. Sie müssen beide eine kritische Situation überstehen und sind quasi Partner darin.
Legen Sie sich hin, beruhigen Sie sich und das Kind und atmen Sie tief in den Bauch. Dann erzählen Sie ihm von der schönen Welt, und dass Sie sich auf es freuen und es lieb haben. So werden Sie beide die Situation bestmöglich meistern.

ein Baby zu früh auf die Welt schicken. Frühgeburten sind häufiger bei Frauen unter 18 und über 38 Jahre. Das Problem bei Frühchen: Sie sind noch nicht vollständig entwickelt. Die Haut ist meist noch sehr dünn, der wärmende Babyspeck noch nicht vorhanden. Viele können noch nicht allein atmen, weil die Lungen erst nach der 34. Woche richtig ausgereift sind. Auch der Darm ist noch nicht fertig entwickelt. Mediziner kämpfen daher um jeden Tag, den das Baby länger im Mutterleib bleiben kann. So liegen die Überlebenschancen eines Säuglings am Ende der 24. Woche bei nur 19 Prozent, bereits am Ende der 27. Woche sind es schon rund 64 Prozent und in der 30. Woche hat das Frühchen mit 90 Prozent bereits sehr gute Chancen für einen gesunden Start ins Leben. Wenn immer es geht, versuchen die Ärzte die Geburt über wehenhemmende Mittel aufzuhalten. Denn jeder Tag ist für die Überlebenschance des Kindes wichtig. Über Medikamente kann die Lungenreifung des Kindes beschleunigt werden. Dank immer ausgereifterer neugeborenen-intensivmedizinischer Techniken haben die Winzlinge heute wesentlich mehr Chancen als noch vor 15 Jahren. In einem 37 Grad warmen Inkubator werden sie warm gehalten, alle Vitalfunktionen werden ständig überwacht, sie bekommen Infusionen und werden notfalls auch künstlich beatmet. Eltern sind anfangs oft erschrocken, wenn sie ihr Baby so schutzlos, dünn und verkabelt im Brutkasten sehen. Viele müssen erst nach und nach lernen, dass sie ihr Baby trotz seiner Verletzlichkeit streicheln und liebkosen können, ohne ihm wehzutun.

Bewährt hat es sich, das Baby täglich für einige Zeit auf dem nackten Bauch von Vater oder Mutter kuscheln zu lassen. Dieses so genannte »Kangarooing« kommt eigentlich aus Kolumbien und ersetzt dort aus Kostengründen oft den Brutkasten. Die Frühgeborenen können ihre Körpertemperatur auch am Körper von Mutter oder Vater halten und der Herzschlag, den sie dabei spüren, sorgt dafür, dass auch bei ihnen Puls und Atmung stabilisiert werden. Liegt das Baby an der mütterlichen Brust, wird zudem der Milchfluss angeregt. Selbst wenn das Kind noch nicht selber saugen kann, kann so die Muttermilch abgepumpt werden und dem Winzling per Sonde gegeben werden. Wann Eltern von Frühchen mit ihrem Baby aus dem Krankenhaus entlassen werden, kann man nicht pauschal sagen. Wichtig ist, dass die Vitalfunktionen wie Herz, Kreislauf, Atmung und Stoffwechsel stabil sind und dass sich die Eltern die Pflege ihres Kindes allein zu Hause zutrauen. Meistens werden Frühchen am normalen Geburtstermin nach Hause entlassen.

info
GESUNDHEIT

Dammmassage

In meiner Praxis sehe ich immer wieder, wie wichtig eine Dammmassage ist. Sie kann vor einem Dammriss unter der Geburt schützen und senkt auch die Häufigkeit der Dammschnitte. Nehmen Sie Dammmassage-Öl ® (Johanniskrautöl, Weizenkeimöl, Nachtkerzenöl, Muskatellersalbei und Rosenöl). Reiben Sie damit den Damm, also die Stelle zwischen Scheide und Anus, täglich in kleinen massierenden Bewegungen ein, Sie sollten damit am besten schon im zweiten Schwangerschaftsdrittel beginnen.

So machen Sie's richtig:

Verreiben Sie etwas Öl zwischen den Fingerspitzen und führen Sie zunächst einen, später auch zwei oder drei Finger etwa drei Zentimeter tief in Ihre Scheide ein. Fassen Sie dann Ihren Damm und massieren Sie ihn u-förmig mit leichtem Druck in Richtung Anus. Wenn Sie diese Massage täglich drei bis fünf Minuten durchführen, werden Sie innerhalb kürzester Zeit spüren, wie weich und geschmeidig Ihr Damm wird. Sie können die Dammmassage auch von Zeit zu Zeit Ihrem Partner überlassen. Sie kann durchaus ein zärtlicher Auftakt zum Liebesspiel sein. In den letzten Wochen vor der Geburt sollten Sie auch die Schamlippen mit einölen, denn auch sie werden durch die Geburt ganz schön beansprucht und können leichte Verletzungen davontragen. Ziehen Sie die Scheide dabei für wenige Sekunden vorsichtig auseinander, bis Sie ein leichtes Prickeln oder Brennen spüren. Das werden Sie bei der Geburt beim Durchtritt des Köpfchens Ihres Babys nämlich auch spüren.

Glück im Doppelpack: Zwillinge und mehr

Häufig ist eine Frage am Anfang der Schwangerschaft: Ist es sicher nur ein Kind? Denn Zwillinge sind gar nicht so selten: nämlich in 1 : 85 Schwangerschaften. Drillinge gibt es nur in 1 : 852 Schwangerschaften. Gehäufter sind mehr Kinder bei medikamentöser Eisprungauslösung.

Bei den Zwillingen sind 70 Prozent zweieiig, 30 Prozent eineiig. Insgesamt kann es mehr Schwierigkeiten, wie vorzeitige Wehen, Schwangerschaftsvergiftung und Krampfadern geben. Deswegen werden Sie besonders intensiv betreut. Sie brauchen aber heute keine größere Angst zu haben. Viele Zwillinge kommen auf ganz natürlichem Weg auf die Welt. Auch hier ist es sehr gut, mit Ihren Kindern frühzeitig Kontakt aufzunehmen und zu sprechen. Je mehr Ruhe da ist, desto besser. Ihr Beckenboden wird bei einer Zwillingsschwangerschaft mehr belastet. Das heißt: Ganz wichtig sind Beckenbodenübungen und eine gute Geburtsvorbereitung.

Geburtsvorbereitung

Sie haben jetzt schon viel gehört, was Sie alles tun können, um sich auf die Geburt vorzubereiten.
Zwei Sachen halte ich für besonders wichtig:

1. Einen Geburtsvorbereitungskurs, um sich und Ihren Partner besser auf die Geburt vorbereiten zu können. Dort erlernen Sie Atem- und Entspannungstechniken. Auch Ihr Partner wächst in der Regel durch die Kurse und die Körperarbeit besser in die Rolle des werdenden Vaters. Sie sollten so beginnen, dass der Kurs in der 36. bis 37. Schwangerschaftswoche beendet ist.

2. Nehmen Sie Kontakt zu anderen Schwangeren in Ihrer Gegend auf und klären Sie alle Fragen mit einer Hebamme. Geburtsvorbereitungskurse werden von Hebammenpraxen und Krankenhäusern mit einer geburtshilflichen Abteilung angeboten.

Hier ist doppelte Freude angesagt, nicht nur am gleichen Geburtstag. Übrigens: Zwillinge sind gar nicht so selten.

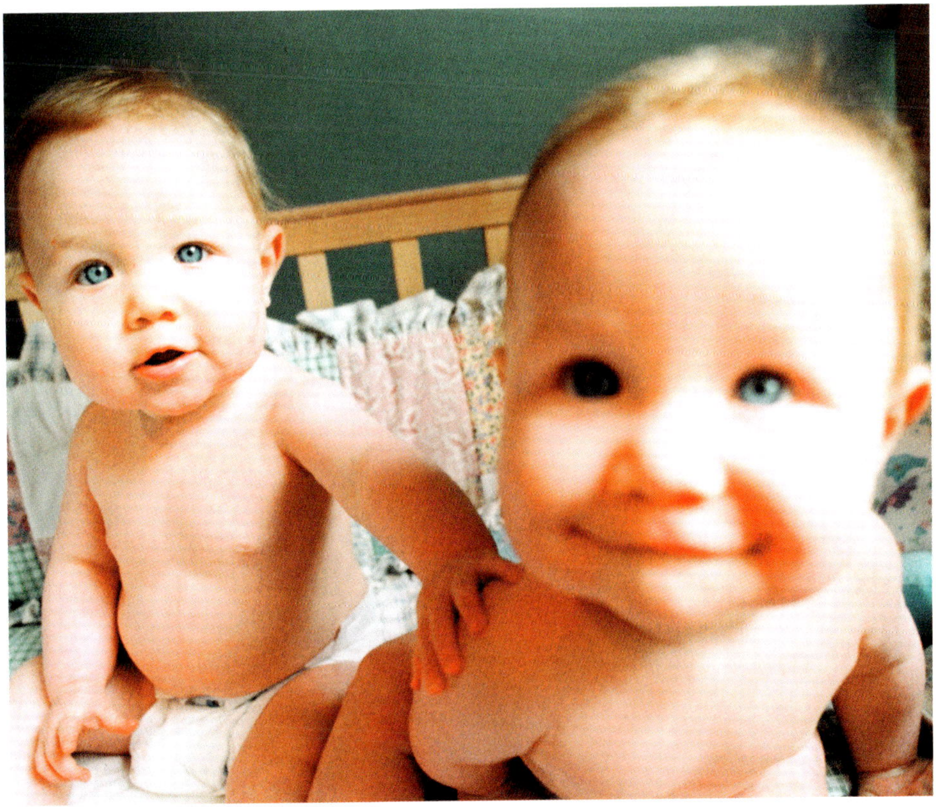

Da blüht Ihnen was

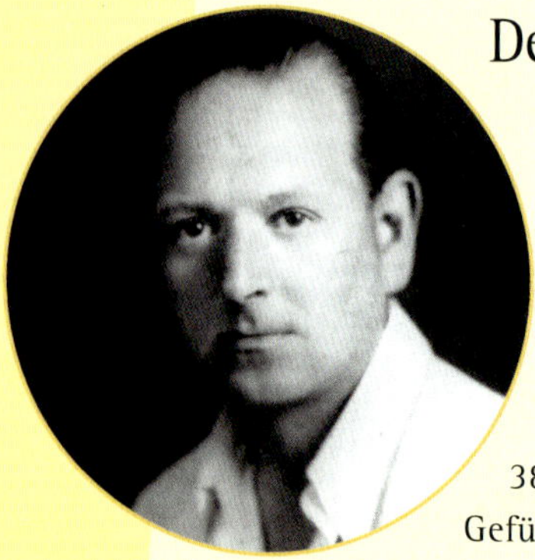

Der britische Forscher und Bakteriologe Dr. Edward Bach (1886–1936) entwickelte in den dreißiger Jahren in London die so genannte Bachblüten-Therapie.

Aus den Blüten wildwachsender Bäume und Pflanzen extrahierte er 38 Konzentrate, die jeweils mit einem speziellen menschlichen Gefühlszustand korrespondieren. Gerade im emotionalen Wirbel einer Schwangerschaft hat sich diese Bachblüten-Therapie hervorragend bewährt. Bachblüten-Konzentrate gibt es in 2-ml-Pipettenfläschchen, die so genannten Notfalltropfen Rescue Remedy als 10-ml-Fläschchen oder 20-ml-Spray sowie als Rescue-Creme in jeder Apotheke.

Bei folgenden Schwangerschaftsproblemen können Sie die Bachblüten-Konzentrate einsetzen:

Ich habe Angst vor der Geburt

Es gibt sicher keine Schwangere, die nicht in irgendeiner Weise Angst vor der Geburt hat. Von den 38 Blüten-Essenzen ist dabei Mimulus (Gefleckte Gauklerblume) die geeignete. Sie hilft auch bei der Angst vor Komplikationen oder der Sorge, dass das Kind nicht gesund sein könnte.

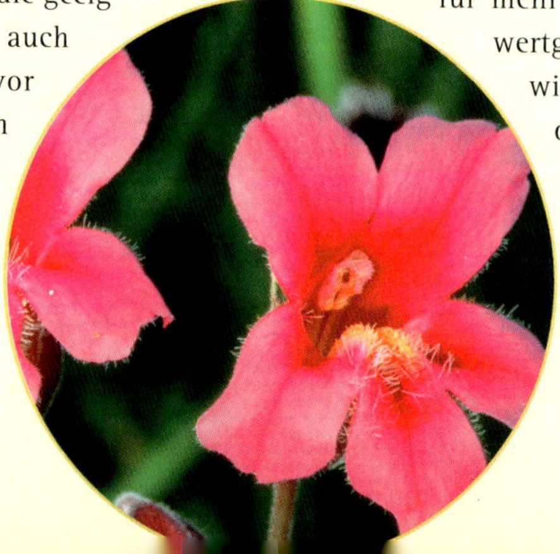

Mimulus hilft auch bei Angst vor Komplikationen.

Schaffe ich das alles?

Job, Haushalt, Mann – und dann noch ein Kind. Viele Frauen fragen sich, ob sie das alles überhaupt schaffen können. Fühlen Sie sich also als Schwangere von der Verantwortung überfordert, sorgt Elm (Ulme) für mehr Selbstsicherheit und Selbstwertgefühl. So trauen Sie sich auch wieder die Leistungsfähigkeit zu, die Sie vor der Geburt hatten.

Ups, ist mir wieder übel

Kaum sind Sie wach – schon ist Ihnen wieder furchtbar übel? Zusätzlich müssen Sie sogar erbrechen und bestimmte Lebensmittel können Sie gar nicht mehr riechen? Dann könnte Ihnen Crab Apple (Holzapfel) helfen – die charakteristischen Bachblüten zur inneren Reinigung. Übrigens auch Rescue Remedy, die Notfalltropfen aus mehreren Blüten, sind bei Schwangerschaftsübelkeit oft sehr wirksam.

Wichtig: Haben Sie Ihr Fläschchen mit den Bachblüten immer in der Handtasche, wenn Sie weggehen, und stellen Sie sich ein zweites Fläschchen auf den Nachttisch. So haben Sie rasche Hilfe, wenn Ihnen übel ist.

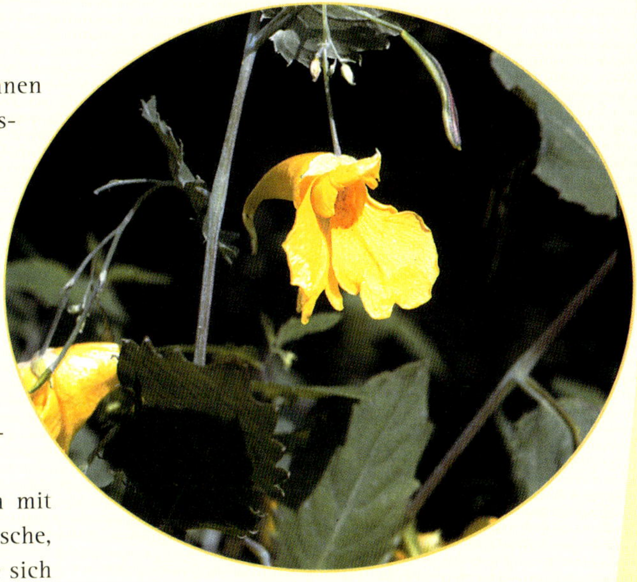

Impatiens, das Drüsentragende Springkraut, verhilft besonders in den letzten Wochen der Schwangerschaft zu mehr Gelassenheit.

Ich bin müde und erschöpft

Viele Frauen sind gerade zu Beginn der Schwangerschaft unglaublich müde, möchten eigentlich ständig schlafen. Olive (Olive) kann hier für neue Energie und Regeneration sorgen. Es hilft dem Körper, neue Reserven zu mobilisieren und ist garantiert unschädlich für Ihr Kind.

Ich mag nicht mehr

In den letzten Wochen der Schwangerschaft werden viele Frauen ungeduldig. Der dicke Bauch ist ständig im Weg, der zunehmende Druck auf Magen und Blase ist unangenehm. Hier hilft Impatiens (Drüsentragendes Springkraut), die innere Ruhe und Entspannung zu finden und der Geburt etwas gelassener entgegen zu blicken.

Jetzt geht's los

Irgendwann ist der große Moment da: Die Geburt beginnt. Gerade Erstgebärende sind jetzt hypernervös, ängstlich, manchmal sogar panisch. Besonders in der Eröffnungsphase werden die Wehen immer heftiger, die Schmerzen stärker. In dieser Phase sind die Rescue-Remedy-Tropfen oder auch das Rescue-Remedy-Spray ideal. Dabei handelt es sich um eine Mischung aus fünf Bachblüten-Konzentraten: Star of Bethlehem, Rock Rose, Cherry Plum, Impatiens und Clematis. Sie helfen für eine positivere Einstellung zum Geburtsstress und sorgen dafür, dass die Wehen als notwendig und förderlich akzeptiert werden.

Aber auch in der Zeit nach der Geburt können Sie die Bachblüten-Tropfen prima anwenden:

Wenn die Brustwarzen wund sind

Stillen ist schön, kann aber auch manchmal schmerzhaft sein. Dann nämlich, wenn die Brustwarzen durch Saugen wund werden. Schnelle Linderung bringt die Rescue-Remedy-Creme. Am besten unmittelbar nach dem Stillen und abends vor dem Schlafengehen auftragen. Wichtig: Vor dem Stillen sollten Sie die Brustwarzen mit klarem Wasser von Cremerückständen reinigen.

Bye bye Baby-Blues

Das Baby ist da – und Sie sollten eigentlich glücklich sein? Doch die Hormonumstellung sorgt bei einigen Frauen dafür, dass im Wochenbett die Tränen fließen, Baby-Blues nennt der Volksmund diesen Zustand. Mustard (Wilder Senf) kann hier helfen, das Stimmungstief schneller zu überwinden.

Bereit für den neuen Lebensabschnitt

Mutter sein, stillen, nachts x-mal aufstehen – all das verändert das Leben komplett. Walnut (Walnuss) hilft Ihnen, die notwendige innere Umstellung Ihres Körpers, aber auch die äußeren Lebensveränderungen leichter anzunehmen.

Gut gegen das Gluckensyndrom

Atmet es noch, trinkt es genug, tut ihm etwas weh? Verständlich, dass ein winziges und hilfloses Baby solche Sorgen aufwirft. Manche Mütter aber reagieren nach der Geburt überbesorgt und schweben ständig in Ängsten. Dann empfehle ich gerne Red Chestnut (Rote Kastanie), die übertriebene Ängste und Sorgen wieder ins rechte Lot bringt.

Wenn die Geburt schwer war

Nicht jede Geburt verläuft ohne Komplikationen. Ist die Entbindung traumatisch verlaufen, bietet Star of Bethlehem (Doldiger Milchstern) die Möglichkeit, dass Sie sich besser von diesem seelisch schmerzhaften Erlebnis erholen können. Star of Bethlehem kann auch Ihrem Baby helfen, den Schock einer schwierigen Geburt zu überwinden.

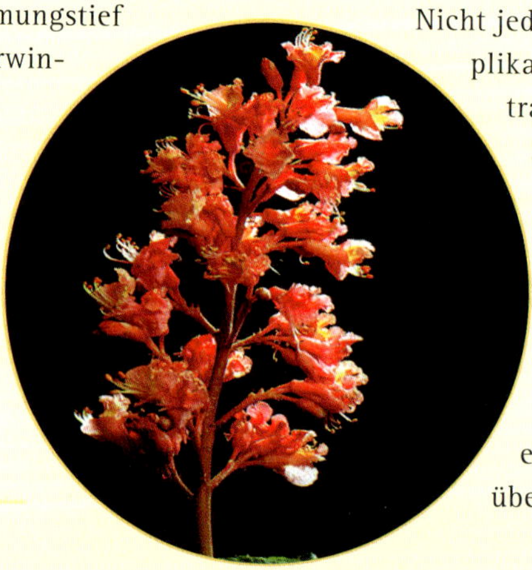

Red Chestnut (Rote Kastanie) bringt die übertriebenen Ängste und Sorgen wieder ins rechte Lot.

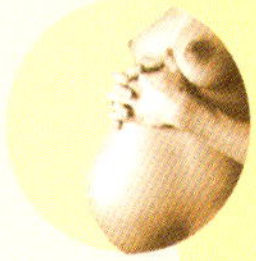

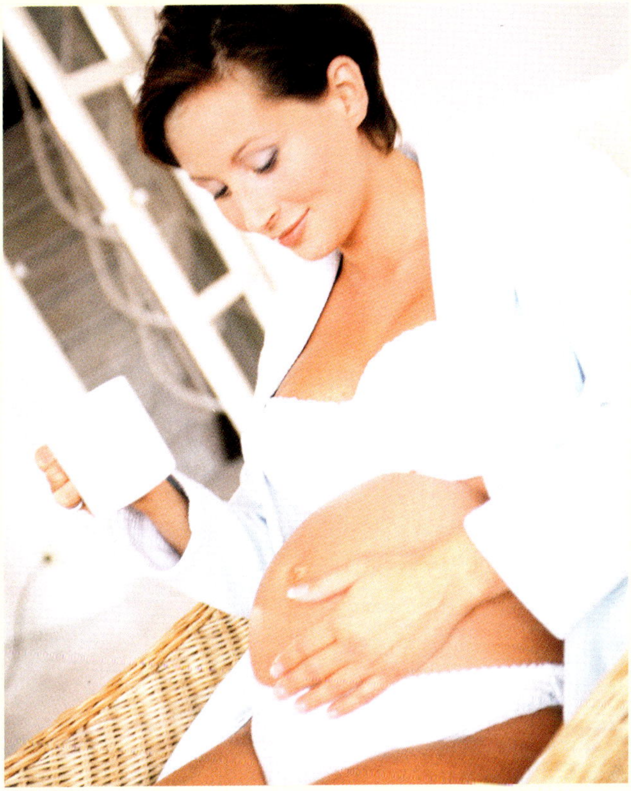

Zwei Tropfen des jeweiligen Bachblüten-Konzentrats in Tee oder stilles Wasser geben, trinken und genießen.

Und so nehmen Sie die Bachblüten ein

Geben Sie zwei Tropfen des jeweiligen Bachblüten-Konzentrats in ein Glas stilles Wasser, Fruchtsaft oder Tee und trinken Sie es schluckweise. Die Einnahme kann bei Bedarf auch wiederholt werden. Sie können die Tropfen auch direkt auf die Zunge oder auf dünne Hautpartien (Lippen, Schläfen, Handgelenke, hinter den Ohren) geben, wenn Sie die Tropfen nicht einnehmen möchten.

Wenn Sie bestimmte Bachblüten-Tropfen über längere Zeit nehmen möchten, ist es praktischer, wenn Sie zwei Tropfen der entsprechenden Essenz in eine 30-ml-Pipettenflasche (Apotheke) geben und mit stillem Mineralwasser auffüllen. Davon sollten Sie mindestens viermal pro Tag vier Tropfen auf die Zunge träufeln.

Für die Rescue-Remedy-Tropfen gilt folgende Dosierung: Vier Tropfen in ein Glas mit stillem Wasser geben oder auch direkt in den Mund oder auf dünne Hautpartien geben. Besonders praktisch ist der Rescue-Spray: Einfach zwei Sprühstöße davon auf die Zunge oder auf die oben genannten Hautpartien geben.

Eine Überdosierung der Tropfen ist nicht möglich, und Sie dürfen sie so lange einnehmen, wie die Gemütsverstimmung anhält. Und: Sie dürfen bis zu sieben Bachblüten mischen.

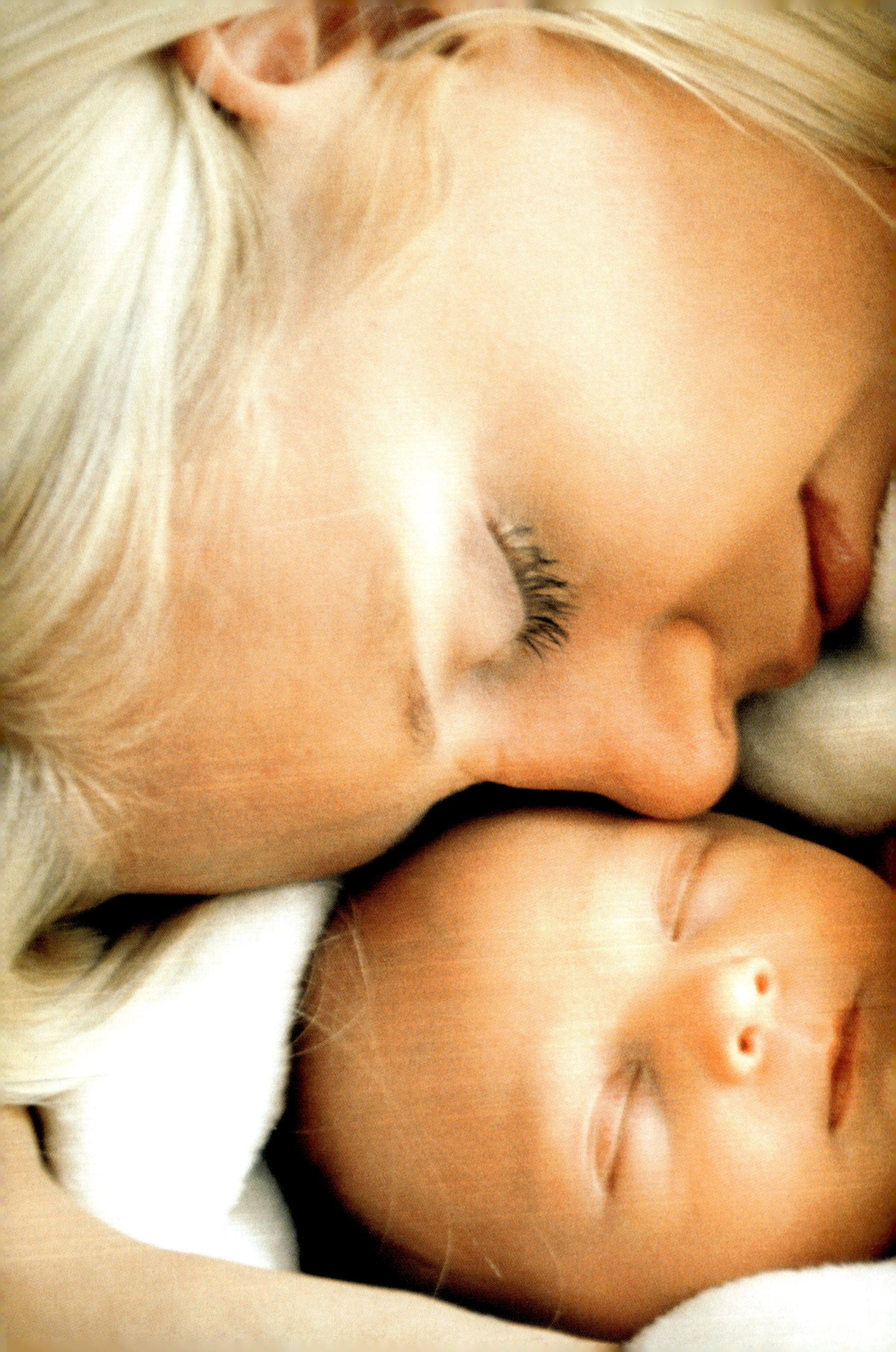

Herzlich *willkommen:* Die Geburt

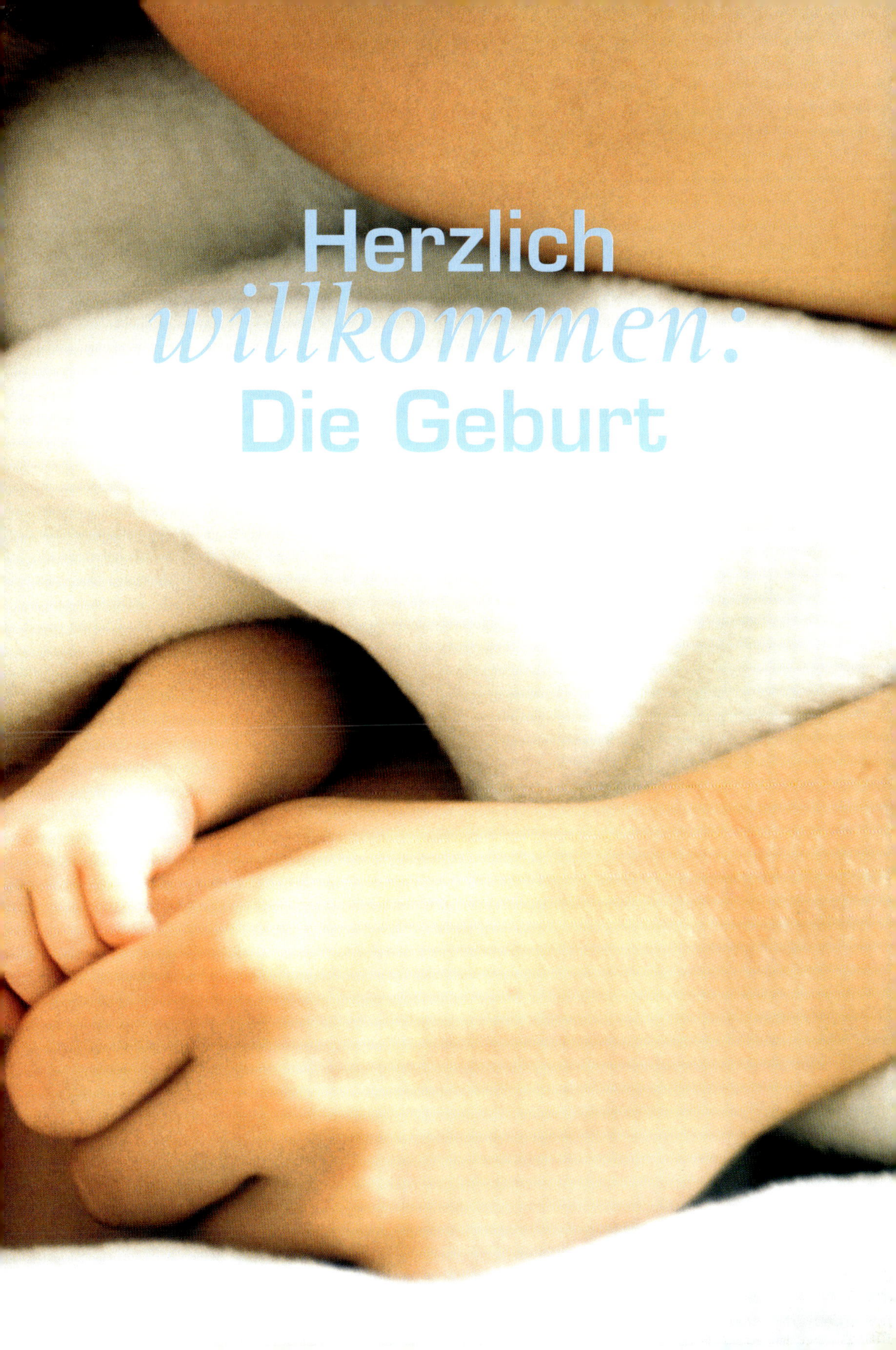

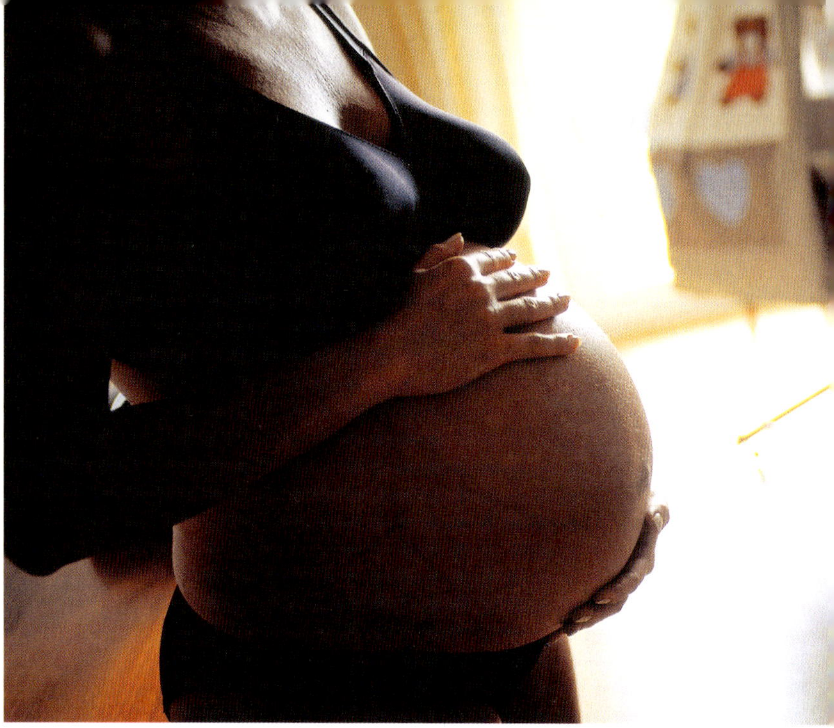

Endlich – Es geht los ...

... die Geburt Ihres Kindes. Freude mischt sich mit Furcht, Spannung mit Schmerzen. Gut, wenn Sie ungefähr wissen, was auf Sie zukommt.

Wenn alles normal läuft, ist es nach 40 spannenden Wochen endlich so weit: Das Baby kann kommen, die Geburt steht bevor. Viele schwangere Frauen entwickeln jetzt durchaus zwiespältige Gefühle. Einerseits der Wunsch, endlich wieder ohne dicken Bauch leben zu können. Das geht bei manchen sogar so weit, dass sie richtig gereizt werden und das Kind endlich »loswerden« möchten. Kein schlechtes Gefühl übrigens, denn es hilft dabei, das Kind nach der langen und sehr intensiven Zeit im Bauch ein Stück weit loszulassen. Andererseits kommen natürlich die Ängste vor der Geburt wieder hoch. »Werde ich die Schmerzen überhaupt aushalten?«, »Was ist, wenn es Komplikationen gibt?«, »Wird mein Kind auch wirklich gesund sein?« sind Fragen, die wohl allen Schwangeren kurz vor der Geburt durch den Kopf gehen.

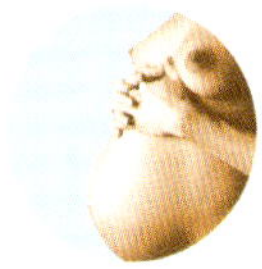

Die Geburt ist und bleibt ein Naturereignis. Naturereignisse sind seltene, äußerst beeindruckende Erlebnisse des Menschen, sie können körperlich und emotional an die Grenzen gehen. Sie erleben sich, Ihren Körper und Ihr Kind ganz tief, fast archetypisch. Es ist für uns alle wichtig, die Geburt so zu sehen, dann können wir die Reaktionen verstehen. Denn Naturereignisse sind auf der einen Seite überwältigend, auf der anderen können sie auch Angst machen. Und Menschen brauchen in solchen Situationen Hilfe. Denken Sie nur an das tosende Meer oder einen Sturm. Noch viel tiefgehender ist eine Geburt. Als Ärztin, die schon vielen Kindern auf die Welt geholfen hat, sage ich Ihnen, dass ich immer wieder überwältigt von der Kraft und Macht unserer Natur bin. Denn gerade in unserer technisierten und zivilisierten Welt erleben wir diese natürlichen Kräfte und Mächte kaum noch. Als ich in Afrika arbeitete, bemerkte ich, wie emotional Frauen dort die Geburt lebten. Sie schrien, sangen und tanzten fast. Manchmal war es nicht mehr zu unterscheiden, ob es Schmerz oder Freude war. Auch die Hebammen verhielten sich ähnlich. Und immer wieder erlebe ich es auch bei Frauen aus Südeuropa, wie sie bei der Geburt lauter werden. Oft sind Mutter und Schwestern anwesend. Manchmal gleicht es fast einem ekstatischen Fest. Ich denke, wir sollten auch versuchen, die Geburt wieder zu einem Fest werden zu lassen, mehr unseren Gefühlen und Emotionen Raum lassen und diese auch leben. Ein Sprichwort sagt: So wie der Mund, so ist auch der Muttermund. Und ein geschlossener Muttermund ermöglicht keine Geburt. Natürlich gibt es auch Frauen, die ihr Kind ruhig, fast meditativ zur Welt bringen. Auch das ist für diese Frauen stimmig. Jede sollte sich erlauben, gerade jetzt ihr Inneres und Eigenes zu leben. Wie auch im späteren Umgang mit dem Kind. Denn Kinder merken, wenn ihre Mutter echt und authentisch ist.

Wenn man sich die Gesichter gebärender Frauen anschaut, sieht man, wie angestrengt, nicht aber verkrampft sie sind. In der Wehenpause kann man die Entspannung und das Glück sehen. Und erstaunlich, die Schmerzen – egal wie stark sie waren – sind nach der Geburt, wenn die Frauen ihr Kind in den Armen halten, schnell vergessen. Schon manche Frau, die während der Geburt schimpfte, sie wolle nie mehr ein Kind, spricht schon im Wochenbett von einem zweiten.

Viele Mütter und Väter entwickeln gerade während der Geburt ein starkes, tiefes und intensives Gefühl für ihr Kind. Versuchen Sie – so einfach und doch so schwierig es klingen mag –, sich ganz auf diese Gefühle einzulassen. Vertrauen Sie Ihrem Körper, lassen Sie los. Sie werden merken, wie viel einfacher es geht. Und je mehr Sie darauf vertrauen, dass Ihr Korper ein Kind zur Welt bringen kann, desto positiver wird die Geburt für Sie sein.

Erste Anzeichen

Gerade Frauen, die ihr erstes Kind bekommen, sind oft unsicher, wann es denn nun wirklich losgeht. Falls Sie unsicher sind: Rufen Sie Ihre Hebamme oder die Klinik an, sie können die Zeichen gut deuten und sagen Ihnen, ob noch Zeit ist oder ob Sie sich beeilen sollten.

Zeichnen

Das erste Zeichen, dass es ernst wird, ist bei den meisten Schwangeren der Abgang einer größeren Menge Schleim, manchmal mit etwas Blut vermischt. Das ist der Schleimpfropf, der die Gebärmutter während der Schwangerschaft verschlossen hat und dafür sorgt, dass keine Keime eindringen können.

Die Art des Schleimabgangs ist von Frau zu Frau verschieden. Bei manchen Frauen kommt auf einmal eine größere Menge leicht blutigen Schleims, bei anderen werden an mehreren Tagen hintereinander immer wieder kleinere Mengen durchsichtigen bis trüben Schleims abgesondert. Es kann aber auch noch einige Zeit dauern, bis die Geburt losgeht.

Wehen

Das deutlichste Anzeichen einer Geburt sind Wehen. Schon gegen Ende der Schwangerschaft wird der Bauch öfters hart. Es handelt sich um die so genannten Schwangerschaftswehen oder Senkwehen. Die Gebärmutter trainiert, um sich auf die Geburt vorzubereiten. Viele Frauen tun sich schwer, beginnende Geburtswehen davon zu unterscheiden. Manche Frauen spüren auch zunächst nur ein Ziehen im Rücken, Schmerzen wie bei der Periode oder einen Druck im Schambeinbereich. Aber keine Sorge. Noch niemand hat Geburtswehen verschlafen. Sie kommen regelmäßig und tun so weh, dass man nichts anderes mehr denken und tun kann und sogar aus dem Schlaf geweckt wird. Jetzt können Sie die gelernte Atmung üben. Vielleicht dauert es einen Moment, bis Sie in den Rhythmus kommen. Die meisten Frauen finden sich schnell rein. Nützen Sie die Zeit zwischen den Wehen zur Ruhe, eine Partnermassage und ruhige Musik erleben viele Frauen als angenehm. Manche möchten auch tanzen. Gerade Bauchtanz oder kreisende Bewegungen mit dem Becken werden als angenehm empfunden.

Bewegung – die beste Vorbereitung auf die Geburt.

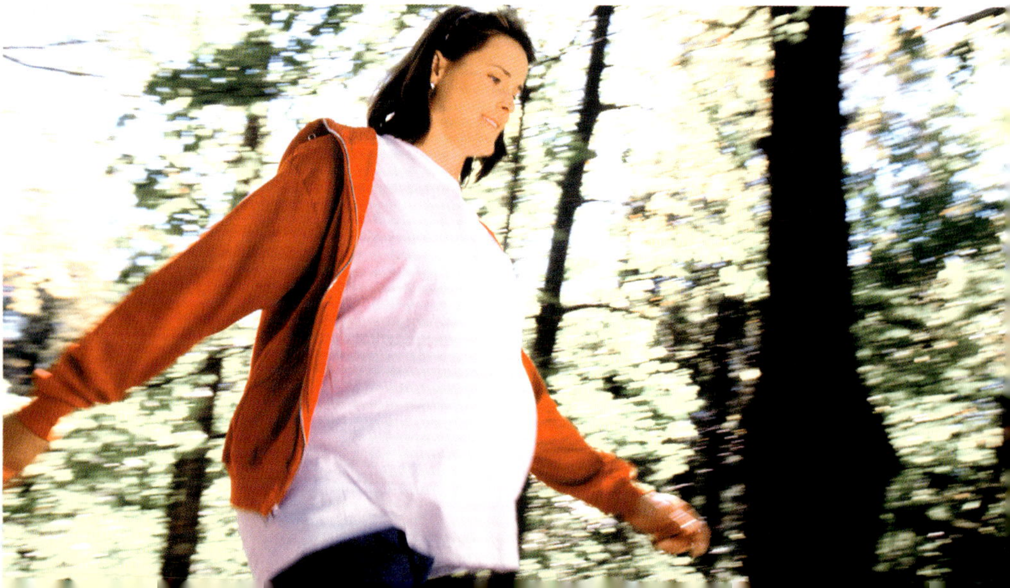

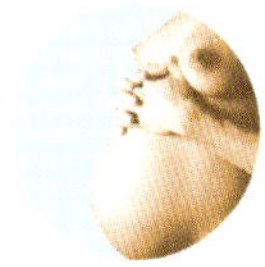

Treten die Wehen dann über ein, zwei Stunden alle fünf bis zehn Minuten auf und folgen einem regelmäßigen Rhythmus, sollten Sie in die Klinik fahren. Beeilen brauchen Sie sich jedoch beim ersten Kind noch nicht. Bei den meisten Erstgebärenden dauert die gesamte Geburt im Durchschnitt 12 Stunden. Wenn es Ihre zweite Geburt ist, sollten Sie schon bei einem Wehenabstand von etwa zehn Minuten in die Klinik, da die Geburt beim zweiten oder dritten Kind schneller geht. Deutliche Zeichen für eine beginnende Geburt sind auch der Blasensprung, bei dem eine relativ große Menge an Fruchtwasser abgeht, oder plötzlicher Durchfall. Beim Blasensprung müssen Sie sofort die Klinik aufsuchen. Ist der Kopf des Kindes noch nicht fest im Beckeneingang, müssen Sie sich bei einem Blasensprung liegend in die Klinik fahren lassen.

Viele Frauen verspüren kurz vor der Geburt einen Putz- oder Aufräumtrieb, wollen noch die ganze Wohnung nahezu umkrempeln.

Ich empfehle Ihnen auch hier, sich auf Ihr Gefühl zu verlassen. Wenn Sie ein ungutes Gefühl haben und nicht wissen, ob es Wehen sind oder nicht, rate ich, eher einmal zu oft als einmal zu selten in die Klinik zu gehen oder Ihren Arzt oder Ihre Hebamme aufzusuchen. Gerade in der ersten Schwangerschaft ergeben sich viele Fragen, und die meisten Frauen können verständlicherweise die Situation nicht einschätzen.

Interessant ist, dass Ihr Kind bestimmt, wann die Geburt losgeht. Ihr Kind löst die Wehen aus. Es setzt bei Ihnen Hormone – wie zum Beispiel das Oxytocin – frei, die zum Geburtsbeginn führen.

Wenn das Baby sich Zeit lässt …

Manchmal kann es nötig sein, die Geburt vorzeitig einzuleiten, etwa wenn das Baby über dem errechneten Geburtstermin ist und nicht mehr richtig versorgt wird oder wenn die Wehen erfolglos bleiben. Es gibt unterschiedliche Methoden:

Medizinische Einleitung

Wehentropf

Sie werden an einen Wehentropf angeschlossen, der das Hormon Oxytocin freigibt. Er stimuliert die Gebärmutteraktivität und löst Wehen aus, die gut steuerbar sind und auf einem für Sie erträglichen Niveau gehalten werden. Das funktioniert jedoch nur dann, wenn der Muttermund bereits leicht geöffnet ist.

Vaginal-Tabletten und -Gele

Wenn der Muttermund noch fest verschlossen ist, helfen Prostaglandin-Tabletten oder -Gele, die durch die Scheide eingeführt werden. Sie machen den Muttermund weich und bringen ihn dazu, sich leicht zu öffnen. Sie lassen sich allerdings nicht so dosieren wie der Wehentropf. Einmal angewandt, wirken sie für die nächsten sechs Stunden in voller Stärke.

Mechanische Blasensprengung

Dabei wird die Fruchtblase mit einer Klemme unter sterilen Bedingungen eingerissen, das löst Wehen aus und leitet so die Geburt ein. Diese Methode wird heute nur noch selten angewandt, weil sie leicht zu

Infektionen führen kann, da das Baby jetzt ohne schützende Hülle ist. Außerdem können die Wehen dadurch sehr schnell sehr schmerzhaft werden.

Ist die Fruchtblase geöffnet, besteht ein hohes Infektionsrisiko und die Geburt sollte bald stattfinden.

Natürliche Einleitung

Stimulation der Brustwarzen

Diese Methode wird auch »Nippeltest« genannt. Dahinter verbirgt sich die sanfte Stimulation der Brustwarzen nach einem bestimmten Muster, das Ihnen die Hebamme zeigt. Das können Sie selber machen oder sich auch von Ihrem Partner liebevoll dabei helfen lassen.

Hintergrund: Durch die Stimulation wird das Hormon Oxytocin freigesetzt, das die Wehentätigkeit anregt.

Wichtig: Nicht zu Hause durchführen, denn es können ziemlich rasch starke Wehen eintreten. Auf Nummer Sicher gehen Sie unter Beobachtung einer Hebamme und mit Kontrolle des CTG.

Tee trinken – und abwarten

Auch Tees können die Wehentätigkeit anregen. Hebammen empfehlen oft eine Mischung aus Himbeerblättern und Verbena officinalis (Eisenkraut). Helfen können auch intensive Gewürze. Bereiten Sie sich aus einer Stange Zimt, zehn Gewürznelken und einem kleinen Stück frischem Ingwer auf einen Liter Wasser einen Tee nach I. Stadelmann.

Beide Tees sollten lauwarm und über den ganzen Tag verteilt in kleinen Schlucken getrunken werden, füllen Sie sie deshalb einfach in eine Thermoskanne.

ZU WISSEN

Sowohl Tees als auch ätherische Öle wirken nicht sofort. Es kann sein, dass sie erst nach ein bis zwei Tagen zum gewünschten Erfolg führen.

offen … GESPROCHEN

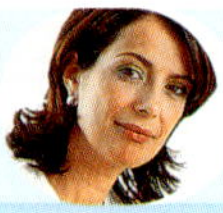

Auch Sex kann eine Geburt auslösen. Das Sperma des Mannes enthält nämlich ebenfalls wehenauslösende Prostaglandine, die Kontraktionen der Gebärmutter beim Orgasmus tun oft ein Übriges. Was spricht also gegen einen romantischen Abend zu zweit mit einem schönen Essen, Kerzenlicht, einem warmen Bad und viel Lust & Liebe, kurz bevor sie zu dritt sind? Übrigens: Wenn Sie sich nach dem Geschlechtsverkehr mit hochgelagertem Becken hinlegen, kann der Muttermund die Prostaglandine aus dem Sperma besonders gut aufnehmen.

Schnupperkurs

Ein Bad oder eine zärtliche Bauchmassage mit ätherischen Ölen sind ebenfalls eine Möglichkeit, das Baby auf die Welt zu locken. Um die Wehen-

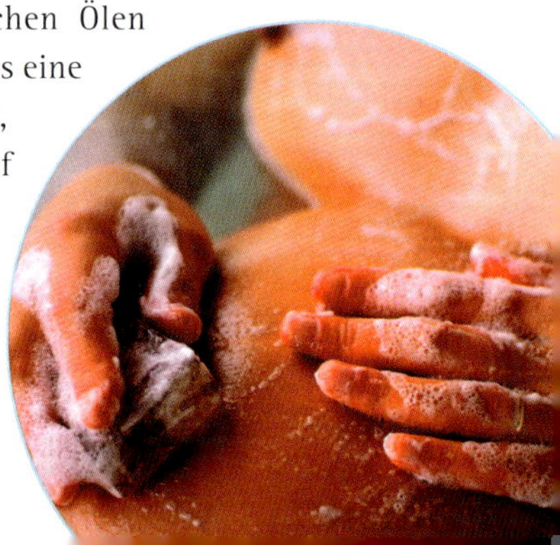

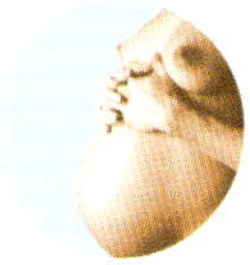

tätigkeit anzuregen, eignet sich Ut-Öl-D® (Zimt, Nelke, Ingwer, Eisenkraut).

Tipp: Feuchten Sie Ihren Bauch bei der Massage mit heißem Wasser an, das erhöht die Aufnahme der Öle durch die Haut.

Ähnliches mit Ähnlichem

Diverse homöopathische Mittel eignen sich ebenfalls für die natürliche Geburtseinleitung. Wichtig ist es allerdings, dass Sie sich zur Förderung von Wehen in die Hände einer homöopathisch versierten Hebamme oder eines Arztes begeben. Von Experimenten und Selbstmedikation zur Wehenauslösung rate ich in allen Fällen dringend ab.

Rizinus-Cocktail

Ein Trumpf aus der Geburtshilfe, hilft wirklich dann, wenn nichts anderes mehr hilft. Der Rizinus-Cocktail: Zwei Esslöffel Rizinusöl aus der Apotheke mit einem Teelöffel Zucker in 150 Milliliter Bier und einem Glas Aprikosensaft auflösen. Als härtere Variante: Zwei Esslöffel Rizinusöl und zwei Esslöffel Cognac in 100 Milliliter Aprikosensaft, um den Kaliumverlust auszugleichen. Wirkt abführend und löst Wehen aus.

> *Erstens kommt es anders, zweitens als Eltern denken, drittens irgend wann ganz von allein (meistens auf jeden Fall).*

Als ich dies in der »Hebammensprechstunde« von Ingeborg Stadelmann las, dachte ich:

Genau so ist es. Und so möchte ich Ihnen, die Sie vor einer Geburt stehen, Mut machen und vor allem den überflüssigen Stress nehmen. Gerade aufgeklärte junge Frauen denken häufig, sie müssen ihr Kind möglichst natürlich und mindestens im

info

GESUNDHEIT

Übertragung

Die wenigsten Kinder – nur drei Prozent – kommen wirklich am errechneten Geburtstermin auf die Welt. Die meisten werden bis zu zwei Wochen davor oder danach geboren. Kommt das Kind später als errechnet zur Welt, spricht man von einer Übertragung. Tut sich rund 14 Tage nach dem errechneten Termin immer noch nichts, wird die Geburt meist eingeleitet. Denn das statistische Risiko für das Kind steigt jetzt erheblich, vor allem wenn die Plazenta plötzlich schlechter arbeitet. Um das auszuschließen, sind bei einem übertragenen Kind regelmäßige Kontrollen in kurzen Abständen (alle zwei Tage) wichtig. Mittels CTG werden die Herztöne geprüft. Wenn der Muttermund schon geöffnet ist, kann der Arzt mittels einer Amnioskopie (→ Seite 30) auch die Farbe des Fruchtwassers untersuchen. Ist es durch den kindlichen Stuhl grünlich verfärbt, kann das ein Zeichen für einen Sauerstoffmangel sein. Übertragene Kinder kommen oft mit ganz bestimmten Merkmalen zur Welt, diese verschwinden jedoch nach kurzer Zeit wieder:

- Das Kind hat an Gewicht verloren.
- Die Haut ist nicht mehr von der schützenden Käseschmiere überzogen.
- Das Kind hat so genannte »Waschfrauenhände«, also schrumpelige Hände, als seien sie zu lange im Wasser gewesen.
- Lange Fingernägel.
- Trockene, rissige Haut am Körper.

> gut ZU WISSEN
>
> **Blasensprung**
>
> Idealerweise platzt die Fruchtblase, wenn der Muttermund bereits vollständig geöffnet ist und die Übergangsphase der Geburt beginnt. Das ist jedoch nur bei jeder zehnten Frau der Fall. Manchmal platzt die Fruchtblase auch früher. Das kann deswegen problematisch werden, weil es zu einem Nabelschnurvorfall und Infektionen kommen kann. In einem solchen Fall sollten Sie unbedingt einen Krankenwagen rufen und sich liegend ins nächste Krankenhaus bringen lassen. Platzt die Fruchtblase noch vor der 35. Woche, wird man Ihnen in der Klinik Wehen hemmende Medikamente geben, um eine sehr frühe Frühgeburt mit unausgereiften Lungen zu vermeiden.

Sitzen oder Stehen zur Welt bringen. Und dann sehnen sie sich irgendwann nur noch nach einem Bett, weil sie keine Kraft mehr haben. Das ist normal. Natürlich ist es gut, ein Kind in der senkrechten Position zur Welt zu bringen, natürlich ist es schön, wenn es ohne Schnitt und Schmerzmittel geht, aber niemand weiß am Anfang, wie sich alles entwickelt. Wenn es anders wird, dann ist es auch in Ordnung. Dann haben Sie nicht versagt. Niemand kann sagen, wie er auf die Geburtsschmerzen reagiert und wie lange er durchhält. Keine Frau weiß anfangs, wie sie sich wohl fühlt, was ihr gut tut. Lassen Sie sich von Ihrem Körper und Ihrem Kind leiten und planen Sie nicht, wie alles werden soll. Dann verkrampfen Sie am wenigsten und können am meisten entspannen. Sie und Ihr Kind tun Ihr Bestes. Wichtig ist es, dass Sie nicht alleine sind, einen Partner oder eine Freundin und Ärzte und Hebammen haben, denen Sie vertrauen können.

Bei der Geburt nicht allein sein – das ist eine große Hilfe für die Frau.

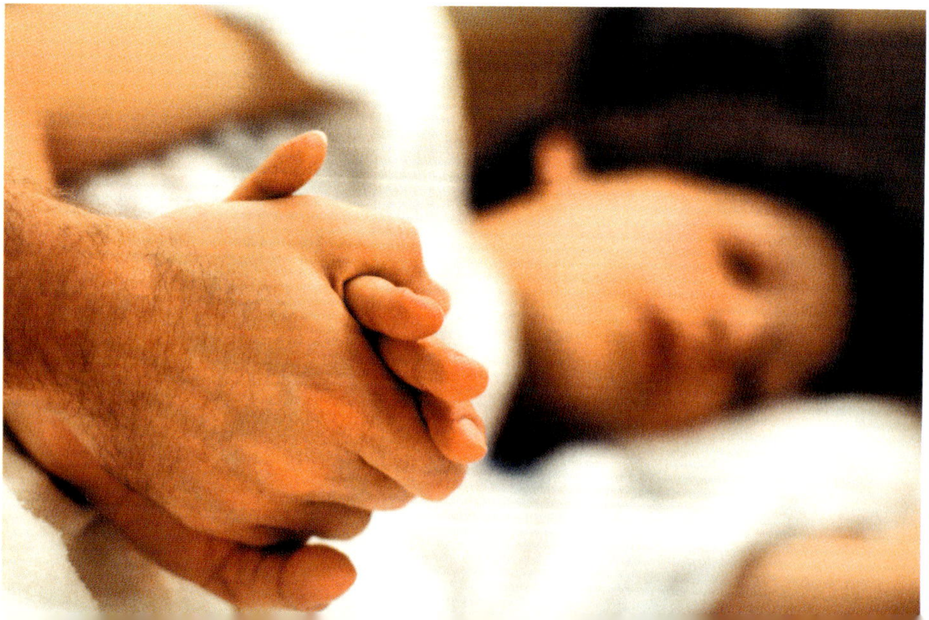

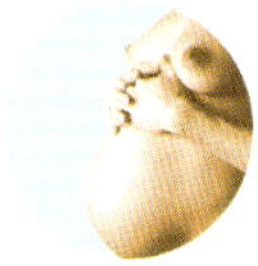

Keine Geburt ohne Hebamme

Sie hat eine ganz besondere Stellung, ist für viele Schwangere Vertraute, Verbündete und Helferin zugleich: die Hebamme. Ihre Anwesenheit bei der Geburt, egal ob zu Hause oder in einer Klinik, ist übrigens gesetzlich vorgeschrieben. Kein Arzt darf ein Kind ohne Hebamme zur Welt bringen – außer in Notfällen natürlich. Zwei Drittel der rund 7000 deutschen Hebammen sind fest angestellt, ein Drittel arbeitet freiberuflich oder als Beleg-Hebamme. Doch eine Hebamme unterstützt Frauen nicht nur direkt bei der Geburt, sondern von Beginn der Schwangerschaft an bis zum Ende des Wochenbettes. Sie gibt Rat und Hilfe bei allen kleineren Wehwehchen und größeren medizinischen Problemen während der Schwangerschaft, gibt psychologischen Beistand und hilft auch bei Fragen in Sachen Ernährung oder Körperpflege. Während der Geburt ist die Hebamme ständig bei der Schwangeren. Sie muntert auf, beruhigt, feuert an, massiert, unterstützt den anwesenden Partner und greift im entscheidenden Moment zu. Ist das Baby auf der Welt, saugt sie Schleim und Fruchtwasser aus dem Rachen und der Nase des Kindes ab und macht den ersten Apgar-Test (Seite 158). Im Idealfall ergänzen sich Frauenarzt und Hebamme in ihrer Tätigkeit und sehen sich nicht als Konkurrenten. Die Krankenkassen zahlen 12 Stunden Geburtsvorbereitung bei einer Hebamme oder Krankengymnastin und übernehmen die Kosten für Hausbesuche einer Hebamme bis zum zehnten Tag nach der Entbindung.

In früheren Zeiten waren Hebammen übrigens eine Mischung aus Geburtshelferinnen und Hausarzt zugleich. Sie kannten sich mit Heilkräutern und Massagen aus und wussten auch Rat bei zwischenmenschlichen Problemen. In Zeiten, als Ärzte noch rar waren, waren viele Menschen froh, wenigstens solch eine heilkundige Frau zu kennen. Durch ihre vielfältigen Aufgaben kannten viele Hebammen »ihre« Frauen oft schon von Kindheit an. Gegen Ende des 16. Jahrhunderts wurden immer mehr junge Ärzte in Geburtshilfe geschult, die Tätigkeit der Hebammen wurde mehr und mehr eingeschränkt. Auch der katholischen Kirche waren die heilkundigen Hebammen ein Dorn im Auge. Denn ihre weibliche Macht schien gefährlich für die männlich dominierte Kirche zu sein.

GESUNDHEIT

Vena-Cava-Syndrom

Vielen Frauen wird im fortgeschrittenen Stadium der Schwangerschaft plötzlich übel und schwindelig, wenn sie auf dem Rücken liegen müssen. Klassisches Beispiel: die CTG-Untersuchung beim Arzt. Fachleute nennen dieses Phänomen das Vena-Cava-Syndrom. Hintergrund: Die große und schwere Gebärmutter übt Druck auf die große Hohlvene (Vena Cava) aus. Dadurch kann weniger Blut zum Herzen zurückfließen und staut sich nach unten. Ihnen und übrigens auch Ihrem Kind wird übel, die Herztöne des Kindes werden unregelmäßiger. Oft kommt auch ein starkes Schwindelgefühl dazu. Mein Rat deshalb: Meiden Sie zum Ende der Schwangerschaft einfach die Rückenlage, auch beim CTG.

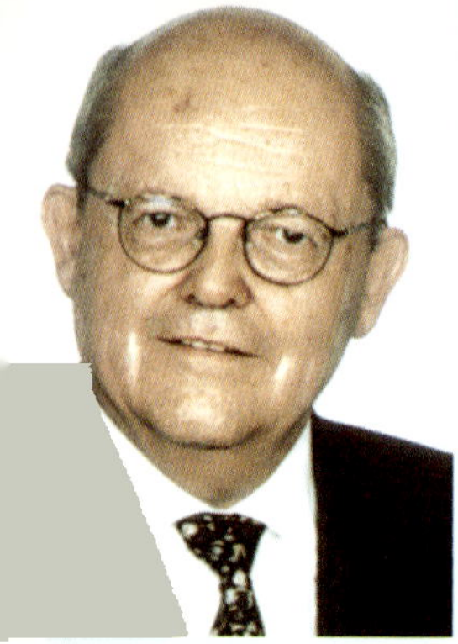

Eine natürliche und sanfte Geburt mit dem Standby der Schulmedizin

Professor Dr. Friedrich Wilhelm Dittmar
Ehemaliger Chefarzt der Frauenklinik
des Kreiskrankenhauses Starnberg

Herr Professor Dittmar, Sie waren lange Chefarzt am Krankenhaus Starnberg. Sie haben als einer der ersten Ärzte die Naturheilkunde in die Geburtshilfe eingeführt. Was ist Ihrer Meinung nach wichtig für eine harmonische Geburt?

» Wichtig ist es, für die Familien eine häusliche Atmosphäre in der Klinik zu schaffen. Gedämpfte Farben und gemütliche Kreißsäle. Die Frauen sollten sich wohl fühlen und möglichst viel Geborgenheit haben. Dazu gehört auch eine gute und entspannte Atmosphäre zwischen den Frauen, Hebammen und Ärzten.

Für ganz entscheidend halte ich die Geburtsvorbereitung. Die Frauen oder auch die Paare sollten unbedingt an den Kursen teilnehmen. Dort lernen sie Atemtechniken, Entspannungsverfahren und haben die Gelegenheit, sich mit anderen Frauen auszutauschen. Auch die Partner sollten mit einbezogen werden. So lassen sich viele Komplikationen während der Geburt reduzieren. Frühzeitig rate ich zu einer Beckenbodengymnastik, um den Beckenboden möglichst gut auf die Geburt vorzubereiten.

Was sollte man für die Geburt beachten?

» Ich halte eine natürliche und sanfte Geburt mit dem Standby der Schulmedizin zur größtmöglichen Sicherheit für Mutter und Kind am besten. Die Frau sollte die Möglichkeit zu senkrechten Gebärpositionen wie zum Beispiel die Benutzung eines Gebärhockers haben. Naturheilverfahren, Bachblüten, Homöopathie, Aromatherapie und Akupunktur können gut eingesetzt werden. Eine rechtzeitige Therapie in Notfallsituationen ermöglicht die Klinik. Fast alle Frauen wünschen sich, dass der Partner oder andere Vertraute bei der Geburt dabei sind. Das wirkt sehr beruhigend auf die Frauen. Auch

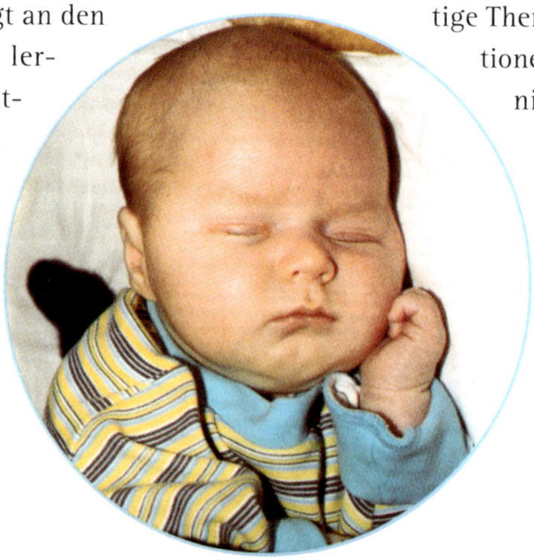

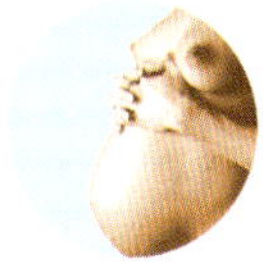

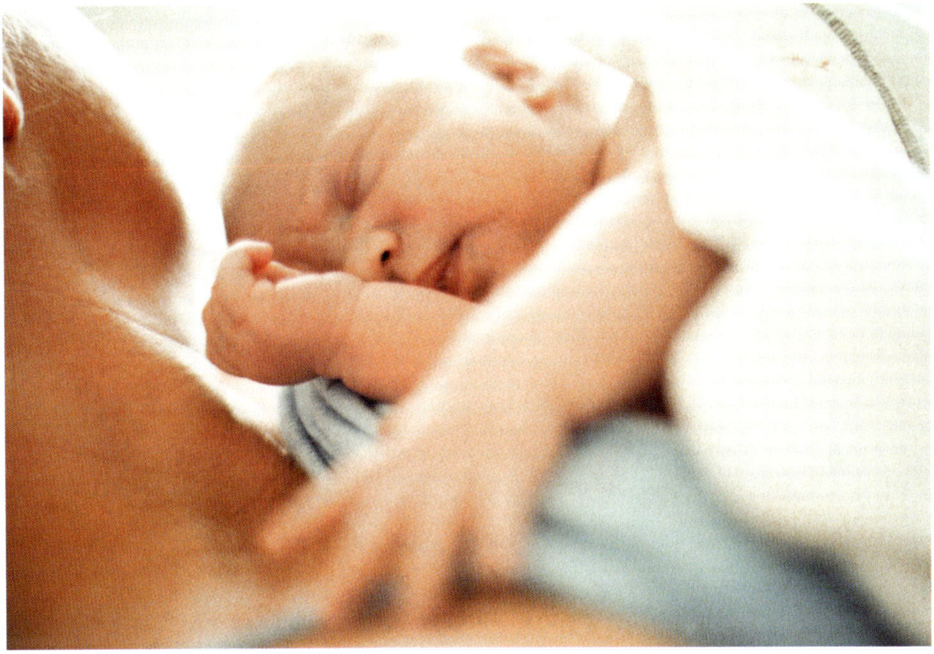

Genießen Sie diese stillen Momente mit Ihrem Baby.

zur Hebamme sollte ein gutes Verhältnis bestehen. Deshalb ist das gemeinsame Kennenlernen vor der Geburt so wichtig.

Was ist für das Wochenbett wichtig?

» Für wichtig halte ich es, die Mutter-Kind-Beziehung zu fördern. Die Mutter sollte möglichst oft das Kind bei sich haben, aber auch die Möglichkeit, sich auszuruhen, wenn sie müde ist. Dafür soll die Klinik sorgen. Die Frau hat so die Chance, langsam in die Mutterrolle zu wachsen, ohne überfordert zu sein. Gerade die Hebammen und Kinderschwestern stehen ihr für alle Fragen zur Verfügung. Auch hier rate ich zu einer ruhigen Umgebung, wo die Mütter sich zurückziehen können, um ihr Kind zu stillen, zu wickeln oder mit ihm zu schmusen.

Worauf sollte die Wöchnerin achten?

» Es darf zu keinem Stau des Wochenflusses kommen. Fließt der Wochenfluss nicht ausreichend ab, kann er sich in der Gebärmutter stauen. Und daraus kann sich eine gefährliche Gebärmutterentzündung entwickeln. Bemerkt man den Stau rechtzeitig, helfen Rückengymnastik, Kühlen, viel Bewegung und Kontraktionsmittel.

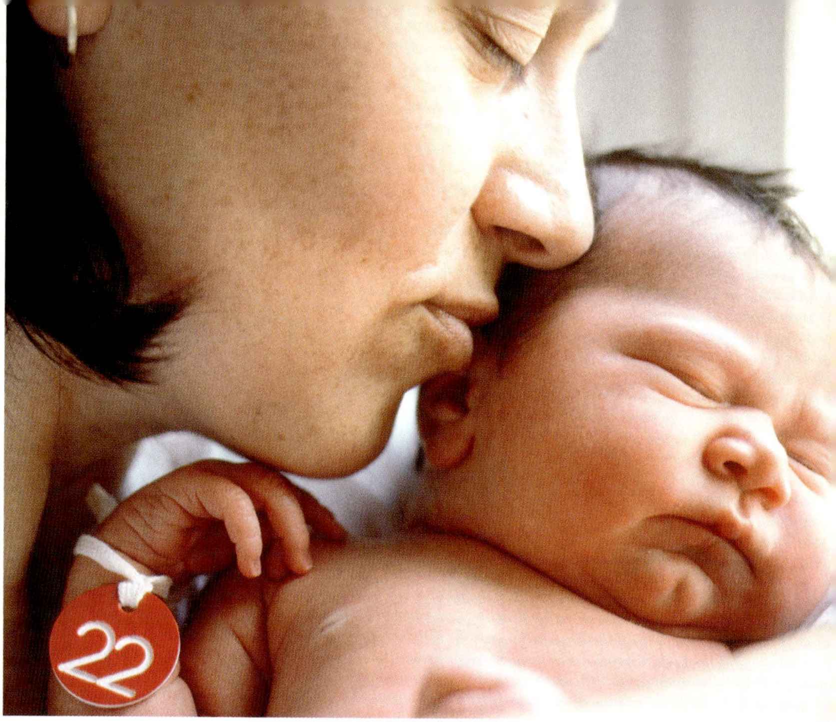

Der große Moment

Die Geburt selbst läuft in drei Phasen ab.

Eröffnungsphase

Die Eröffnungsphase ist normalerweise die längste der ganzen Geburt, sie kann sich über Stunden hinziehen. Es ist eine Zeit des Wartens, eine Zeit auch des Kennenlernens in der Wehe für Sie und Ihr Kind. Sie fängt mit den Eröffnungswehen an und endet, wenn der Muttermund fast geöffnet ist. Er öffnet sich durch den Druck des kindlichen Kopfes, die seitlichen und oberen Muskeln der Gebärmutter werden nach oben gezogen. Da die Wehen im ersten Teil dieser Phase meist noch nicht so schmerzhaft sind, können Sie als Schwangere herumlaufen, Gymnastik auf dem Ball machen, vielleicht bringen Sie die Muskulatur der Gebärmutter auch mit etwas Bauchtanz in Schwung. Es ist auch interessant zu erwähnen, dass sich die liegende Geburt erst Ende des 17. Jahrhunderts durchsetzte. Bis dahin gab es die Gebärhocker. Die liegende Geburt wurde vom französischen Hof eingeführt und setzte sich bald in ganz Europa durch, weil alle

Frauen es so schick und sittsam fanden. Die aufrechte Haltung ist die beste, da so die Wehen wirksamer sind. Viele Frauen empfinden ein warmes Bad in dieser Zeit sehr angenehm. Auch eine Massage im Rücken- oder Kreuzbeinbereich durch den Partner kann sehr entspannend wirken. Verschiedene Öle können die Massage noch effektiver machen. Im Laufe der Zeit werden die Wehen immer stärker. Gerade eine richtige Atem- und Entspannungstechnik ist gut, um den Wehenschmerz besser verarbeiten zu können. Viele Frauen brauchen in dieser Phase die Unterstützung durch den Partner und die Hebamme. Sie werden in dieser Zeit immer wieder untersucht und an einen Wehenschreiber (CTG) angeschlossen. Eventuell bekommen Sie einen Einlauf, um die Wehen zu fördern und keinen Stuhlabgang bei den Presswehen zu haben. Der letzte Teil der Eröffnungsphase wird als Übergangsphase bezeichnet. Dabei öffnet sich der Muttermund dann vollständig. Die Frauen spüren diesen Zeitpunkt durch sehr starke Schmerzen.

Sie können die Wehen unterstützen und besser verarbeiten mit dem Geburtsöl-D® aus Berglavendel, Rose, Ylang-Ylang, Jasmin und Muskatellersalbei.

GESUNDHEIT

Einlauf und Co.

Viele Frauen machen sich mehr Sorgen um den Einlauf vorher als um die Geburt selbst. Völlig zu Unrecht übrigens: Zum einen gehört ein Einlauf in den meisten Kliniken nicht mehr zum Standard, Sie können also wählen, ob Sie davon Gebrauch machen möchten. Ich kann Sie jedoch dazu nur ermuntern, denn er erleichtert die Geburt um einiges. Zum einen bringen die Kontraktionen des Darms meist auch die Wehentätigkeit in Schwung. Andererseits nimmt ein gefüllter Darm Ihrem Kind nur Platz weg und engt seinen Weg auf die Welt unnötig ein. Und: Sie können ohne Hemmungen bei den Presswehen mithelfen, ohne Angst vor einem »Malheur« zu haben. Auch die Rasur der Schamhaare wird heute nicht mehr vorgenommen. Das ist gut so, denn diese Prozedur haben viele Frauen als entwürdigend angesehen, vom juckenden, stoppeligen Nachwuchs ganz zu schweigen. Außerdem weiß man heute, dass das Infektionsrisiko sich durch einen unrasierten Schambereich nicht erhöht.

Wie Ihr Partner Sie unterstützen kann

Da-Sein ist das Wichtigste. Die meisten Frauen werden schon ruhiger, wenn ihr Partner da ist. Ich rate den Männern immer, sich auf ihre Frau und die Situation einzulassen. Für manche Männer ist es zu viel. Sie haben mit der Situation an sich schon zu kämpfen. Deswegen ist es gar nicht schlecht, wenn noch zusätzlich eine Freundin dabei ist. Es kommt darauf an, wie Sie sich unter der Geburt fühlen. Viele Frauen lieben Massagen im Rückenbereich oder Druckmassagen im Steißbereich. Das löst Blockaden und kann die Geburt beschleunigen und die Schmerzen erleichtern. Manche Frauen mögen keine Berührung. Sie sollten einfach mitteilen, was Sie möchten.

Und das kann sich auch in jeder Geburtsphase wieder ändern. Ihr Partner kann hinter Ihnen stehen, den Bauch halten und so mit Ihnen tanzen. Sie können sich über seine Knie beugen, er unterstützt Sie beim Vierfüßlerstand oder hilft das Becken sanft zu wiegen. Er kann Ihren Kopf streicheln oder nur Händchen halten. Oder er atmet einfach mit Ihnen oder hält Sie im Arm. Wenn Sie gar keine Berührung möchten, ist es gut, wenn Ihr Partner Ihre Füße hält oder streichelt. Es tut gut, in dieser Situation einen vertrauten Menschen zu haben.

info..........

GESUNDHEIT

Kleine Stärkung gefällig?

Essen und Trinken unter der Geburt ist nicht ratsam. Wenn es wirklich im letzten Moment zu Komplikationen und damit zu einem Kaiserschnitt kommt, sollten Sie möglichst nüchtern sein, um kein zusätzliches Risiko einzugehen. Was allerdings für die kleine Pause zwischendurch erlaubt ist, sind ein Keks, eine Reiswaffel, ein Müsliriegel, ein Stück Traubenzucker, ein Stückchen Schokolade, Trinkjoghurt oder ein Schluck Wasser, Saft oder Tee.

Übergangsphase

Mit der Eröffnung der letzten Zentimeter oder Millimeter des Muttermundes beginnt die Übergangsphase – der Übergang zwischen Eröffnung und Austreibung. Während viele Frauen den bisherigen Teil der Geburt noch ganz gut verarbeiten können, geht es jetzt an die Grenzen. Der Schmerz wird stärker, und immer wieder sagen Frauen in dieser Phase: Ich kann nicht mehr, ich gehe heim, bekomm du doch das Kind usw. Die Atmosphäre wird emotiona-

In der Übergangsphase kann der Vierfüßlerstand entspannend sein.

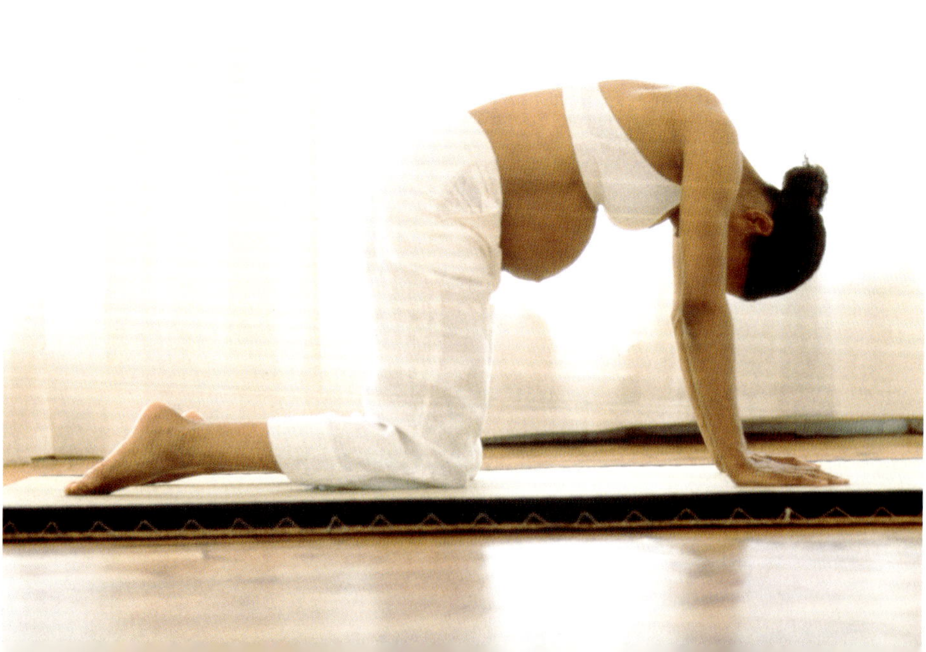

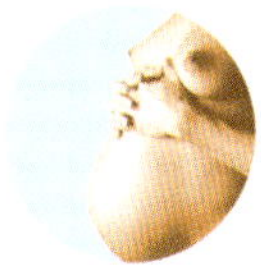

ler, das Innere nach außen gekehrt. Die Frauen geraten fast in eine Ekstase, die man – wenn man von den Schmerzen absieht – nur in der Sexualität erlebt. Deswegen ist diese Phase auch so heikel, so privat und intim. Die Wehen werden stärker, die Abstände kürzer. Manche Frauen haben das Gefühl, jetzt pressen zu wollen, oft steht der Kopf noch zu hoch, so dass sie die Wehe veratmen müssen. Und das ist besonders unangenehm. Der Vierfüßlerstand kann angenehm sein. Achten Sie auf die Atmung. Ihr Partner kann mitatmen und Sie im Rhythmus unterstützen, denn gerade jetzt ist Teamwork angesagt. Schreien Sie, singen Sie, machen Sie, wonach Ihnen ist. Ihr Kind und Sie sind jetzt Mittelpunkt. Ihr Partner kann Sie massieren oder einfach eine Druckmassage auf das Kreuzbein machen. Vielleicht hilft Ihnen auch, das Becken sanft zu kreisen. Viel Bewegung mögen die meisten Frauen nicht mehr. Und Ihr Partner hilft Ihnen, indem er Ihnen sagt, wie gut Sie das machen, wie schön Sie sind. Vielleicht wäre auch eine Liebeserklärung schön. Die Notfalltropfen von den Bachblüten können jetzt entspannend wirken. Wichtig ist, dass Sie nicht verkrampfen. Von der Natur aus hilft sich eigentlich Ihr Körper selbst. Nur: Sie müssen es geschehen lassen und diese Vorgänge nicht durch Anspannung und Verkrampfung behindern.

Vertrauen Sie gerade in dieser Phase auf Ihre Hebamme und Ihren Arzt. Sie werden Sie führen. Sie dürfen jetzt schwach sein, sich gehen lassen. Wenn Sie nicht mehr können, wird Sie die Hebamme mütterlich an die Hand nehmen. Sie sagt Ihnen, was Sie am besten tun sollen. Und ein Trost: Nach wenigen Minuten ist diese Phase vorbei und das Finale beginnt.

Wenn das Baby sich nicht drehen will

Eigentlich sollten Babys mit dem Kopf voran auf die Welt kommen – doch daran halten sich nicht alle. Rund drei Prozent aller Babys liegen verkehrt herum in der so genannten vollkommenen Steißlage. Bei Frauen, die schon mehr als zwei Kinder geboren haben, kann das Kind auch in der Querlage liegen, da die Gebärmutterwände durch die vorangegangenen Geburten weniger straff sind und das Kind so nach Lust und Laune im Bauch »herumturnen« kann. Viele Mütter haben Angst vor einem Kaiserschnitt, wenn das Baby sich zum Ende

info

GESUNDHEIT

Geburtsmassageöl

Das Geburtsmassageöl, das Frau Stadelmann entwickelte, enthält marokkanische Rose, gelben Jasmin, Muskatellersalbei und Ylang-Ylang. Alles wird in Jojobaöl gelost. Jojobaöl ist ein gutes Massageöl, Rose fördert die Intimität und Weiblichkeit, Jasmin erinnert an schöne Momente und wirkt der Angst entgegen, Ylang-Ylang hilft zu entspannen und Muskatellersalbei hilft, die Grenzen zu überschreiten. Sie können das Öl während der gesamten Geburt zur Massage verwenden.

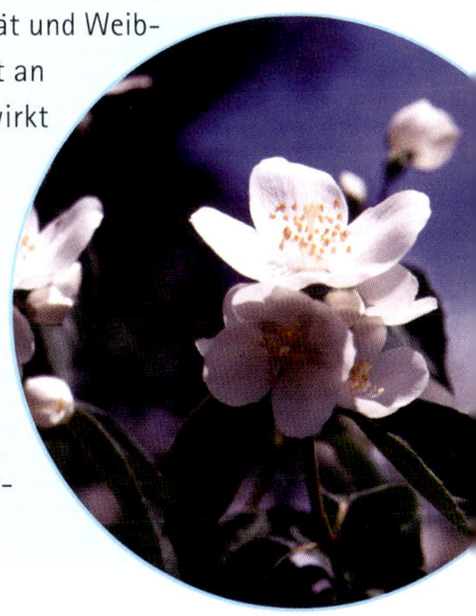

der Schwangerschaft immer noch nicht im Bauch gedreht hat. Doch Hebammen, Ärzte und Sie selbst können auch kurzfristig versuchen, Ihr Baby doch noch zur Kehrtwende zu bewegen.
Hier die besten Methoden:

Indische Brücke: Legen Sie sich für diese Übung auf den Boden, legen Sie sich ein oder zwei Kissen unter den Po. Die Füße legen Sie auf einem Stuhl oder großen Ball ab. Am besten ab der 35. Woche täglich zweimal 15 Minuten durchführen, aber nur so lange, wie es Ihnen angenehm ist. Diese Position finden einige Babys sehr ungemütlich, drehen sich deshalb manchmal im letzten Moment.

Lichte Momente: Babys sind neugierig, sie hören auf Geräusche und können auch hell und dunkel durch Mamas Bauch unterscheiden. Hebammen versuchen daher oft, das Kind mit einer Taschenlampe zum ersehnten Purzelbaum zu locken. Durch den Bauch und die Gebärmutter dringt der Lichtstrahl nämlich bis zum Kind hindurch. Der Licht-Trick kann ab der 32. Woche durchgeführt werden und so oft wie gewünscht wiederholt werden.

Rauchzeichen: Bei 50 bis 70 Prozent aller Schwangeren dreht sich das Baby durch die so genannte Moxabustion. Dabei regt die Hebamme mit einer Beifuß-Zigarre einen bestimmten Punkt am kleinen Zeh an. Dadurch wird der Blasen-Nieren-Meridian erwärmt. Der wiederum hat Einfluss auf die Gebärmuttermuskulatur und das kleine Becken und sorgt bei so manchem kleinen Dickkopf für die entscheidende Wende.

Dreh von außen: Dieser Drehversuch wird durch einen Arzt in Kaiserschnittbereitschaft gemacht – ist also nicht ganz risikolos. Durch gezielten Druck auf den Bauch und mit viel Feingefühl wird versucht, den Kopf des Babys nach unten zu bewegen. Dabei kommt es unter anderem auf die richtige Lage der Plazenta an, auf die ausreichende Menge des Fruchtwassers und auch ob dem Kind überhaupt ausreichend Platz zur Verfügung steht, sich entsprechend zu drehen.

Austreibungsphase (Finale)

Sie haben es gleich geschafft. Super! Auf diesen Moment haben viele Schwangere 40 Wochen gewartet. Ich persönlich finde das Wort Austreibungsphase nicht sehr schön. Wie bei einer großen Sinfonie könnte man doch auch vom Finale sprechen, dem Teil, wo alle intensiv ihr Bestes geben und sich bis zum großen Ereignis steigern.

Jetzt ist der Muttermund vollständig geöffnet, das Baby kann durch die Scheide herausgepresst werden. Viele Frauen empfinden diese Phase als angenehm, weil sie jetzt etwas tun können, nämlich mitpressen. Für manche Gebärende fühlt es sich so an, als ob sie zur Toilette müssten, sie spüren einen Druck auf den Darm. Das ist ihnen unangenehm und peinlich. Doch es handelt sich um die Presswehen. Sie werden einen unwiderstehlichen Drang haben zu pressen, sollten aber den Anweisungen der Hebamme folgen. Sie weiß genau, in welcher Phase sich Ihr Baby gerade befindet, ob Sie stärker oder weniger stark pressen sollen. Das ganze Kind muss sich drehen und kommt mit dem Gesicht nach hinten auf die Welt (im Normalfall). Besonders zum Ende, wenn der Kopf schon halb draußen ist, wird die Hebamme mit sanftem Gegendruck versuchen, den Damm langsam zu weiten, damit er nicht reißt. Ihr Kind macht jetzt Hochleistungssport. Der Weg ist kurvenreich, und das Kleine muss ständig seinen Kopf neu einstellen.

Der Beckeneingang ist queroval, der Beckenausgang am Ende längsoval. Die Käseschmiere am Körper Ihres Babys und warmes Wasser halten die Haut zusätzlich geschmeidig. Wenn auch die Schultern draußen sind, gleitet der vergleichsweise schmale Körper schnell nach. Begleiten Sie – falls Sie noch die Kraft dazu haben – Ihr Kind mit liebevollen Gedanken, reden Sie ihm zu und stellen sich in Gedanken vor, wie Ihr Becken sich öffnet und das Kind leicht nach außen gleitet.

Eine aufrechte Position hilft Ihnen in dieser Phase, beim Liegen müssen Sie noch gegen die Schwerkraft arbeiten. Gebärhocker, Wanne, Seil oder der Vierfüßlerstand: Probieren Sie, was für Sie am angenehmsten ist. Auch kreisende Bewegungen oder Sitzen auf dem Ball sind gut, da sich Ihr Kind dann gut durch das Becken drehen kann. Wenn es eng wird, können sich die Schädelknochen des Kindes gegeneinander verschieben, auch Ihr Becken kann sich noch etwas dehnen, da die Bänder sich durch die Hormone gelockert haben.

Ihr Partner kann Sie massieren, stützen, mit Ihnen atmen und Sie beim Pressen unterstützen, Ihnen den Kopf streicheln oder die Hand halten. Alles, wonach Ihnen ist. Viele Partnerschaften schweißt eine Geburt richtig zusammen. Auch die Männer können die Geburt intensiver erleben, wenn sie integriert werden. Sobald der Kopf des Kindes am Beckenboden ist, können Sie beide den Kopf berühren und streicheln. Das ist ein unvergleichliches Gefühl.

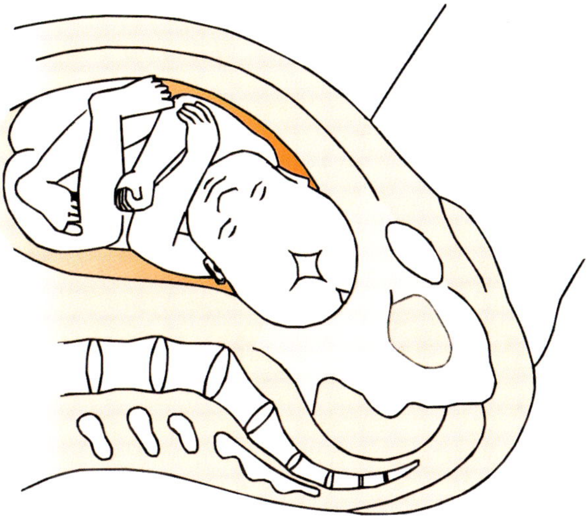

Beginn der Geburt

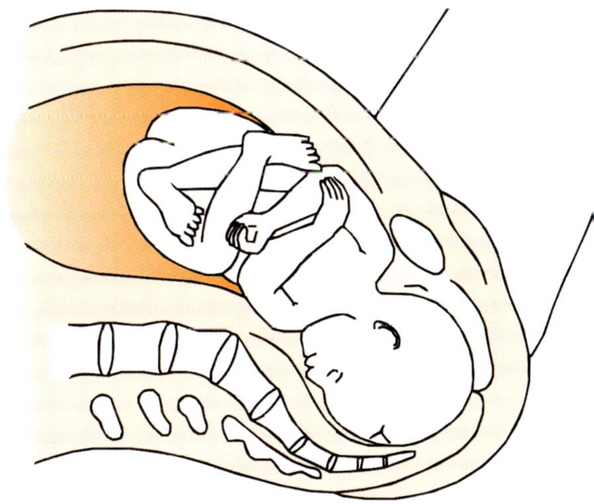

Kindlicher Kopf am Beckenausgang, das Kind hat sich gedreht.

offen … GESPROCHEN

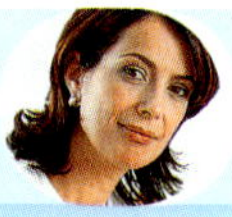

Ausnahmezustand Geburt

Keine Frau weiß, wie sie sich während der Geburt verhalten wird. Die Geburt ist ein Ausnahmezustand, weil sie an die Grenze der Belastbarkeit geht. Ihr Partner entdeckt plötzlich Seiten an Ihnen, die er vorher nicht kannte. Wut und Worte wie »Warum tust du mir das an?«, »Lass mich in Ruhe« können verunsichern und irritieren. Bitte: Schämen Sie sich nicht, lassen Sie Ihren Gefühlen freien Lauf. Es ist einfach ein Ventil, um mit den Schmerzen besser fertig zu werden. Sie brauchen und haben das Recht, im Mittelpunkt zu stehen. Ihnen wird es helfen, wenn Ihr Partner Ihnen gerade jetzt Mut macht. Worte wie »Toll, wie du das machst, du schaffst das schon« usw. sind das Beste zu Ihrer Unterstützung.

Und vielen Frauen hilft es, wenn der Partner einfach nur da ist. Denn wirklich tun kann er in dieser besonderen Situation nichts, Sie spielen die Hauptrolle.

Uterustonikum

Ein gutes Mittel bei Wehenschwäche oder nachlassenden Wehen ist das so genannte Ut-Öl.

Es besteht aus Eisenkraut, Nelke, Ingwer und Zimt. Bei nachlassenden Wehen kann die Hebamme den Fundus der Gebärmuter massieren. Es führt zu stärkeren Wehen und hilft der Frau, auch seelisch die Kraft dafür zu haben. Sie sollte jedoch entscheiden, wann es nötig ist.

Endlich … der große Augenblick

Jetzt haben Sie es geschafft: Ihr Baby ist auf der Welt, sie können es zum ersten Mal sehen, anfassen, streicheln, den Moment des großen Glücks mit Ihrem Partner teilen. So lange haben Sie darauf gewartet, jetzt ist es da. Viele Frauen empfinden ein so vorher nie gekanntes Glück, eine große innere Ruhe, einen tiefen Frieden.

Sie bekommen das Baby direkt nach der Geburt auf den nackten Bauch gelegt (oder, wenn die Mutter in Narkose liegt, wird es auf den Bauch des Vaters gelegt). Wenn Sie möchten, dürfen Sie natürlich mit dem Kleinen schmusen und ihn an die Brust legen. Das ist sehr wichtig, und Studien belegen, dass gerade die ersten Minuten nach der Geburt für das Urvertrauen eine große Rolle spielen. Damit wird das Bonding (englischer Ausdruck für die Prägung einer Beziehung) gefestigt. Jetzt sind eine schöne Atmosphäre, gedämpftes Licht und leise Stimmen sehr wichtig. Reden Sie mit dem neuen Erdenbürger und heißen Sie ihn herzlich willkommen auf dieser Welt. Mutter, Kind und Vater haben eine tolle Leistung vollbracht.

Übrigens: Wenn Ihr Baby völlig gesund ist, gibt es keinen Grund, es sofort abzunabeln. In vielen Kliniken wird gewartet, bis die Nabelschnur aufgehört hat zu pulsieren, so kann sich das Baby sanft an die Selbstständigkeit und die eigene Atmung außerhalb des warmen Bauchs der Mutter gewöhnen. Meist werden Vater oder Mutter gefragt, ob sie die Nabelschnur ihres Kindes selbst durchtrennen möchten. Tun Sie das ruhig, denn das Abnabeln hat schließlich auch eine Bedeutung im übertragenen Sinn. Sie trennen sich das erste Mal von

info
GESUNDHEIT

Dammschnitt oder Dammriss?

Neben dem Einlauf ist der eventuelle Dammschnitt oder -riss für die meisten Frauen der zweite große Angstfaktor rund um die Geburt. Bis vor wenigen Jahren war der Dammschnitt (Episiotomie) in fast allen Kliniken obligatorisch. Heute ist man dazu übergegangen, nur noch unter bestimmten Umständen zu schneiden, etwa wenn:

- Der Kopf des Kindes sehr groß ist.
- Bei einer Frühgeburt, um den sehr empfindlichen Kopf zu schützen.
- Wenn das Kind aufgrund schlechter Herztöne schnell geboren werden muss.
- Bei vaginalen operativen Entbindungen wie einer Zangen- oder Saugglockengeburt.

Ansonsten vertreten die meisten Hebammen und inzwischen auch immer mehr Ärzte die Ansicht, dass ein Dammriss besser heilt als ein Dammschnitt, auch wenn er schwieriger zu nähen ist. Ein Dammriss bereitet meist auch weniger Schmerzen, da er eine natürliche Verletzung darstellt und das Gewebe immer an seiner schwächsten Stelle reißt. Beim Dammschnitt dagegen werden die Gefäße durchtrennt, dadurch entstehen oft Blutergüsse, die eine natürliche Heilung behindern können. Beim Dammschnitt gibt es drei Möglichkeiten zu schneiden, den lateralen, den mediolateralen und den medianen Schnitt. (→ Seite 160) Lateral sollte möglichst nie geschnitten werden, median immer, wenn es möglich ist und mediolateral, wenn es nötig ist, etwa, um ein Weiterreißen des Dammes in den Schließmuskel zu vermeiden.

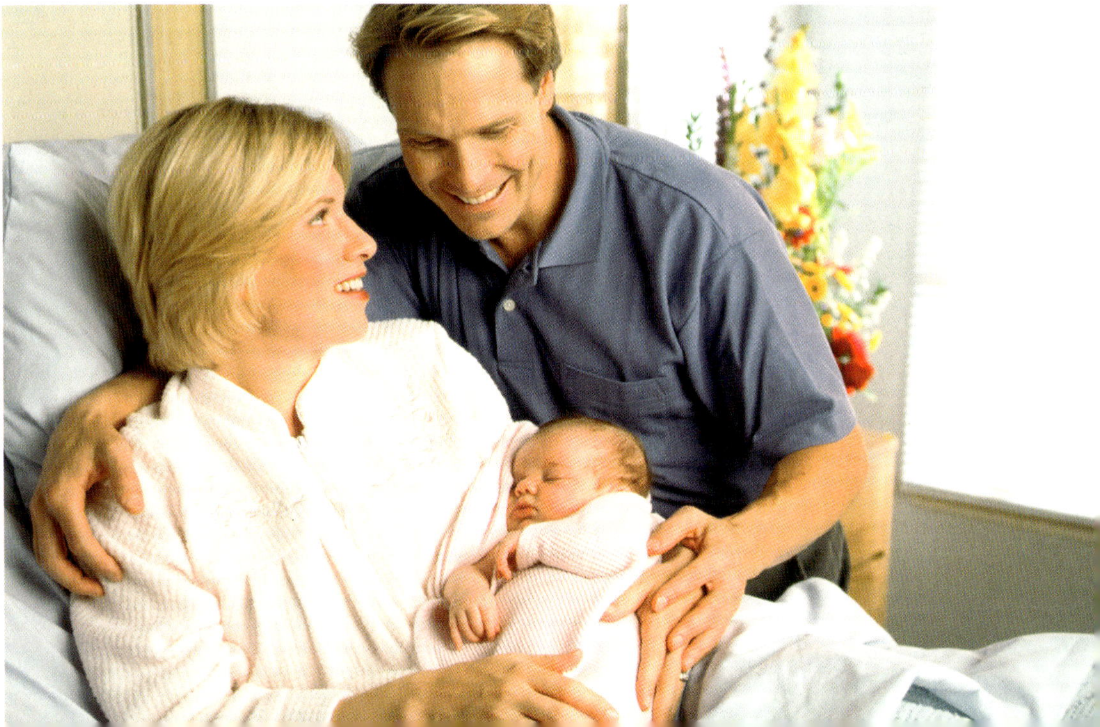

info … GESUNDHEIT

U1: Apgar, pH-Wert und Co.

Während das Baby auf Ihrem Bauch liegt, wird auch kontrolliert, ob es ihm gut geht. Herzstück der so genannten U1, also der ersten Untersuchung, ist der Apgar-Test, benannt nach der amerikanischen Narkoseärztin Virginia Apgar, die ihn 1953 entwickelte. Geprüft werden dabei Herzschlag, Atmung, Muskelspannung, Reflexe sowie die Hautfarbe. Getestet wird sofort nach der Geburt, nach fünf Minuten und dann noch einmal nach zehn Minuten. Für jede Lebensäußerung werden Punkte von 0 bis 2 vergeben. Eine Gesamtzahl von 10 weist also auf den bestmöglichen Gesundheitszustand hin. Doch keine Sorge: Die wenigsten Kinder erreichen gleich nach der Geburt einen Apgar-Wert von 10, wichtiger sind das zweite und vor allem das dritte Testergebnis.

Tabelle Apgar

	0 Punkte	1 Punkt	2 Punkte
Atmung	keine	flach, unregelmäßig	regelmäßig
Puls	nicht feststellbar	unter 100/min	über 100/min
Muskelspannung	schlaff	träge	aktiv
Hautfarbe	blass/blau Arme, Beine blau	rosa Körper	ganz rosig
Reflexe	keine	Grimassen	Schreien, Niesen

Neben dem Apgar-Wert wird in den meisten Kliniken auch noch der pH-Wert und der Sauerstoffgehalt im Blut des Kindes gemessen. Dafür wird schmerzlos etwas Blut aus der Nabelschnur entnommen und untersucht. Außerdem wird das Baby gewogen, seine Größe ermittelt und der Kopfumfang gemessen. Der Geburtshelfer schaut sich Ihren kleinen Schatz auch von Kopf bis Fuß an. Geprüft wird unter anderem, ob der Gaumen zugewachsen ist, wie die Fontanellen am Kopf aussehen, ob die Haut überall am Körper verschlossen ist und ob die Gehörgänge in den Ohren richtig angelegt sind. Auch werden Finger, Zehen und Nägel abgezählt.

Ihrem Kind, mit dem Sie jetzt neun Monate so intensiv zusammengelebt haben. Das Durchtrennen der Nabelschnur tut übrigens weder Mutter noch Kind weh, denn in ihr verlaufen zwar zwei Arterien und eine Vene, aber keine Nerven.

Nachgeburt

Wenn Sie Ihr Baby dann das erste Mal anlegen, wird es vermutlich sofort gierig saugen. Das löst die Ausschüttung des Hormons Oxytocin aus, das wiederum regt die

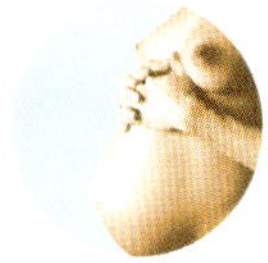

Gebärmutter dazu an, die Nachgeburt, also die Plazenta und die Eihäute, auszustoßen. Häufig bekommen Sie noch Oxytocin gespritzt, damit sich die Gebärmutter besser zusammenzieht und die Plazenta so leichter löst. Sie wird zusammen mit einer relativ großen Menge Blut (rund einem halben Liter) geboren, erschrecken Sie also nicht. Die Hebamme wird Sie danach genau untersuchen, um sicher zu sein, dass keine Plazenta-Reste in der Gebärmutter zurückgeblieben sind. Schauen Sie sich die Plazenta und die Eihäute, also die bisherige Wohnung Ihres Kindes, ruhig einmal an. Die meisten Paare sind fasziniert von diesem weichen, baumartig aussehenden kuchentellergroßen Gewebe. Manche Paare nehmen die Plazenta auch mit nach Hause und vergraben sie im Garten als Fruchtbarkeitssymbol, das Glück bringen soll.

Die Geburt ist erst beendet, wenn auch die Plazenta da ist. Bis dahin bleiben Sie im Kreißsaal.

GESUNDHEIT

Die Plazenta locken

Manchmal lässt die Nachgeburt, also die Plazenta, auf sich warten. Dann hilft es häufig, wenn Sie sich als frischgebackene Mutter ein wenig bewegen, also etwa im Bett des Kreißsaals in die Hocke gehen. Homöopathisch unterstützend wirken Arnica, Cantharis, Sepia und Pulsatilla. Auch Akupunktur und Fußreflexzonenmassage helfen. Oxytocin hilft ebenfalls bei der Ablösung.

Eine verzögerte oder erschwerte Plazentalösung kann auch mit ätherischen Ölen durch die Hebamme unterstützt werden: Ut-Öl ® mit einigen Tropfen Eisenkraut sollte auf die obere Kante der Gebärmutter (Fundus) massiert werden. Das löst Nachwehen aus. Einige Hebammen wenden auch eine kalte Lavendelkompressen an.

Erste Hilfe für den Vater

Für viele Männer ist die Geburt sehr belastend. Zum einen sehen sie ihre Frau leiden und können wenig mithelfen. Zum anderen haben sie Angst um das Kind. Kommt es gesund zur Welt, übersteht es die Geburt? Und dann das Blut, die Infusionen, überhaupt die gesamte Kreißsaalatmosphäre überfordert viele Männer. Und jeder kümmert sich um Mutter und Kind, keiner hat Zeit für den Vater. Schon mancher Mann ist umgekippt oder musste den Kreissaal verlassen. Auch das ist normal, schämen Sie sich nicht. Sie müssen nicht den Helden spielen. Sagen Sie, wenn es Ihnen zu viel wird. Als SOS empfehle ich die Notfalltropfen der Bachblüten oder das Aromaöl Neroli als Riechfläschchen.

Naht des Dammschnittes oder Dammrisses

Wenn Sie genäht werden müssen, dann geschieht das jetzt. Aber keine Sorge, das ist nicht mehr schmerzhaft. Die Wunde wird in örtlicher Betäubung genäht, wenn Sie keine Periduralanästhesie (PDA) haben. Zudem sind Sie so mit dem Kind beschäftigt und haben so viele Schmerzen hinter sich, dass Sie das nicht mehr belastet.

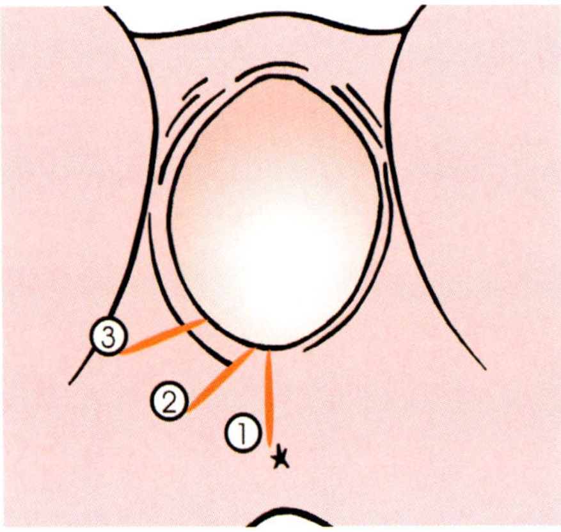

Dammschnitte ① median, ② mediolateral, ③ lateral.

Übrigens: Die Wunde heilt normalerweise innerhalb von sieben bis zehn Tagen gut und ohne Komplikationen ab. Sie können die Heilung aber unterstützen. In Sachen Homöopathie hat sich Arnica bewährt. Frühestens 48 Stunden nach der Geburt können Sie auch Sitzbäder mit Eichenrindenextrakt durchführen. Diese gerbstoffhaltige Pflanze beschleunigt die Heilung und lindert möglichen Juckreiz. Vermeiden Sie Kamillenbäder, sie können nach neuesten Erkenntnissen zu Allergien führen.

Unser Baby

Viele Eltern sind trotz der großen Freude verwirrt oder sogar leicht geschockt, wenn sie ihr Neugeborenes das erste Mal genauer betrachten. Statt rosig, frisch und sauber sehen fast alle Babys kurz nach der Geburt ziemlich mitgenommen aus. Kein Wunder, schließlich ist das Herauszwängen durch den Geburtskanal alles andere als ein Kinderspiel. Vom monatelangen Baden im Fruchtwasser ganz zu schweigen. Das werden Sie vielleicht an Ihrem Baby bemerken:

gut ZU WISSEN

Medikamente fürs Baby?

In den meisten Kliniken ist es üblich, dass die Kinder gleich nach der Geburt mit der U1 Vitamin-K-Tropfen bekommen. Neugeborene können dieses Vitamin noch nicht in ausreichender Menge produzieren, es ist wichtig für die Blutgerinnung. Diese Gabe wird noch einmal bei der U2 und U3 wiederholt. Relativ umstritten sind die Silbernitrattropfen, die zur Prophylaxe von Augenentzündungen, insbesondere durch Gonorrhoe (Tripper), gegeben werden können. Früher war diese so genannte Credé-Prophylaxe gesetzlich vorgeschrieben, heute nicht mehr. Zum einen brennen die Tropfen in den Augen des Babys, zum anderen ist die Erkrankung heute so selten geworden, dass die Notwendigkeit nicht mehr besteht. Zwar können auch andere Infektionen, insbesondere Chlamydien, Augeninfektionen hervorrufen. Diese sind aber meist relativ harmlos und gut zu behandeln und die Silbernitratprophylaxe in diesen Fällen sowieso nicht so sicher. Auch eine lokale Antibiotikagabe halte ich für wenig sinnvoll, da sie bei den vielen Allergien heute leicht zu einer Sensibilisierung führen kann. Sollte also insbesondere in den letzten Wochen der Schwangerschaft keine Infektion festgestellt worden sein, rate ich, auf die Augenprophylaxe zu verzichten.

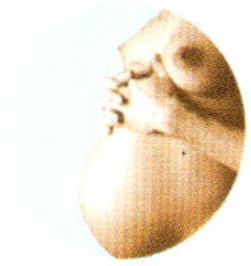

Verformter Kopf

Der größte Körperteil eines Babys ist im Verhältnis zum Körper der Kopf. Weich wie er anfangs ist, wird er beim Weg durch das Becken meist etwas verformt und sieht häufig spitz zulaufend aus. Doch keine Sorge: Innerhalb der ersten zwei Lebenswochen wird der Kopf wieder rundlicher.

Käseschmiere

Diese dünne Talgschicht schützt das Baby während des monatelangen Aufenthalts im Fruchtwasser und hilft auch bei der Temperaturregulation. Bei früher geborenen Kindern ist häufig noch der ganze Körper von dieser weißen Schicht überzogen, bei übertragenen Kindern finden sich oft nur noch Reste davon in den Hautfalten oder unter den Fingernägeln.

Haare

Besonders Frühgeborene haben oft noch reichlich des so genannten Lanugo-Haars am Körper. Dieser weiche Haarflaum sitzt an Schultern, Rücken, Stirn und Schläfen und fällt normalerweise innerhalb von ein bis zwei Wochen nach der Geburt wieder aus. Auch die Kopfbehaarung bei neugeborenen Kindern ist oft ungewöhnlich. Einige kommen mit einer Glatze zur Welt, andere haben viele und dichte Haare auf dem Kopf. Die meisten haben jedoch einen eher feinen Haarflaum. Wie auch immer: Die Geburtshaare fallen nach kurzer Zeit aus und werden durch neue ersetzt.

Schwellung der Geschlechtsorgane

Durch die mütterlichen Hormone kann es sowohl bei kleinen Jungen als auch bei neugeborenen Mädchen zu einer Schwellung der Geschlechtsorgane und der Brüste kommen. Besonders häufig kommt das übrigens bei Jungen vor, die durch einen Kaiserschnitt auf die Welt kommen.

Auch hier gilt wieder: Es gibt keinen Grund zur Sorge. Die Schwellungen verschwinden wenige Tage nach der Geburt von alleine wieder.

Muttermale/rote Flecken

»Storchenbiss« nennt der Volksmund die roten Flecken auf Stirn, Oberlidern, Nase und auch im Nacken. Die Ursache ist nicht ganz klar, meistens verschwinden die Flecken nach einigen Wochen, spätestens aber bis zum dritten Lebensjahr.

GESPROCHEN

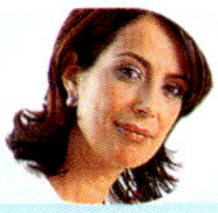

Stammzellen aus der Nabelschnur

Leukämie-Patienten sind oft dringend auf eine Knochenmark-Transplantation angewiesen. Im Knochenmark befinden sich nämlich Stammzellen, die das Immunsystem stärken und alte und defekte Blutzellen ersetzen. Stammzellen befinden sich auch im Blut in der Nabelschnur Ihres Kindes. Wenn Sie als Mutter einer Nabelschnur-Blutspende zustimmen, kann das möglicherweise das Leben eines Menschen retten. Einige Geburtskliniken bieten heute diese Möglichkeit an.

Nachteil: Die Nabelschnur muss sofort nach der Geburt abgeklemmt werden, dann wird daraus Blut entnommen, das an eine Nabelschnur-Blutbank weitergeleitet wird.

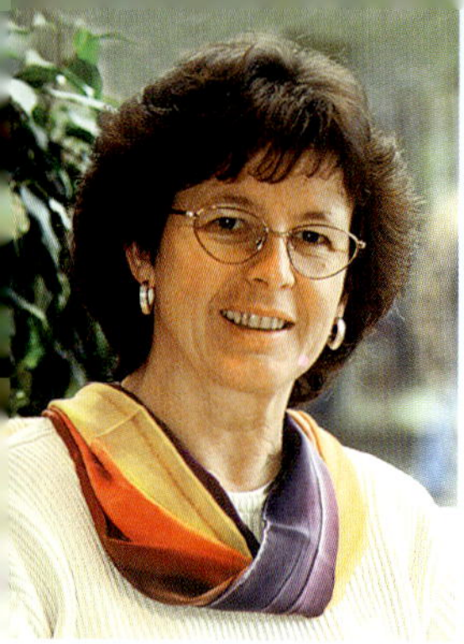

Düfte gegen den Geburtsschmerz

Ingeborg Stadelmann ist freiberufliche Hebamme. Ganzheitliche Betreuung der Schwangeren und natürliche Geburt stehen im Mittelpunkt ihrer Hebammentätigkeit.

Frau Stadelmann, Sie haben die Aromatherapie in der Schwangerschaft und bei der Geburt in Deutschland etabliert. Was ist die Aromatherapie genau?

» Die Aromatherapie ist eine alte Therapieform. Sie arbeitet mit ätherischen Ölen, die auch als Duftstoffe der Pflanzen bezeichnet werden. Diese Duftstoffe ziehen in der Natur an oder stoßen ab, haben also eine bestimmte Aufgabe. Auch Tiere produzieren Duftstoffe, die so genannten Pheromone: Am bekanntesten sind die Duftmarken von Hunden und Katzen. Auch Menschen stellen Duftstoffe her. Wir fühlen uns zu manchen hingezogen, zu anderen nicht. Je nach Situation, sogar je nach Zyklusabschnitt bei Frauen, riechen wir anders. Vieles nehmen wir nicht mehr bewusst wahr. Im Riechzentrum des Gehirns wird es jedoch wahrgenommen. Dies ist einer der ältesten Gehirnabschnitte und hängt eng mit der Gefühlswelt und den Hormonen zusammen. Das sagt schon der Spruch »Den kann ich nicht riechen«. Was wir manchmal als Intuition empfinden, ist ein gewisser Duft. Er kann Gefahr oder Anziehung signalisieren, wie zum Beispiel »Etwas liegt in der Luft«. Neuerdings haben Wissenschaftler sogar festgestellt, dass Gerüche unser Immunsystem beeinflussen.

Körpergeruch bestimmt die Partnerwahl, selbst Eizelle und Spermien finden so zueinander. Gerüche beeinflussen auch Bindungen. Deswegen ist es so wichtig, Mutter und Kind nach der Geburt möglichst schnell und viel zusammen zu lassen, damit sie sich auch über den Geruch aneinander gewöhnen können.

Seit wann wird eigentlich die Aromatherapie angewandt?

» Die Aromatherapie ist mindestens 3000 bis 4000 Jahre alt. Schon lange war bekannt, dass man über das Riechsystem auch therapieren kann; der genaue Mechanismus wurde erst in den letzten Jahren erforscht. So zeigte sich, dass Geruchsstoffe zum Beispiel zur Ausschüttung von Hormonen führen. Ylang-Ylang- oder Jasminöl fördern die Ausschüttung von Endorphinen. Sie wirken so schmerzstillend, aber auch euphorisierend. Lavendel- und Kamillenöl führen zur Ausschüttung von Serotonin und wirken somit beruhigend.

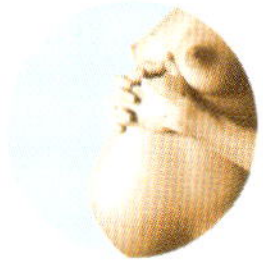

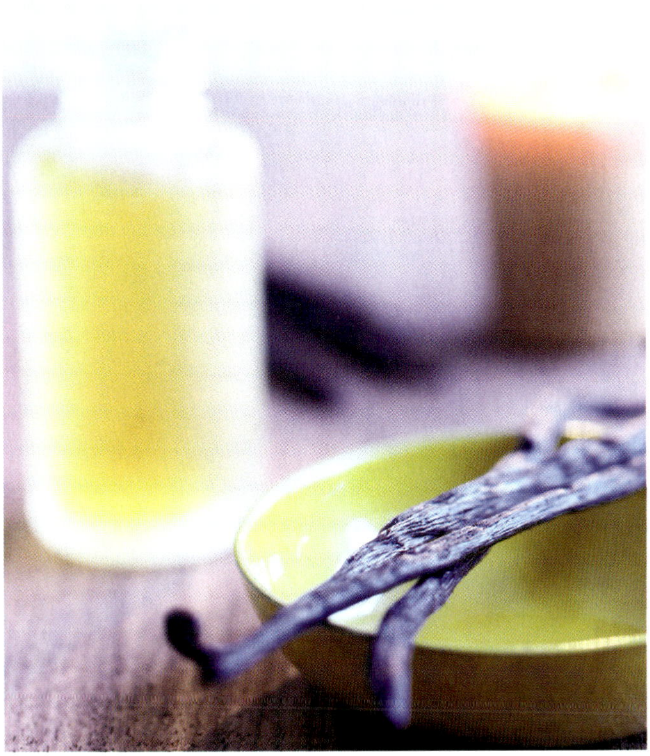

Wohlgerüche berühren nicht nur unsere Seele, sie sorgen auch für absolutes Wohlbefinden.

Warum eignet sich die Aromatherapie besonders in der Schwangerschaft und für die Geburt?

Gerade in der Schwangerschaft und bei der Geburt reagieren Frauen noch viel sensibler auf Gerüche. So wirken dann auch aromatische Substanzen besonders direkt und gut. Die meisten Öle haben eine gewisse schmerzlindernde Wirkung, sie dürfen natürlich nicht überdosiert werden, da sie dann auch unangenehme Nebenwirkungen haben können. Viele aromatische Öle töten sogar Bakterien und Viren. Nur gute und natürliche Öle sollen verwendet werden, in den anderen können sich Pestizide befinden. Und trauen Sie auch Ihrer Nase. Wenn Sie etwas nicht riechen können, lassen Sie die Finger davon.

Die Aromen können in einer Duftlampe ihr Aroma entfalten oder mit Ölen gemischt werden. Sie wirken auch über die Haut. Übrigens sind bei guter Qualität Allergien extrem selten.

Raten Sie zur Aromatherapie bei Säuglingen?

Beim Säugling im ersten Jahr sollten Sie möglichst keine Aromaöle einsetzen, höchstens Fenchel- und Kümmelöl bei Blähungen. Gerade nach der Geburt ist es wichtig, dass Mutter und Kind sich auch durch den Geruch aneinander gewöhnen. So sollte man möglichst Gerüche von außen weg lassen, bzw. zur Körperpflege des Säuglings nur extrem gering dosierte Aromamischungen verwenden.

Einige wichtige homöopathische Arzneien

ACONITUM

Sie haben plötzlich Todesangst, die Wehen sind sehr qualvoll. Sie haben Angst um das Kind, die Geburt wird als Schock empfunden.

ARNICA

Es kann nach jeder Geburt zur Wundheilung gegeben werden, während der Geburt bei nicht lokalisiertem Wundschmerz und wenn der Körper sich sehr strapaziert anfühlt.

BELLADONNA

Sie haben kräftige Wehen, die plötzlich kommen und wieder verschwinden. Sie mögen jedoch nicht berührt werden.

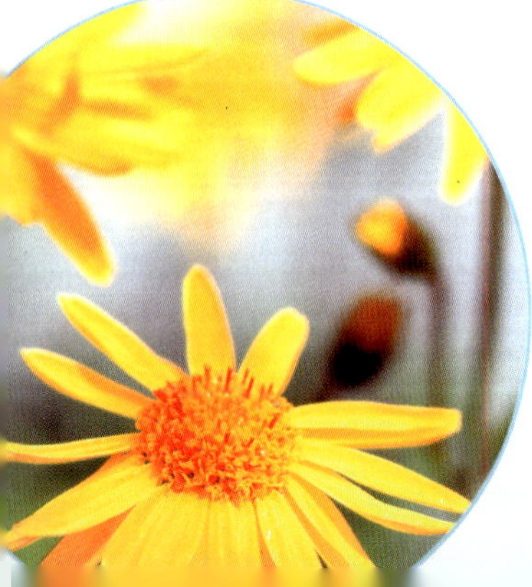

Arnica– die Arznei für jede Hausapotheke, hilfreich bei Verletzungen und Erschöpfung.

CANTHARIS

Wenn die Plazenta sich nicht lösen will.

CAULLOPHYLLUM

Sie haben noch keine Wehen, aber einen Blasensprung. Oder Sie leiden unter erfolglosen Wehen, die Ihnen erschöpfend bis quälend erscheinen.

CHAMOMILLA

Sie möchten unbedingt ein Schmerzmittel, empfinden die Wehen als unerträglich.

CIMICIFUGA

Sie reden viel und sehen alles schwarz.

COFFEA

Sie haben unerträgliche Schmerzen, sind nahe der Ohnmacht in der Wehenpause. Coffea kann auch bei der Dammdehnung verabreicht werden.

gut zu wissen

Die Rose – das Zeichen der Liebe auch bei der Geburt

Rosenöl ist ideal, und Sie sollten es unbedingt zur Geburt mitnehmen. Nicht umsonst ist die Rose ein Geschenk der Liebe. Rosenöl lindert Ängste, fördert die Weiblichkeit und schafft auch diese Stimmung im Raum für jeden der Anwesenden. Und Geburt ist Weiblichkeit pur. Viele Schwangere werden jetzt vom Mädchen zur Frau. Und mit der Geburt des eigenen Kindes erleben sie häufig die letzte Abnabelung von ihrer Mutter.

GELSEMIMUM

Bei straffem Muttermund, der sich nur wenig aufdehnen lässt.

KALIUM CARBONICUM

Kräftige Wehen, Schmerzen im Rückenbereich. Sie benötigen Druck und Massage, lieben Wärme, haben eine starke Selbstkontrolle, können nicht loslassen.

NUX VOMICA

Sie sind sehr überreizt und gestresst, fühlen Brechreiz und starken Druck auf Darm und Blase.

PULSATILLA

Sie fühlen sich weinerlich, haben nur schwache Wehen, können nicht loslassen. An der frischen Luft geht es Ihnen besser. Hilft auch bei Übertragung des Kindes.

SEPIA

Sie wirken abgespannt und haben das Gefühl, noch alles andere erledigen zu müssen. Sie haben starke Wehenschmerzen, die in die Scheide stechen. Ein warmes Bad lindert die Beschwerden.

Ein Zeichen der Liebe – die Rose.

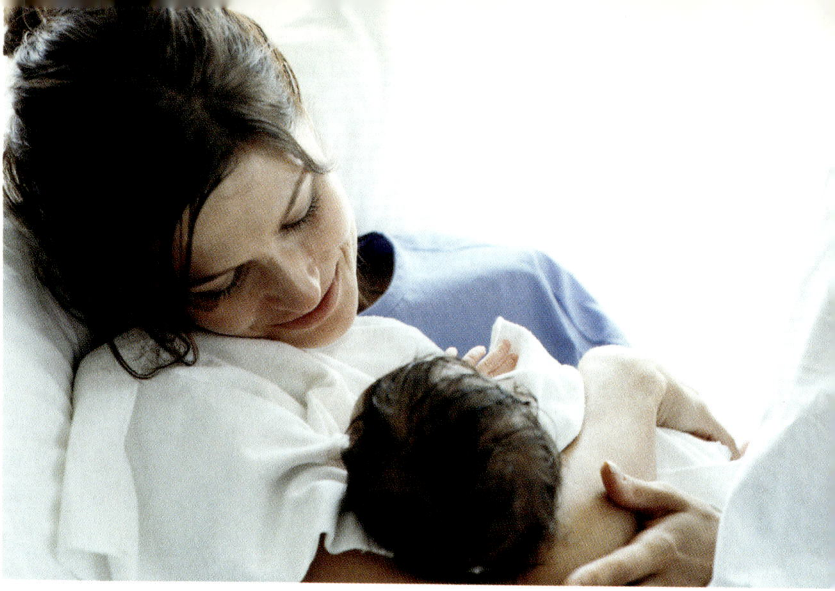

Verschiedene Geburtsarten

Jede Frau wünscht sich eine angenehme Geburt – für sich und das Baby. Doch wo fühlt man sich im entscheidenden Moment am wohlsten? Im Wasser oder im Bett?

Sanfte Geburt

Der Vater der sanften Geburt Dr. Frédérick Leboyer schrieb: »Bevor das Kind geboren wurde, lebte es in der Einheit. Es machte keinen Unterschied zwischen der Welt und sich selbst. Mit der Geburt beginnt für das Kind die Welt der Gegensätze. Wie begegnet Ihnen das Kind zum ersten Mal? Mit der Atmung. Mit dem ersten Atemzug überschreitet das Kind die Grenze. Jetzt ist es angekommen.«

Frédérick Leboyer war Frauenarzt und Geburtshelfer in einer Pariser Klinik. Angeregt durch die Psychoanalyse und betroffen von der Entwicklung der Medizin, die er als zunehmend technokratisch empfand, suchte er nach neuen Impulsen. In Indien erhielt er Anregungen für eine neue Sichtweise von Geburt und Mutterschaft und entwickelte Mitte der siebziger Jahre eine Methode, um dem Kind den Eintritt ins Leben so sanft wie möglich zu gestalten. Damals war das revolutionär, als ein Kreißsaal noch wie ein OP aussah, der Zutritt natürlich Vätern nicht gestattet war, die Kinder mit den Füßen nach oben gehalten wurden und nach einem kleinen Klaps auf den Po den ersten Schrei taten. Heute hat er die Geburtshilfe maßgeblich geprägt. Leboyer wollte den Eintritt ins Leben sanft und liebevoll gestalten: Kein helles Licht, sanfte Farben im Kreißsaal, keine lauten Geräusche, die Väter können dabei sein. und das Kind wird sofort nach der Geburt der Mutter auf den Bauch gelegt. Ganz neu war auch, die Nabelschnur erst dann zu durchtrennen, wenn sie aufgehört hat zu pulsieren. So kann sich das Kind langsam an die eigene Atmung gewöhnen. Das Kind wird der Mutter bald an die Brust gelegt. In warmem Wasser wird es von dem Vater oder der Hebamme gebadet. Die gesamte Atmosphäre ist liebevoll und sanft. Alle Anwesenden sollten sich bewusst machen, dass hier ein Kind geboren wird. Ein kleiner Mensch, der in der liebevollen Umarmung zweier Menschen entstanden ist und nun in diese Beziehung tritt. Studien konnten belegen, dass Kinder, die nach der Idee von Leboyer geboren wurden, weniger weinten, fröhlicher waren und nicht so stark fremdelten. Ich habe selbst Geburten in der Klinik geleitet, die mit schöner Musik, gedämpften Farben und Duftlämpchen eine Wohnzimmeratmosphäre hatten und völlig entspannt waren. Es ist für alle Beteiligten ein Glücksgefühl, so einer Geburt beiwohnen zu können.

Wassergeburt

Viele Frauen streben bewusst eine Wassergeburt an, und das hat gute Gründe: Warmes Wasser wirkt entspannend, und das Kind erlebt so einen sanften Übergang in die Welt, auch der Dammbereich wird elastischer. Viele Krankenhäuser verfügen bereits über eine solche Spezialwanne. Einige Frauen gehen nur zur Eröffnungsphase in die Wanne, andere möchten ihr Kind darin auf die Welt bringen. Wichtig: Steigen Sie erst in der heftigeren Geburtsphase, wenn der Muttermund schon fünf Zentimeter geöffnet ist, in die Badewanne, so liegen Sie nicht zu lange im Wasser. Für das Baby ist eine Wassergeburt übrigens überhaupt kein Problem. Es beginnt erst mit dem eigenständigen Atmen, wenn es an der Luft ist, bis dahin wird es über die Nabelschnur mit Sauerstoff versorgt. Ein Dammschnitt in der Wanne ist ebenfalls kein Problem, auch die Überwachung durchs CTG ist problemlos möglich. Mein Tipp: Fixieren Sie sich nicht zu stark auf die Wassergeburt. Ich habe schon so manche Schwangere erlebt, die es aufgrund der aktuellen Geburtssituation gar nicht mehr in die Wanne zog, und andere, die unter der Geburt festgestellt haben, dass diese Geburtsform für sie vielleicht doch nicht die ideale ist.

Die ersten Augenblicke zu dritt.

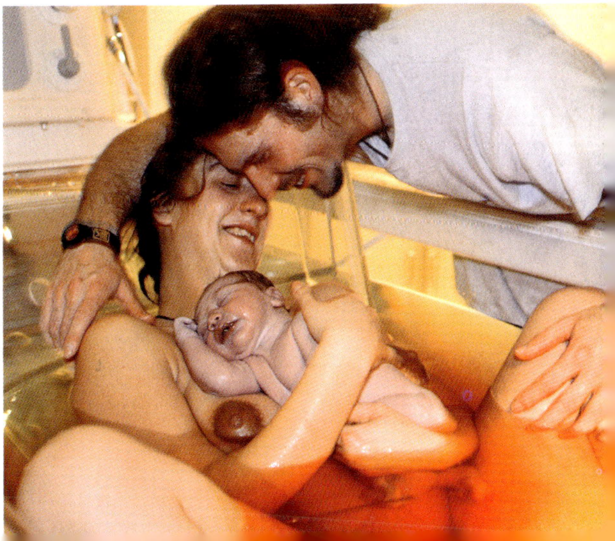

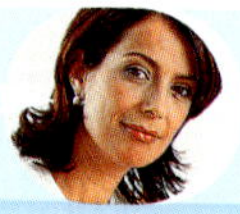

Geburtsschmerzen

Eine Geburt ist etwas ganz Natürliches – und meist auch sehr Schmerzhaftes. Die meisten Frauen beschreiben nachher den Schmerz als so intensiv, wie sie bisher nichts Vergleichbares im Leben gespürt haben. Dennoch ist das Schmerzempfinden natürlich sehr individuell. Viele Frauen meinen immer noch, sie müssten tapfer sein, und verzichten auf Schmerzmittel. Setzen Sie sich nicht zu sehr unter Druck, einerseits gibt es heute sehr wirkungsvolle Hilfen gegen den Schmerz, andererseits verkrampfen Sie sich vermutlich schon aus Angst vor der nächsten Schmerzwelle. Das löst Stresshormone aus, die weder Ihnen noch Ihrem Kind in dieser Situation gut tun. Sprechen Sie vor der Geburt mit der jeweiligen Klinik ab, welche schmerzstillenden Möglichkeiten es unter der Geburt gibt. Das reicht von sanften Methoden wie Akupunktur, Bachblüten, Massagen und warmen Bädern bis hin zu medizinischen Eingriffen wie der Periduralanästhesie (PDA). Hier die wichtigsten Schmerzmittel im Überblick:

Krampflösende Mittel (Spasmolytika): Diese Mittel, die viele Frauen auch bei Menstruationsbeschwerden einnehmen, werden in der Eröffnungsphase verabreicht, wenn sich der Muttermund nicht oder nur unter großen Schmerzen öffnet. Sie werden als Spritze, Zäpfchen oder Infusion gegeben.

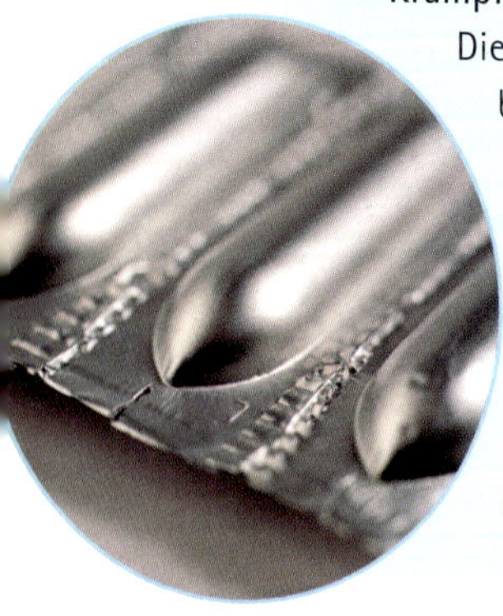

Schmerzlindernde Mittel (Opiate): Sind ebenfalls »Rettungsanker« in der Eröffnungsphase, wenn sich der Muttermund nur sehr langsam öffnet und die Frau große Schmerzen hat. Werden als Spritze oder Zäpfchen gegeben.

Kalzium: Weitet die Gefäße, erhöht somit die Durchblutung. Das hat einen positiven Effekt auf den Muttermund, macht ihn weicher, der Wehenschmerz ist besser zu ertragen. Wird per Injektion gegeben.

Periduralanästhesie (PDA): Dabei wird von einem Anästhesisten ein Betäubungsmittel in den Wirbelkanal gespritzt, so dass innerhalb weniger Minuten der Unterleib schmerzunempfindlich wird. Eine PDA darf jedoch nicht zu spät gesetzt werden, da Sie als Frau in der Endphase der Geburt aktiv mithelfen müssen, das Baby durch den Geburtskanal auf die Welt zu schieben. Vorteil der PDA: Wenn Sie sich bisher sehr anstrengen mussten in der ersten Phase der Geburt, haben Sie jetzt Gelegenheit, etwas zu entspannen oder sogar zu schlafen. Nachteil: Da auch Ihre Beine gefühllos sind, müssen Sie jetzt liegen bleiben. Eine PDA wird auch vor einem geplanten Kaiserschnitt gesetzt, so können Sie die Geburt bei vollem Bewusstsein miterleben und Ihr Kind danach gleich in die Arme schließen. Es gibt heute in einigen Kliniken auch schon eine so genannte Walking-PDA, bei der eine geringere Dosis des Betäubungsmittels vermischt mit einem Schmerzmittel in den Wirbelkanal gespritzt wird. Dadurch werden die Schmerzen zwar nicht völlig ausgeschaltet, aber gelindert und die Beine werden nicht taub. Vorteil: Die Schwangere kann sich (aus Sicherheitsgründen mit Hilfe der Hebamme oder des Partners) bewegen und muss nicht im Bett liegen.

Spinalanästhesie: In den Spinalraum zwischen Rückenmark und Wirbel wird ein Betäubungsmittel gespritzt. Dieses wirkt ähnlich der PDA.

Pudendusblock: Dabei wird der Scheidenbereich und der Damm mittels eines Anästhetikums schmerzunempfindlich gemacht. Diese Methode wird eingesetzt bei einer Zangen- oder Saugglockengeburt, wenn das Pressen sehr schmerzhaft ist oder ein größerer Dammschnitt oder -riss genäht werden muss.

Bewegung: Ein Positionswechsel kann auch mithelfen, den Wehenschmerz zu lindern. Denn wenn Sie aktiv sind, haben Sie nicht so schnell das Gefühl, dem Schmerz völlig ausgeliefert zu sein. Bewegung sorgt dafür, dass die Öffnung des Muttermundes vorangeht, und eine aufrechte Haltung lässt das Baby tiefer ins Becken rutschen. Probieren Sie ruhig alles aus, was der Kreißsaal Ihnen bietet: das Seil, die Sprossenwand oder den Gebärhocker. Viele Frauen empfinden auch den so genannten Vierfüßlerstand als gute Gebärhaltung. Dabei knien Sie und stützen sich mit den Ellenbogen am Boden ab. Dadurch wird die Gebärmutter besser durchblutet und das Baby optimal mit Sauerstoff versorgt.

Warmes Wasser: Viele Frauen steigen in der Wehenphase gern noch mal in die warme Badewanne. Zum einen fühlt sich der Babybauch in der Schwerelosigkeit wesentlich leichter an, zum anderen wird die Muskulatur gelockert – das entspannt und Sie können noch mal Kräfte sammeln.

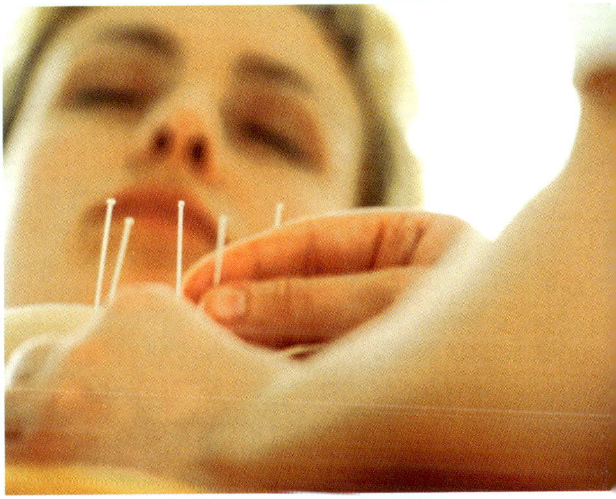

Akupunktur und Akupressur: Bei der 5000 Jahre alten chinesischen Heillehre werden sehr feine Nadeln an bestimmten Körperstellen gesetzt, die in Beziehung zu inneren Organen stehen. Durch die Nervenreize wird die Produktion von körpereigenen schmerzhemmenden Mitteln (Endorphinen) ausgelöst.
Bei der Akupressur werden die Punkte durch Druck mit dem Finger statt mit Nadeln stimuliert. So können Sie sich besser entspannen, der Muttermund öffnet sich schneller. Nicht alle Kliniken bieten diese Asia-Schmerzstiller an, fragen Sie aber unbedingt nach dieser Möglichkeit.

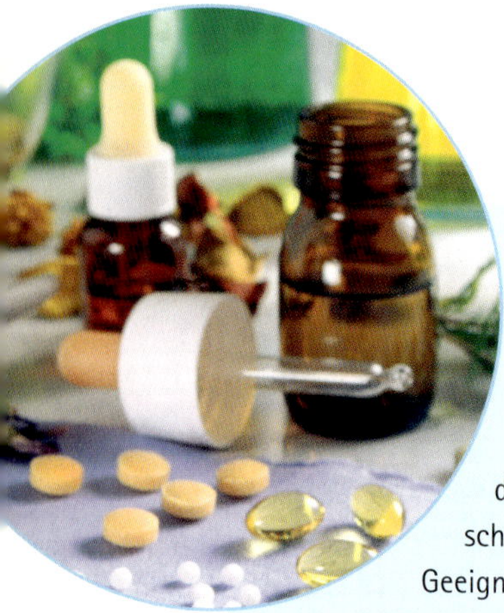

Homöopathie: Gerade in der Schwangerschaft und während der Geburt hat sich die Homöopathie zur Linderung verschiedener Beschwerden sehr bewährt. Geeignete Mittel finden Sie auch auf Seite 164 f., lassen Sie sich aber unbedingt von Ihrer Hebamme und einem homöopathieerfahrenen Arzt beraten.

Musik: Bringen Sie ruhig Ihren Walkman oder Discman mit Ihrer Lieblingsmusik mit in die Klinik. Musik bestimmter Frequenzen hat eine eindeutig beruhigende oder positiv stimmende Wirkung auf Body & Soul. Das erleichtert Ihnen die vielleicht lange Wartezeit auf das Baby.

Atmung: Schmerzen lassen sich sicher nicht völlig wegatmen, aber durch richtige Atmung lässt sich der Schmerz deutlich lindern. Sie lernen das Atmen in jedem Geburtsvorbereitungskurs, und auch die Hebamme wird Sie während der Geburt immer wieder dazu anleiten.

Massage: Bei Angst, Schmerzen und Stress neigen wir dazu, bestimmte Muskeln unnötigerweise anzuspannen. Das wiederum kann zu Schmerzen und neuer Anspannung führen. Massagen helfen, die Muskulatur zu lockern und so den Wehenschmerz ein wenig erträglicher zu machen. Richtige Griffe und Berührungen haben Sie vermutlich schon im Geburtsvorbereitungskurs gelernt, Ihr Partner oder auch die Hebamme können so zu Ihrer Entspannung beitragen.

Gähnen: Ist der Mundbereich entspannt, entspannt sich auch der Muttermund. Das ist eine alte Hebammen-Weisheit, die jedoch auch stimmt. Versuchen Sie deshalb oft und genüsslich zu gähnen. Es wird Sie entspannen.

Think positiv: Es hilft bei der Geburt. Freuen Sie sich auf Ihr Kind, sprechen Sie mit ihm und ermutigen Sie sich selber. »Gleich bist du da«, ich schaffe es. Auch Ihr Partner darf Sie jetzt wirklich loben. Sie machen es ganz toll und dafür werden Sie auch bald riesig belohnt.

Vertikale (senkrechte) Geburt

Unter vertikaler Geburt versteht man eine Geburt, bei der die Frau sitzt oder steht und sich so die Schwerkraft zu Nutzen machen kann. Heute versuchen viele Frauen diese Gebärhaltung einzunehmen, weil die Geburt leichter und meist schmerzfreier geht, die meisten Kliniken haben auch die Utensilien dazu, wie Seil, Gebärhocker, Ball, Sprossenwand.

Die werdende Mutter hat die Wahl, welche Geräte sie anwenden möchte.

Tipp: *Wenn Sie keinen Partner haben, nehmen Sie eine gute Freundin oder auch Ihre Mutter mit. Vertraute Menschen sind bei der Geburt sehr angenehm.*

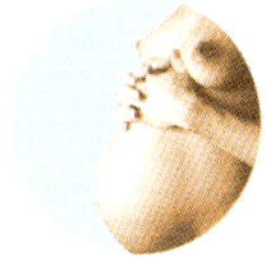

Zangen- und Saugglockengeburt

Beide Instrumente helfen der Mutter, das Kind zur Welt zu bringen, wenn es auf natürlichem Weg nicht mehr geht. Es kann ein Stillstand der Geburt sein, wie eine Wehenschwäche oder Erschöpfung der Mutter. Beide Methoden können nur angewendet werden, wenn der Muttermund vollständig geöffnet ist. Die Saugglocke (1957 erfunden) ist eine Metallschale, die per Schlauch mit einer Vakuumpumpe verbunden ist. Diese Saugglocke wird über die Scheide am Hinterkopf des Kindes angesetzt. Sie haftet dort und zieht bei jeder Wehe das Kind weiter nach unten und unterstützt so die Wehen. Die Saugglocke kann auch angewendet werden, wenn das Kind sich noch in der Beckenmitte befindet. Das Kind hat nach einer Saugglockengeburt meist eine kreisrunde, blaue Schwellung am Hinterkopf, die jedoch nach kurzer Zeit wieder verschwindet.

Bei einer Zangengeburt umschließen die beiden Seiten der Zange (auch Forceps genannt) den kindlichen Kopf und führen ihn so nach unten. Die Zange gibt es schon seit über 4000 Jahren. Sie kann nur dann eingesetzt werden, wenn der Kopf des Kindes schon am Beckenboden ist. Auch die Zange hinterlässt meist Spuren beim Baby, viele Babys haben auch noch Tage nach der Geburt Kopfschmerzen. Durch die Hektik, die leider oft bei einer Zangen- oder Saugglockengeburt im Kreißsaal entsteht, sind viele Mütter verunsichert und erleiden sogar manchmal einen Geburtsschock. In der Homöopathie hilft dagegen Aconitum, bei den Bachblüten rate ich Ihnen zum Star of Bethlehem. Beide helfen, das traumatische Erlebnis besser zu verarbeiten.

Kaiserschnitt (Sectio caesarea)

In gewissen Situationen ist es nötig, das Kind durch einen Kaiserschnitt zur Welt zu bringen. 15 Prozent aller Kinder in Deutschland werden so entbunden. Übrigens heißt die Operation Sectio caesarea vermutlich nach dem römischen Kaiser, der am 13.07. 100 v. Chr. angeblich auf diesem Weg das Licht der Welt erblickt haben soll.

Geburtshelfer unterscheiden zwischen geplantem (primärem) und ungeplantem (sekundärem) Kaiserschnitt.

Gründe für einen geplanten Kaiserschnitt

Ein häufiger Grund ist die Beckenendlage. Das Kind liegt mit dem Gesäß oder mit den Füßen voran in der Gebärmutter.

Das Kind liegt quer in der Gebärmutter.

Die Plazenta liegt vor dem Muttermund (Placenta praevia) und versperrt dem Kind so den Weg.

Sehr großer kindlicher Kopf und sehr schmales Becken der Mutter.

Mehrlinge ab drei Kinder.

Frühgeburten vor der 32. Woche.

Wenn die Mutter eine Schwangerschaftsvergiftung (Gestose) hatte, an Diabetes oder einer Netzhautablösung leidet.

Gründe für einen ungeplanten Kaiserschnitt

- Die Herztöne des Kindes verschlechtern sich.
- Starke Wehenschwäche.
- Sehr lange Geburten, bei denen die Mutter keine Kraft mehr hat und es dem Baby zunehmend schlechter geht.
- Die Nabelschnur ist abgeklemmt und das Baby bekommt keinen Sauerstoff mehr.
- Das Baby ist zu groß für das mütterliche Becken.
- Bei einem Geburtsstillstand, weil sich beispielsweise der Muttermund nicht vollständig öffnet.
- Plötzliches hohes Fieber, nicht einstellbarer Blutdruck oder Blutungen durch vorzeitige Ablösung der Plazenta.

Nur selten in Vollnarkose

Heute wird der Kaiserschnitt so schonend durchgeführt, dass die Mutter nach der Geburt schon schnell wieder fit ist und keine große Narbe behält. Bekannt ist die Technik nach Misgav-Ladach, nach der viele Kliniken arbeiten (Seite 173). Ein geplanter Kaiserschnitt wird meist mit einer Teilnarkose (PDA oder Spinalanästhesie) durchgeführt. Das hat den Vorteil, dass Sie als Frau bei vollem Bewusstsein sind und Ihr Kind gleich nach der Geburt in die Arme schließen können. In vielen Kliniken dürfen auch die Väter mit sterilem Kittel und Mundschutz beim Kaiserschnitt dabei sein. Keine Angst, Sie sitzen am Kopfende bei Ihrer Frau, und das eigentliche Operationsgeschehen vor Ihnen findet hinter

offen ...... GESPROCHEN

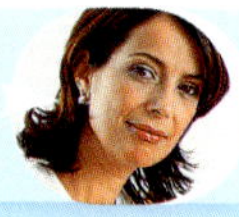

Trauma Kaiserschnitt?

Für viele Frauen ist der Kaiserschnitt ein buchstäblich einschneidendes Erlebnis. Auch wenn sie sich nach einiger Schonzeit schon wieder fit fühlen, bleibt oft ein Gefühl der Enttäuschung, keine normale Geburt erlebt zu haben oder vielleicht sogar als Mutter versagt zu haben. Versuchen Sie solche Gedanken schnell zu verscheuchen. Schließlich gab es gewichtige Gründe für den Kaiserschnitt. Nur durch ihn konnten Sie Ihr Kind sicher und gesund auf die Welt bringen, und das ist schließlich das Wichtigste. Auch Ihr Kind wird sich genauso gut entwickeln wie Babys, die sich mühsam durch den Geburtskanal kämpfen mussten. Studien haben inzwischen widerlegt, dass Kaiserschnittkinder Defizite in der Entwicklung haben oder sich später im Leben nicht durchsetzen können.

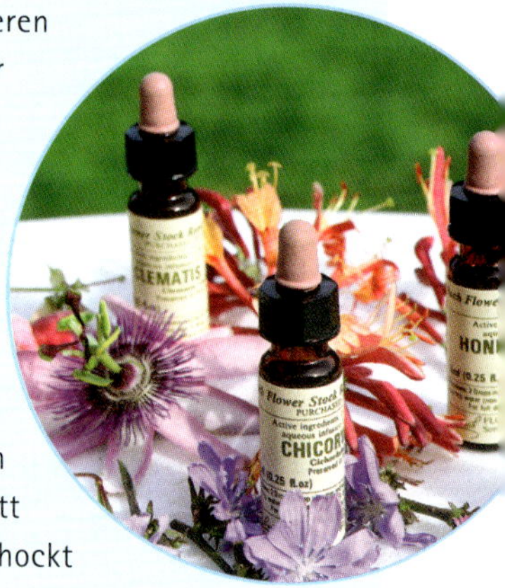

Damit die äußeren Wunden besser heilen, rate ich Ihnen zu den homöopathischen Mitteln Arnica und Staphyasagria. Falls Sie durch einen Notkaiserschnitt noch sehr geschockt und verstört sind, hilft der Star of Bethlehem aus der Bachblüten-Therapie

Darauf freuen sich die Väter besonders: Spielen mit dem Nachwuchs.

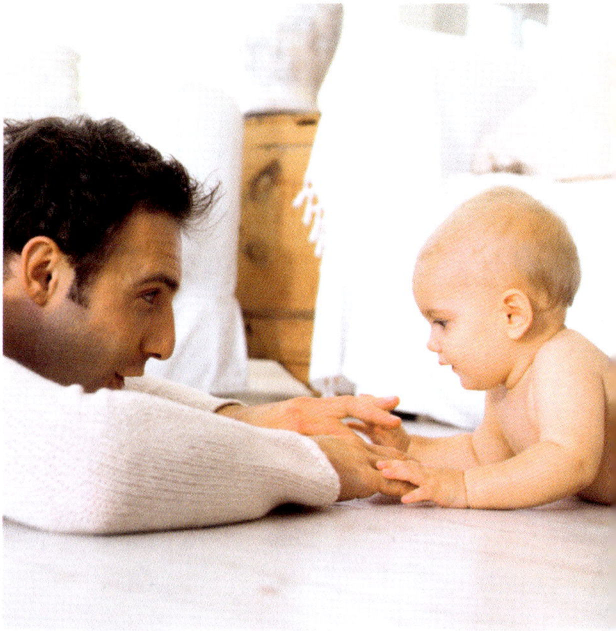

einem Tuch statt. Eine Vollnarkose wird nur noch selten und meistens dann in Notsituationen gemacht, da die Betäubung schneller einsetzt als die PDA. Wenn Sie während der Geburt bereits eine PDA bekommen haben und ein Kaiserschnitt nötig wird, muss die Betäubung meist lediglich höher dosiert werden, eine Vollnarkose ist nur selten zusätzlich nötig.

info GESUNDHEIT

Der »sanfte« Kaiserschnitt nach Misgav-Ladach

So sanft, wie er oft beworben wird, ist er gar nicht. Optisch zumindest nicht. Denn nachdem die erste Hautschicht mit dem Skalpell durchtrennt ist, werden die weiteren mit den Händen auseinandergezogen. Nachdem das Kind ans Licht der Welt gehoben ist und die Gebärmutter vernäht ist, verzichtet man auch auf den korrekten Verschluss einiger Schichten, lediglich die Bauchhaut wird wieder akkurat zusammengenäht bzw. geklammert. Verfechter dieser Methode verweisen auf die kürzere OP-Dauer, den geringeren Schmerzmittelverbrauch und somit eine weniger starke Belastung für den Körper. Kritiker befürchten, dass es durch das manuelle Auseinanderziehen der Hautschichten zu mehr unschönen Gewebsverwachsungen kommen kann.

Das erwartet Sie bei einem Kaiserschnitt

Eine Rasur der Schamhaare ist beim Kaiserschnitt leider unumgänglich, außerdem wird eine Kanüle in die Armvene gelegt und ein Katheter (dünner Schlauch) in die Harnröhre eingeführt. Sie bekommen Thrombosestrümpfe angezogen und der Bauch wird desinfiziert. Der eigentliche Kaiserschnitt ist ein zehn bis zwölf Zentimeter langer Schnitt, der unterhalb der Schamhaargrenze gesetzt wird, so dass er später unter den nachwachsenden Härchen fast ganz verschwinden wird. Etwa fünf bis zehn Minuten nach dem ersten Schnitt ist Ihr Baby bereits geboren, wird abgenabelt und Ihnen oder – wenn Sie eine Vollnarkose haben – dem Vater liebevoll in die Arme gelegt.

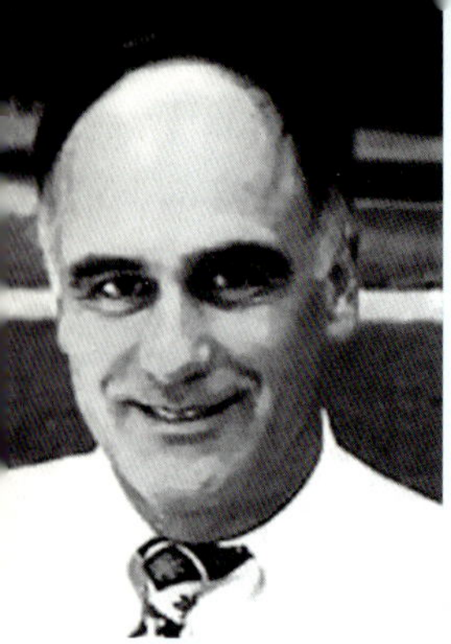

Alles zum Schutz von Mutter und Kind

Professor Dr. Karl-Theo Maria Schneider
Stellvertretender Direktor und Leiter der Perinatalmedizin an der Frauenklinik München

Herr Professor Dr. Schneider, welche Untersuchungsmethoden empfehlen Sie am Anfang der Schwangerschaft?

» Jede Frau sollte sich zu einem möglichst frühen Zeitpunkt in der Schwangerschaft von einem Frauenarzt untersuchen lassen. Neben allen anderen Untersuchungen, die zur Mutterschaftsvorsorge gehören, spielt die Ultraschalluntersuchung eine wichtige Rolle. Seit neuester Zeit kann die so genannte Nackendicke des Kindes zwischen der 11. und 14. Woche gemessen werden. Studien belegen, dass bei bestimmten Erkrankungen, wie zum Beispiel der Trisomie 21 und einigen Herzfehlern, die Nackenhaut verdickt ist. Damit kann die Anzahl der Chorionzottenbiopsien und Fruchtwasseruntersuchungen reduziert werden. Fehlbildungen lassen sich noch früher erkennen.

Welche Untersuchungsmethoden spielen in der späteren Schwangerschaft eine Rolle?

» Jede Frau sollte regelmäßig zur Mutterschaftsvorsorge gehen. Dort kann der Arzt schon einiges aus der körperlichen Untersuchung erkennen. Jede Frau sollte berichten, welche Veränderungen sie bemerkt und wie es ihr geht. Das sind oft die ersten Hinweise, ob es eventuell Störungen gibt. Gewicht, Blutdruck, Urinuntersuchung, Eisenwert des Blutes, der Befund des Muttermundes und der pH-Wert der Scheide spielen eine wichtige Rolle.

Ergänzt werden diese Untersuchungen durch die Sonographie. Damit können die Größe des Kindes gemessen und die einzelnen Organe untersucht werden. Viele Fehlbildungen lassen sich so erkennen. Aber auch das Fruchtwasser und die Plazenta kann der Arzt beurteilen.

Ist ein Kind zu klein, muss die Ursache gefunden werden. Manche Kinder sind kleiner, weil ihre Eltern kleiner sind. Es kann aber auch daran liegen, dass das Kind nicht ausreichend mit Blut versorgt ist, weil eine so genannte Plazentainsuffizienz vorliegt. In diesem Fall ist die Plazenta nicht leistungsfähig genug. Häufig sind

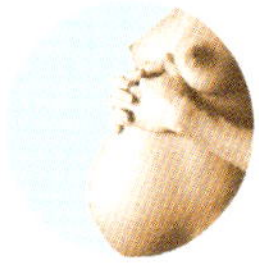

ALLES ZUM SCHUTZ VON MUTTER UND KIND

mütterliche Erkrankungen dafür die Ursache, wie zum Beispiel Bluthochdruck oder eine Schwangerschaftsvergiftung.

In diesem Fall lässt sich mit einer Doppleruntersuchung die Durchblutung des Kindes messen. Diese Untersuchung ist die früheste Möglichkeit, eine kindliche Gefährdung zu erkennen. Veränderungen der Durchblutung zeigen sich schon ungefähr drei Wochen vorher, ehe es dem Kind wirklich schlecht geht. An dieser Stelle sollte man erwähnen, dass dauerhafte Schäden des Kindes zu zwei Dritteln in der Schwangerschaft und nur zu einem Drittel während der Geburt entstehen.

Das CTG (Herzton-Wehenschreiber) ist am Ende der Schwangerschaft und während der Geburt wichtig, um akute Gefahrensituationen zu erkennen. Als zusätzliche Sicherheit können auch noch die kindlichen Bewegungen gemessen werden. Nehmen diese ab, deutet es ebenfalls darauf hin, dass es dem Kind nicht mehr gut geht. Auch die Farbe und die Menge des Fruchtwassers sowie das Aussehen der Plazenta spielen eine Rolle in der Beurteilung des kindlichen Zustandes.

Alles in allem stehen uns heute eine Vielzahl von Untersuchungsmethoden zur Verfügung, um der Mutter und dem Kind eine große Sicherheit zu geben.

Immer mehr Frauen wünschen sich, ihr Kind durch Kaiserschnitt zur Welt zu bringen. Was sind die Vor- und Nachteile?

» Momentan wünschen ungefähr sieben Prozent aller werdenden Mütter einen Kaiserschnitt. Die Tendenz ist etwas steigend. Meistens ist der Wunsch nicht völlig grundlos, sondern es gibt medizinische Gründe, oder die Frauen haben Angst vor der Geburt. Mit der neuen Kaiserschnittmethode nach Misgav-Ladach ist die Operation schneller, einfacher und sicherer als früher. Die Frauen sind danach nicht mehr so lange bettlägerig und haben weniger Komplikationen wie Thrombosen, Schmerzen und schlechte Wundheilung. Die Erkrankungsgefahr für die Mutter ist dadurch wohl nicht größer als bei der normalen Geburt, das Infektionsrisiko steigt allerdings etwas.

Der Beckenboden wird weniger belastet. Aber auch die Schwangerschaft an sich ist schon eine Belastung für den Beckenboden, nicht nur die Geburt allein. Ein deutliches Risiko sind jedoch weitere Geburten. Nach einem Kaiserschnitt kommt es häufiger zu einer tiefsitzenden Plazenta.

Für die Kinder ist die eigentliche Gefahr der Geburt etwas vermindert. Sie können jedoch an Anpassungsschwierigkeiten leiden und müssen manchmal zunächst überwacht werden.

Inwieweit sich der Kaiserschnitt auf die Mutter-Kind-Beziehung auswirkt, ist noch nicht ganz geklärt. Sicherlich ist die Geburt für Mutter und Kind eine Grenzsituation, die auch zusammenschweißt. Mütter, die mit Kaiserschnitt ihr Kind zur Welt bringen, sollten sich danach um einen engen und intensiven Körperkontakt bemühen.

In einer Studie stellte man fest, dass immer noch die Frauen am glücklichsten waren, die ihr Kind auf normalem Wege zur Welt brachten und keine Komplikationen hatten.

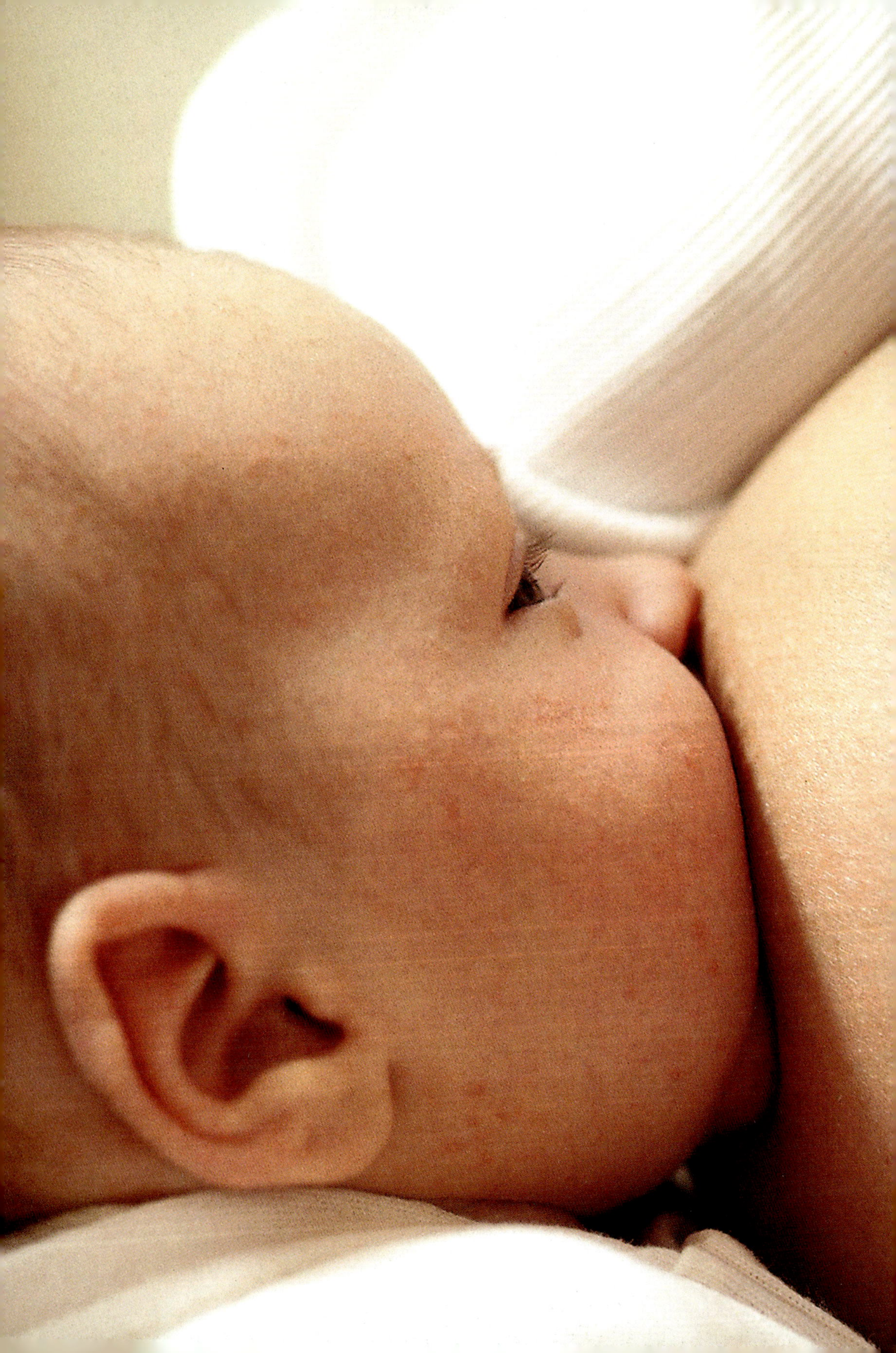

Leben zu zweit: *Wochenbett* und Stillen

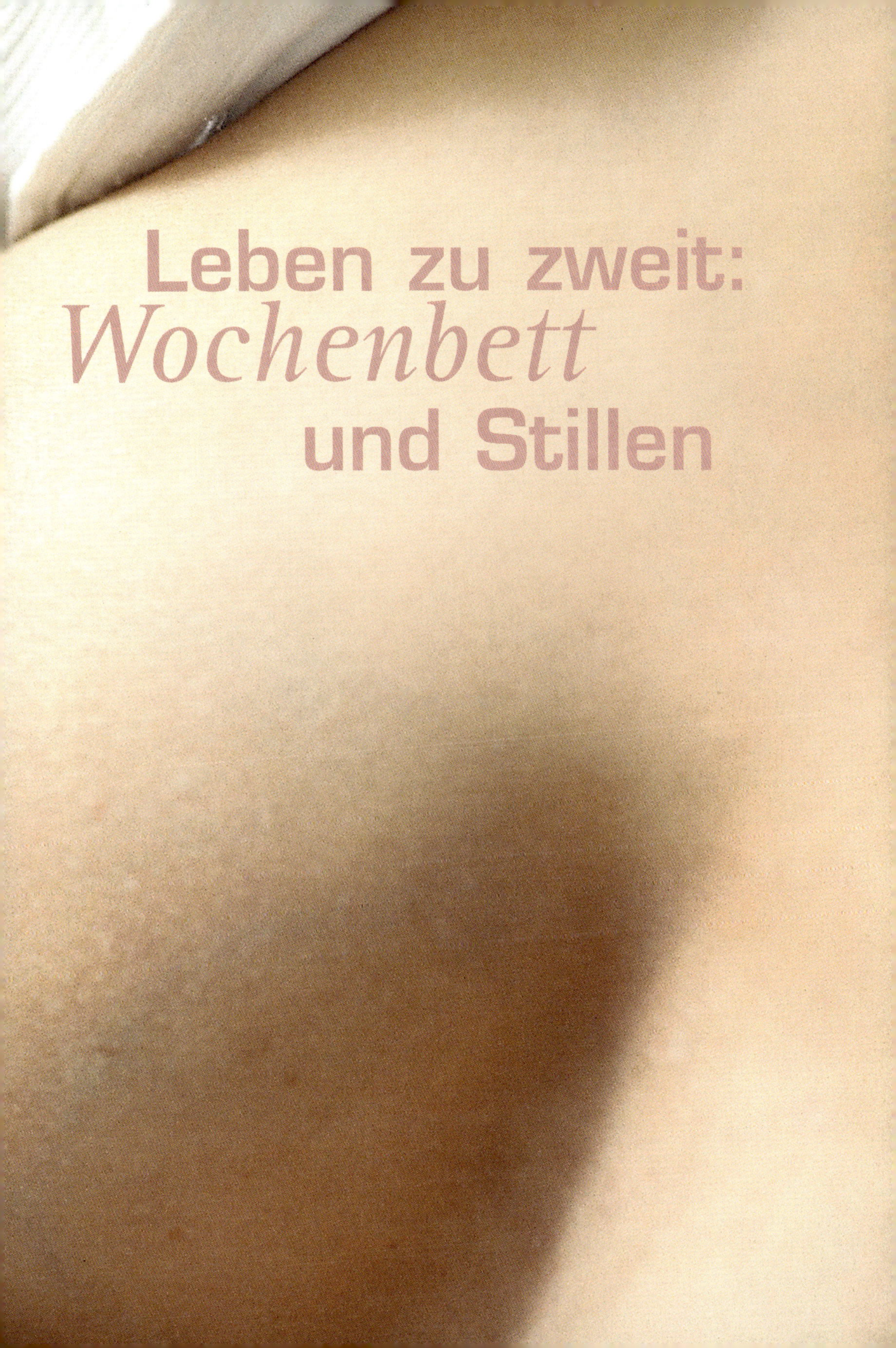

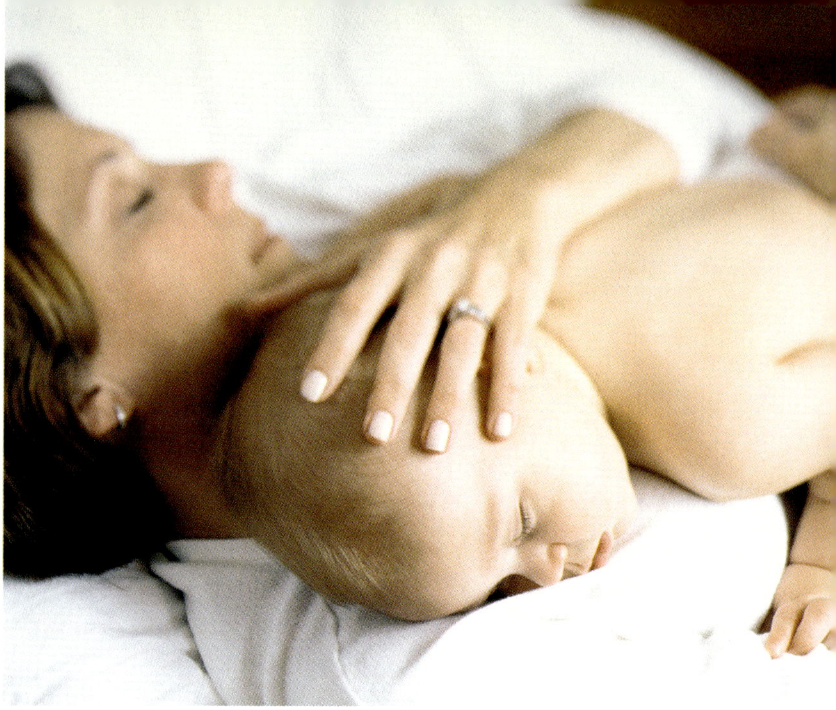

Das Wochenbett

Endlich ist es auf der Welt: Ihr Kind! Genießen Sie die ersten Momente, sie sind unwiederbringlich. Sie, Ihr Körper und das Baby haben eine Spitzenleistung vollbracht.

Die Zeit der Schwangerschaft, die Geburt, das neue Leben mit dem Baby – alles das ist anstrengend und aufregend zugleich. Für viele Frauen und Paare sind das die intensivsten Zeitabschnitte. Nach der Geburt ihres Kindes sind die Mütter ziemlich euphorisch, ein Gefühlszustand ähnlich der Verliebtheitsphase einer neuen Beziehung. Tag und Nacht spielen keine Rolle, sie fühlen sich fast unbeschränkt belastbar. Gerade diese Zeit ist wichtig, damit Sie und Ihr Kind sich kennen lernen können.

Direkt nach der Geburt bekommen Sie Ihr Kleines auf den Bauch gelegt. Dieser erste Körperkontakt ist sehr wichtig. Nutzen Sie auch die folgende Zeit für viel Körperkontakt und für Ihre Beziehung zueinander. Das Kind fühlt sich geliebt, sein Urvertrauen und seine Selbstsicherheit werden somit gleich nach der Geburt gefördert.

Nutzen Sie die ersten Tage in der Klinik oder zu Hause aber auch, um etwas zur Ruhe zu kommen, denn Sie haben viel geleistet. Schalten Sie einen Gang herunter, legen Sie sich oft hin. Nehmen Sie sich Zeit, wenn das Baby schläft, zum Lesen oder zum Gespräch mit Ihrem Partner. Überfordern Sie sich und das Kind nicht mit zu vielen Besuchen. Vielleicht bitten Sie auch Ihre Freunde und Verwandten ein paar Tage um Geduld, bevor sie Sie besuchen, so haben Sie eine kleine Verschnaufpause. Falls Sie einen Dammschnitt oder -riss hatten, werden Sie vielleicht jetzt für einige Tage Schmerzen haben. Hier helfen die homöopathischen Mittel Arnica, Staphisagria oder Hypericum. Wenn die Schmerzen unerträglich werden, sollten Sie sich ruhig ein Schmerzmittel geben lassen, auch Eispacks lindern die Schmerzen. Ein Sitzring oder weiches Kissen erleichtern das Sitzen, vermeiden Sie unbedingt, direkt auf der Naht zu sitzen. Manche Frauen sind auch für einige Tage sehr traurig, fühlen sich durcheinander und manchmal auch gereizt. Dieser so genannte Baby-Blues hängt mit der Hormonumstellung zusammen und verschwindet nach rund einer Woche meist wieder.

Geben Sie Ihren Bedürfnissen nach. Liegen Sie, solange Sie mögen. Wie der Name Wochenbett bereits sagt, sind die Wöchnerinnen früher eine Woche liegen geblieben. Das Liegen ist gut, damit die Wunden heilen und die Milch einschießen kann.

Leider wird heute das Wochenbett nicht mehr so gesehen und eingehalten. Gönnen Sie sich und Ihrem Kind das Wochenbett, ob daheim oder in der Klinik. Der Alltag mit all seinen Pflichten kommt früh genug.

GESUNDHEIT

Auch Mamis brauchen Zuwendung

Klar, jeder kommt und bestaunt den Nachwuchs. ER steht jetzt im Mittelpunkt, und das ist auch in Ordnung. Aber auch Sie als neugeborene Mutter brauchen Zuwendung und Liebe. Sie haben eine anstrengende Zeit hinter sich. Die meisten Frauen genießen die Fürsorge und den Rat von älteren Frauen, die ihnen beistehen und sie auch mal bemuttern. Gönnen Sie sich das. Fragen Sie auch Hebammen, Ärzte und Kinderkrankenschwestern um Rat, wenn Ihnen etwas unklar ist. Sie brauchen einfach Zeit, um in diese neue Situation zu wachsen. Und nehmen Sie Hilfe an.

Gönnen Sie sich und Ihrem Baby das Wochenbett, genießen Sie die Ruhe, turbulent wird es schon bald.

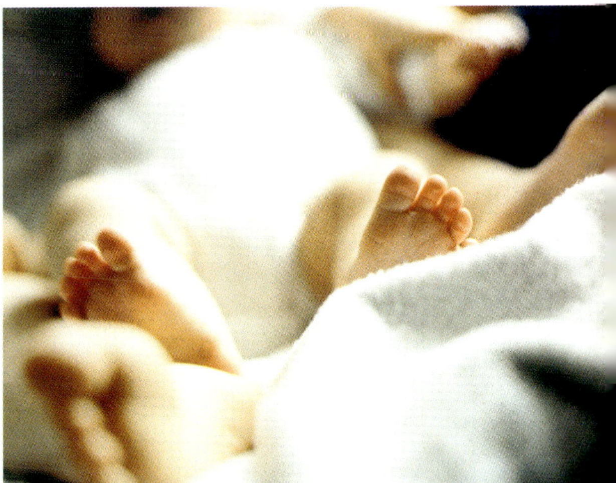

Tipp aus China:
Frauen in China bekommen nach der Geburt eine Hühnerbrühe. Sie soll die Lebensenergie Qi sowie den Blutfluss ankurbeln und gegen Wochenbettdepressionen helfen. Für Vegetarierinnen: Das Huhn lässt sich auch durch Lauch, Spargel und Petersilie ersetzen.

So reagiert der Körper nach der Geburt

Wochenfluss (Lochien)

Kurz nach der Geburt beginnt der Wochenfluss, der dann etwa sechs Wochen anhält. Zunächst ist er rot, dann bräunlich, später gelb und zum Schluss weiß. Er besteht aus Blut und Wundsekret. Der Wochenfluss ist etwa periodenstark, und Sie sollten zum Schutz dicke Binden verwenden, die Sie regelmäßig wechseln. Er ist doch nicht so hochinfektiös, wie früher angenommen wurde. Trotzdem sollten weder das Kind noch die Brust mit ihm in Verbindung kommen. Nach der Toilette duschen Sie sich am besten mit warmem Wasser ab. Beim Sex bitte ein Kondom verwenden.

Darmträgheit

Die meisten Frauen haben in den ersten drei Tagen nach der Geburt keinen Stuhlgang. Das ist von der Natur auch ganz clever so eingerichtet, denn diese Darmträgheit schützt die Frau, die erst einmal nach der Anstrengung der letzten Tage »unten rum« nichts spüren und nichts leisten will. Wenn auch danach immer noch nichts geht: Verzichten Sie möglichst auf Abführpillen und -tropfen, denn sie gehen in die Muttermilch über und können auch bei Ihrem Baby zu Blähungen und Bauchschmerzen führen. Achten Sie unbedingt auf eine ballaststoffreiche Ernährung (was bei Krankenhauskost nicht immer einfach ist), lassen Sie sich notfalls Obst von Ihrem Partner oder von Ihren anderen Besuchern mitbringen und trinken Sie ausreichend. Falls es gar nicht klappt, können Sie auch im Krankenhaus um ein Mikroklistier bitten, das beseitigt schnell und ohne Nebenwirkungen die Verstopfung im Enddarm.

Übrigens: Wenn Sie einen Dammschnitt oder Dammriss hatten, müssen Sie sich in der Regel keine Sorgen beim Stuhlgang machen. Der Schließmuskel des Darms ist normalerweise nicht betroffen und funktioniert einwandfrei.

Rückbildung der Gebärmutter. Bereits nach zehn Tagen ist der Vor-Schwangerschaftsstand erreicht.

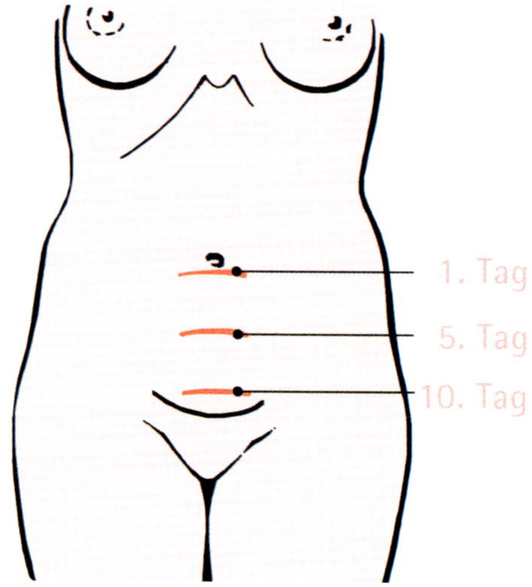

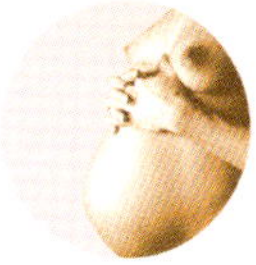

offen GESPROCHEN

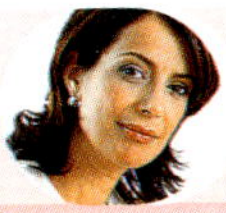

Der Baby-Blues

Meist erwischt es junge Mütter drei Tage nach der Geburt: Schon beim kleinsten Anlass fließen die Tränen, sie sind extrem dünnhäutig. Vielleicht geht oder ging es Ihnen ähnlich. Ursache ist zum einen die hormonelle Umstellung im Körper, zum anderen aber auch dieses Gefühl einer gewissen Leere und Schutzlosigkeit. Neun Monate lang sind Sie mit Ihrem Baby aufs Innigste verbunden gewesen, jetzt ist es auf der Welt – und in Ihnen fehlt plötzlich ein wichtiger Teil. Auch in der ersten Zeit zu Hause fühlen sich viele Mütter alles andere als himmelhoch jauchzend. Lange Zeit standen sie im Mittelpunkt des Interesses, jetzt dreht sich alles nur noch um das Kind. Hinzu kommt chronischer Schlafmangel, Stress und der übliche Haushaltsalltag. Kein Wunder, wenn da irgendwann die Nerven blank liegen. Wichtig: Seien Sie liebevoll mit sich selber, versuchen Sie nicht die Übermutter zu geben. Delegieren Sie Dinge an Ihren Partner, er kann das Baby bestimmt genauso gut wickeln wie Sie und schafft es sicher auch, das Tiefkühlgemüse in der Mikrowelle zu erhitzen oder eine Pizza in den Ofen zu schieben. Als frischgebackene Mutter haben Sie ein Recht darauf, gestresst, überbeansprucht oder auch mal genervt zu sein. Lassen Sie sich von Ihrer Umwelt nicht einreden, dass junge Mütter doch ständig mit einem seligen Lächeln durchs Leben gehen müssen. Vor allem: Sprechen Sie mit Ihrem Partner, einer Freundin oder Ihrer Mutter über Ihre Gefühle, sagen Sie, dass Sie sich heute traurig, unverstanden oder allein fühlen. Schon das Reden darüber erleichtert und hilft dem anderen, nicht völlig verständnislos vor Ihren Gefühlausbrüchen zu stehen. Und tun Sie etwas für sich selber. Nehmen Sie guten Gewissens eine Auszeit, egal ob für Sport, Shoppen, Lesen oder einfach die Seele baumeln lassen. Das Kind spürt Ihren seelischen Zustand, spürt, ob Sie ausgeglichen oder gestresst sind.

Nachwehen

In der ersten Zeit nach der Geburt bildet sich die Gebärmutter recht schnell auf ihre ursprüngliche Größe zurück (Seite 180). Am ersten Tag nach der Geburt steht der so genannte Fundus, also der gewölbte Grund der Gebärmutter, ein Fingerbreit unter oder in Nabelhöhe. Pro Tag rutscht er etwa einen Fingerbreit tiefer, am zehnten Tag nach der Geburt befindet er sich wieder wie vor der Schwangerschaft in der Höhe der Symphyse, also zwischen den Schambeinknochen. Das funktioniert mit Kontraktionen, die man auch Nachwehen nennt. Beim ersten Kind sind die meist recht schwach, beim zweiten und dritten dagegen können sie richtig schmerzhaft werden. Viele Frauen vergleichen die Nachwehen dann sogar mit den Geburtswehen. Besonders

do's	don'ts
Gehen Sie schwimmen, dieses sanfte Training ist für die meisten Frauen eine echte Wohltat nach der Geburt. Der Körper fühlt sich dabei herrlich leicht an, und unter anderen jungen Müttern müssen Sie auch Ihr kleines Bäuchlein nicht verstecken.	Vermeiden Sie anfangs Übungen, die die geraden Bauchmuskeln beanspruchen. Also zunächst immer vom Liegen seitlich hochkommen.
Wenn Sie Zeit finden, dürfen Sie auch Ihr normales Sporttraining wieder aufnehmen. Versuchen Sie allerdings, Sprünge wegzulassen – Ihrem Beckenboden zuliebe. Gehen Sie es langsam an.	Vermeiden Sie Training an den Kraftmaschinen im Fitnesscenter. Besonders Beckenboden und Bauch sollten Sie erst mal noch schonen.

stark sind die Nachwehen beim Stillen, denn durch das Saugen des Kindes wird verstärkt das Hormon Oxytocin ausgeschüttet, das die Wehentätigkeit anregt. Falls Sie unter starken Nachwehen leiden, können Sie durch gezieltes Atmen und Einnahme des homöopathischen Mittels Arnica versuchen, die Schmerzen ein wenig zu lindern. Es gibt auch stillkompatible Schmerzmittel, die Sie als Zäpfchen oder Tablette einnehmen können, ohne Ihrem Kind zu schaden.

Ich möchte meine alte Figur zurück

Viele Schwangere fragen sich besorgt, wann ihr Körper denn in etwa wieder so aussieht wie vor der Schwangerschaft. Faustregel: Meist braucht er zur Rückbildung in etwa so lange wie die Schwangerschaft dauert, also neun Monate. Vor allem: Geben Sie sich und Ihrem Körper die Zeit, überfordern Sie sich nicht und verzweifeln Sie nicht, wenn Sie nicht bereits drei Monate nach der Geburt wieder in Ihre 38er-Hosen passen. Am schnellsten bildet sich die Gebärmutter zurück, die jeden Tag einen Querfinger tiefer rückt. Sie sollten gerade in der ersten Zeit auf Ihren Beckenboden achten, der noch sehr empfindlich ist: Also vorsichtig heben, nicht zu schwer tragen und bald mit der Hebamme wegen der Rückbildungsgymnastik sprechen. Diese ist sehr wichtig, um einer Senkung vorzubeugen. Stillen fördert übrigens die Rückbildung.

Sich selber wieder spüren lernen

Nach der Geburt fühlen sich viele Frauen in ihrem intimsten Bereich verletzt, wund und unattraktiv. Aus dem stolzen prallen Schwangerschaftsbauch ist ein anfangs

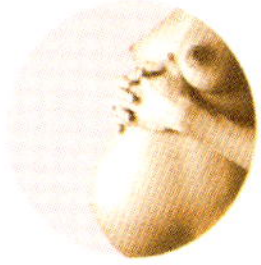

wenig attraktives schlaffes Bäuchlein geworden. Und auch der Beckenboden hat gelitten, viele Frauen spüren ihn in den ersten Wochen nach der Geburt überhaupt nicht. Es wird Zeit, wieder Kontakt mit dem eigenen Körper aufzunehmen, sich liebevoll nach der schweren Arbeit von Schwangerschaft und Geburt mit ihm zu beschäftigen. Eine phantastische Methode ist der orientalische Bauchtanz. Denn er hilft, wieder einen guten Kontakt zu seinem Körper zu bekommen, sich zu »erden«, und ein kleines Bäuchlein gehört sogar unbedingt dazu. Bauchtanzkurse werden von Fitnessstudios, Tanz- und Ballettschulen, aber auch von Volkshochschulen angeboten. Zum Einstieg hier ein paar Grundbewegungen:

Ausgangsposition: Die Füße stehen flach und parallel zueinander am Boden, sie stehen in einem hüftbreiten Abstand. Wichtig: Der Schwerpunkt des Gewichtes liegt mehr auf dem Außenrand der Füße, die Knie sind leicht gebeugt. Die Schultern fallen leicht nach hinten, der Kopf ist gerade, das Kinn leicht angehoben.

Hüft-Kicks: Achten Sie generell bei allen Hüftbewegungen darauf, dass die Knie möglichst ruhig bleiben, die Bewegungen sollten nur aus der Hüfte selbst kommen. Versuchen Sie dann die Hüfte energisch nach rechts und links zu kicken, als ob sie jemand mit der Hüfte zur Seite schubsen möchten. Als Variante kicken Sie die Hüfte dann mit Power vor und zurück.

Hüft-Pendeln: Beim Hüft-Pendeln bewegen sich die Hüften wie die Schalen einer Waage auf und ab. Die Füße bleiben dabei fest am Boden. Varianten: tiefer in die Knie gehen oder auf den Zehenspitzen weiterpendeln.

info

GESUNDHEIT

Geht's dir gut? U2 und U3

Nach der U1 am Tag der Geburt wird Ihr Kind am dritten bis zehnten Tag zum zweiten Mal untersucht (U2). Bei dieser Neugeborenen-Basis-Untersuchung wird das Baby noch einmal sorgfältig durchgecheckt, bevor es mit Ihnen nach Hause entlassen wird. Es wird geprüft, ob die Neugeborenen-Gelbsucht im Bereich des Normalen liegt, ob Verdauung und Reflexe funktionieren. Außerdem werden Herz, Lunge, Bauch- und Geschlechtsorgane, Nerven, Knochen und die Hüftgelenke untersucht. Liegt etwa eine Hüftgelenksstörung vor, kann sie frühzeitig am besten behandelt werden, etwa mit einer so genannten Spreizhose oder auch dem Breitwickeln. Außerdem wird Ihr Kind auf mögliche Stoffwechselstörungen getestet.
Bei der U3, die in der dritten bis sechsten Lebenswoche beim Kinderarzt Ihrer Wahl stattfindet, wird Ihr Kind noch einmal gründlich untersucht. Informieren Sie sich beim Arzt auch über mögliche Impfungen, ein übrigens heiß diskutiertes Thema. Einige Ärzte sind der Meinung, Kinder nicht vor dem vollendeten ersten Lebensjahr zu impfen, weil das Immunsystem erst ausreifen muss. Immer wieder ist auch die Rede von homöopathischen Impfungen, den so genannten Nosoden, die aus Krankheitserregern gewonnen werden. Selbst viele Heilpraktiker stehen diesen alternativen Impfungen skeptisch gegenüber, weil es keine Untersuchungen darüber gibt, dass sie herkömmliche Impfstoffe ersetzen können.

Das Workout nach der Geburt

FÜR EINEN KNACKIGEN PO

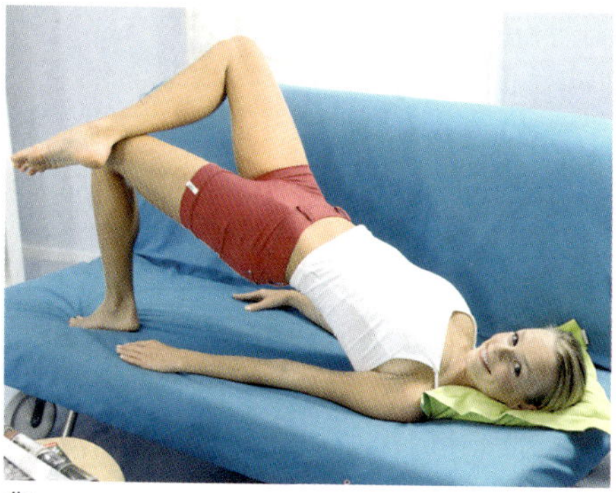

Übung 1

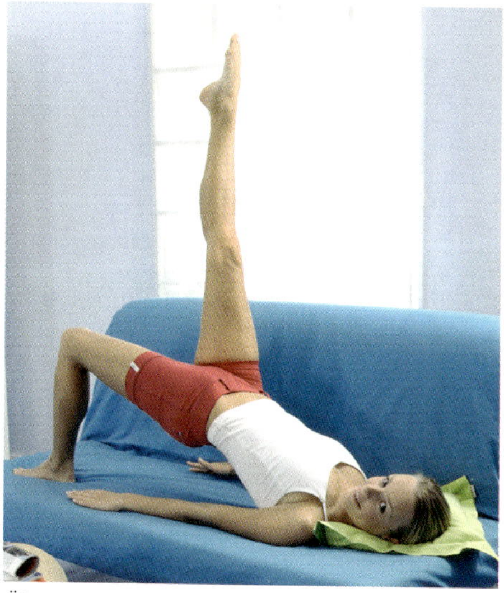

Übung 2

1. Legen Sie sich auf eine weiche Gymnastikmatte oder auf ein breites Sofa, stellen Sie das linke Bein auf und heben Sie das Becken so weit an, dass das linke Bein einen 90-Grad-Winkel bildet. Das rechte Bein über den linken Oberschenkel legen, die Spannung einige Sekunden halten und wieder langsam ablegen. 10-mal hintereinander, Seitenwechsel.

2. Gleiche Haltung wie vorher, jetzt wird das rechte Bein allerdings gerade nach oben in die Luft gestreckt. Spannung wiederum einige Sekunden halten, ablegen. 10-mal hintereinander, dann ist die andere Seite an der Reihe.

3. Auf den Rücken legen, das linke Bein anwinkeln, das rechte Bein über den Oberschenkel des linken legen. Mit beiden Händen den Oberschenkel des linken Beines umfassen und das Bein in Richtung Brust ziehen. Spannung kurze Zeit halten, dann wieder relaxen. 12-mal hintereinander, Seitenwechsel.

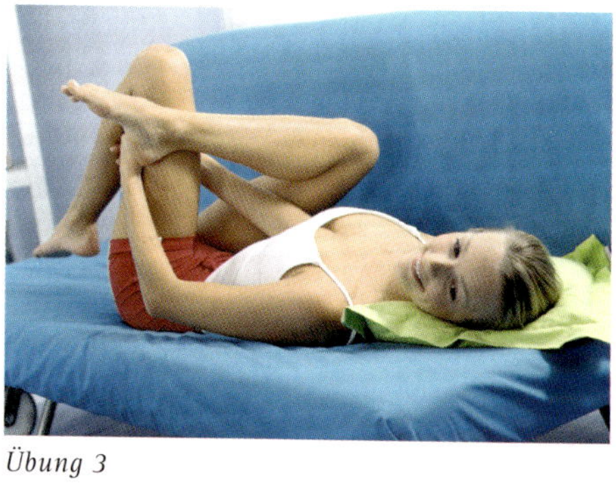

Übung 3

FÜR EINEN FESTEN BUSEN

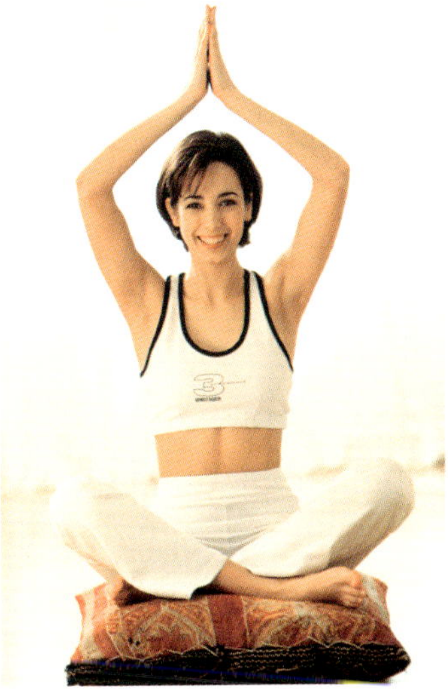

Übung 1

1. Im Schneidersitz auf ein weiches Kissen oder eine Gymnastikmatte setzen. Wirbelsäule gerade machen, Bauchmuskulatur anspannen. Arme über den Kopf führen und die Handflächen zusammenpressen. Arme leicht nach unten ziehen und die Brustmuskulatur dabei anspannen. Spannung halten und wieder relaxen. 15-mal hintereinander.

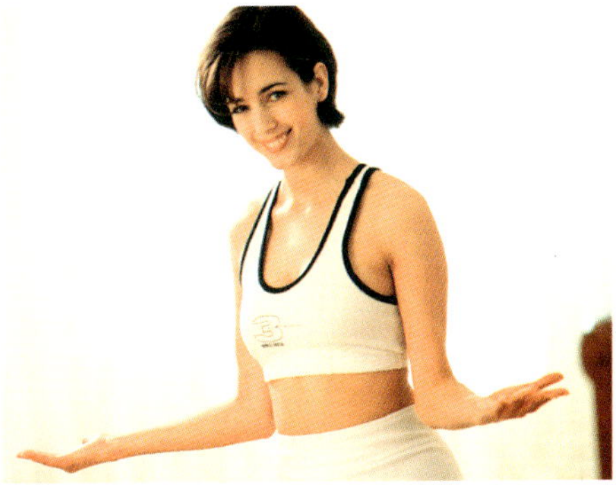

Übung 2

2. Mit geradem Oberkörper stehen oder sitzen. Beim Sitzen sind die Beine nach vorn ausgestreckt. Arme im 90-Grad-Winkel zum Körper halten, die Unterarme zeigen nach oben, die Finger sind ausgestreckt. Arme leicht nach hinten ziehen, dabei die Brust herausstrecken und die Spannung für wenige Sekunden halten. Wieder entspannen. 15-mal hintereinander.

3. In den Vierfüßlerstand gehen, die Knie liegen leicht erhöht auf einem weichen Kissen. Dann auf den Händen abstützen, die Arme sind dabei leicht gebeugt und machen kleine, langsame Auf- und Abwärtsbewegungen. 15- bis 20-mal hoch- und runterbeugen.

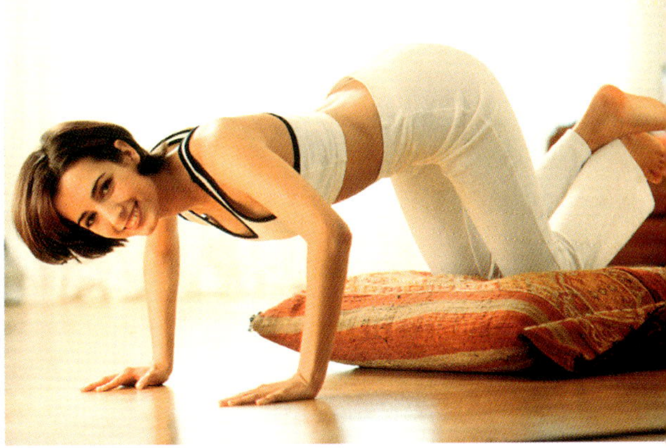

Übung 3

FÜR EINEN FLACHEN BAUCH

1. Auf den Rücken legen, die Füße sind hüftbreit auseinander aufgestellt. Gebeugte Arme seitlich am Kopf halten, Bauchmuskulatur fest anspannen und den Oberkörper ein kleines Stück vom Boden anheben. Der Blick zeigt dabei an die Decke, die Arme bewegen nicht. 20 bis 30 Wiederholungen.

2. Wieder auf den Rücken legen, die gebeugten Beine aber jetzt über Kreuz in die Luft heben. Gebeugte Arme wieder hinter dem Nacken halten und den Oberkörper genauso wie in der 1. Übung ein Stück weit nach oben anheben. 20-mal hintereinander.

3. Mit dieser Übung trainieren Sie die schrägen Bauchmuskeln: Auf den Rücken legen, das linke Bein aufstellen, das rechte Bein darüber ablegen. Kopf auf dem rechten Arm abstützen. Dann den Oberkörper anheben, der linke Arm zieht dabei rüber zum rechten Bein. 10-mal hintereinander, Seitenwechsel.

Meine Tipps

- Achten Sie auf die richtige Atmung. Atmen Sie immer tief aus, während Sie langsam in die Dehnstellung gehen.
- Üben Sie auf einer weichen Unterlage, am besten einer Gymnastikmatte.

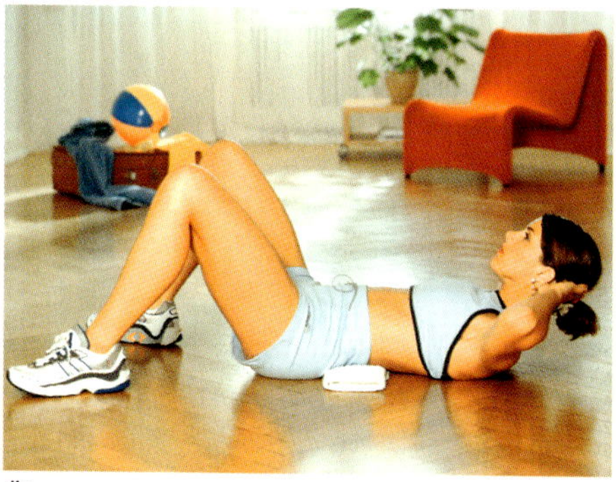

Übung 1

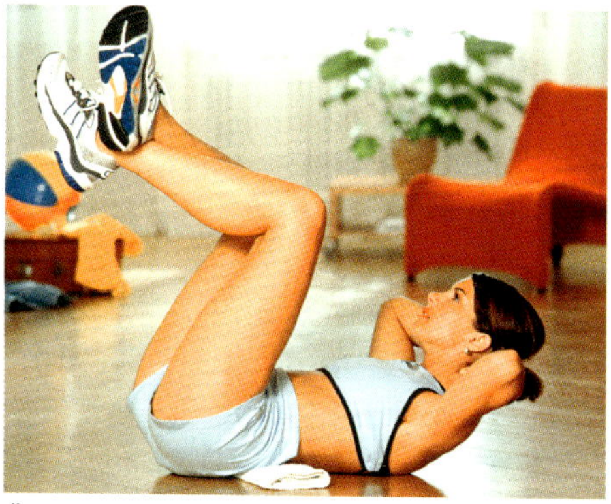

Übung 2

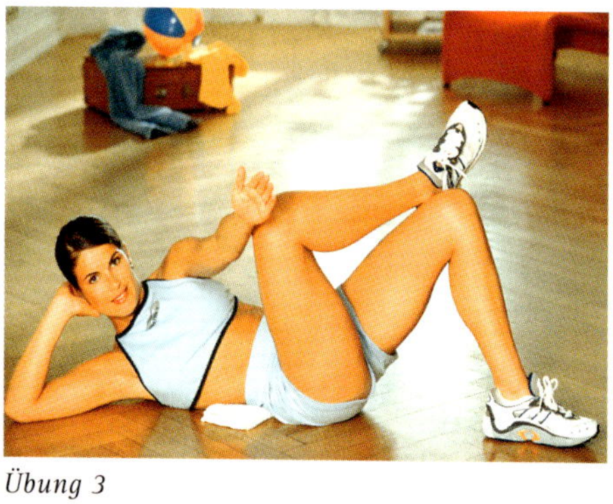

Übung 3

FÜR EINEN STARKEN BECKENBODEN

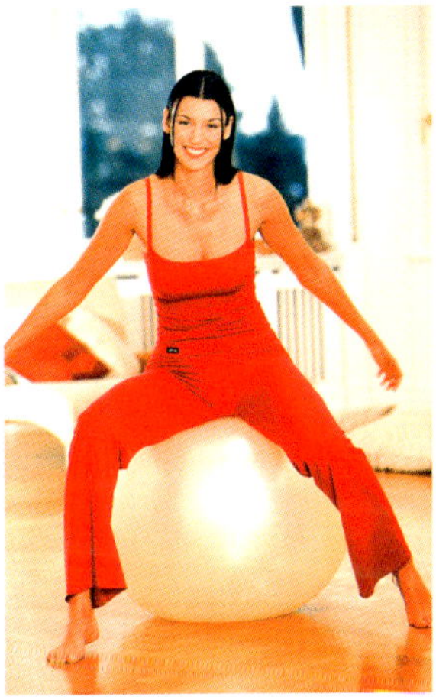

Übung 1

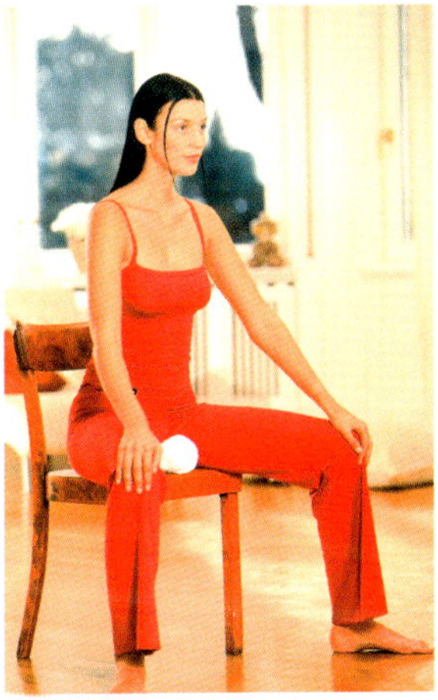

Übung 2

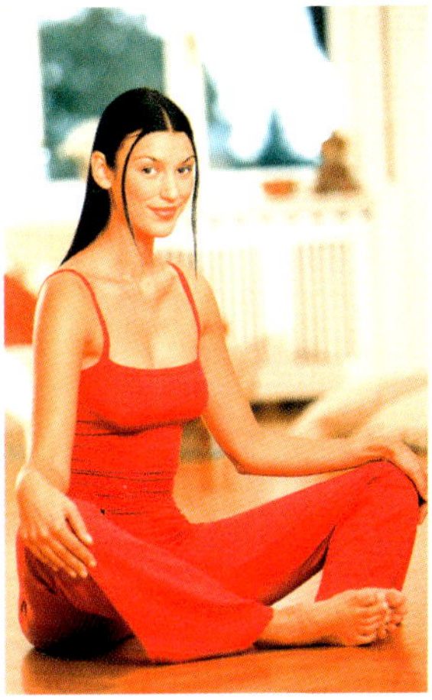

Übung 3

1. Zunächst müssen Sie Ihre Sitzbeinhöcker aufspüren. Das funktioniert am besten so: Legen Sie Ihre beiden Hände beim Sitzen unter den Po. Die beiden Knochen, die Sie dabei spüren, sind die Sitzbeinhöcker und um die dreht sich hier alles. Setzen Sie sich dann bequem auf einen Gymnastikball, die Beine weit gegrätscht. Versuchen Sie jetzt, mit Ihrem Becken um die beiden Sitzbeinhöcker zu kreisen. Verändern Sie Ihre Sitzposition, dass Sie einmal vor und einmal hinter den Höckern zu sitzen kommen. Bewegen Sie sich dabei möglichst langsam, um alle Veränderungen besonders intensiv spüren zu können.

2. Legen Sie sich ein zusammengerolltes Handtuch auf einen Stuhl und setzen Sie sich mit gegrätschten Beinen auf den Stuhl. Die Füße stehen fest am Boden. Ziehen Sie dann die beiden Sitzhöcker zusammen, so aktivieren Sie Ihren Beckenboden. Hände an die Knie legen und die Oberschenkel sanft nach außen schieben. Den Kopf in Richtung Decke strecken. Beim Einatmen den Beckenboden anspannen, beim Ausatmen Beckenboden lockerlassen und den Oberkörper leicht nach vorne neigen.

3. Hinsetzen, Fußsohlen aneinander legen und die Oberschenkel nach außen drehen. Die Schultern sollten entspannt nach unten zeigen. Beim Einatmen den Beckenboden anspannen. Beim Ausatmen entspannen, den Oberkörper gerade nach vorne neigen, Sitzbeinhöcker und Schambein leicht nach hinten schieben, bis Sie eine Dehnung in der Hüft- und Po-Muskulatur spüren.

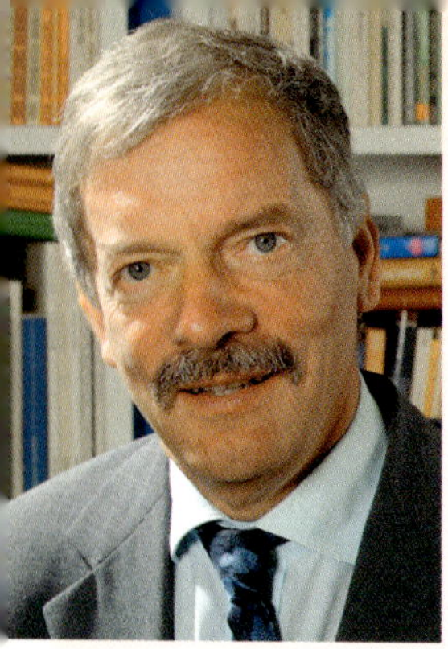

Veränderungen mit Freude annehmen

Dr. Jakob Derbolowsky, Facharzt für Frauenheilkunde und Geburtshilfe, Leiter der Privaten Akademie für Psychopädie, Germering

Herr Dr. Derbolowsky, Sie haben sich als Gynäkologe und Psychotherapeut viel mit der Eltern-Kind-Beziehung beschäftigt. Was ist für die Frau und für die Paare in der Zeit der Schwangerschaft, der Geburt und während des Wochenbettes besonders wichtig?

» Schwangerschaft und Geburt gehören zu den bewegendsten Ereignissen im Leben. Sie bringen allerdings tiefgreifende Veränderungen im gewohnten Lebensalltag mit sich. Dazu kommt, dass man sich nicht so auskennt und Unsicherheiten über die eigenen Belastbarkeiten und Fähigkeiten hat. So sind Fragen wie: »Werde ich eine gute Mutter sein?«, »Ist es der richtige Zeitpunkt?«, »Bin ich/sind wir dem Ganzen gewachsen?«, »Wie wird es die Partnerschaft beeinflussen?«, »Was wird aus meiner eigenen Lebensplanung?« usw. ganz normal, ebenso wie Ängste, Versagens- und Fluchtgedanken.

Verständlich, dass solche Fragen und Gefühle besonders am Anfang und am Ende der Schwangerschaft die Paare bedrängen, gerade wenn es das erste Kind ist und noch keine eigenen Erfahrungen vorhanden sind. Dies kann sich in Müdigkeit, Übelkeit und Gereiztheit ausdrücken. So ist es in dieser Zeit hilfreich, Unsicherheiten und Ängste nicht wegzuschieben, sondern mit dem Partner, dem Arzt oder der Hebamme zu besprechen. Es sind wichtige Entscheidungen zu treffen, denn ein Kind zu haben ist vor allem große Freude und Gewinn. Gleichzeitig bedeutet es aber, Einschränkungen in Bezug auf die berufliche Karriere, auf die Zeit für sich und für den Partner und oft auch in finanzieller Hinsicht möglichst freudig auf sich zu nehmen. Deshalb ist es wichtig, wenn der neue Mensch in das eigene Leben eintritt, sich selbst und das Selbstbewusstsein ausreichend zu stärken. Dies kann durch Schwimmen, Yoga und auch durch Selbstsicherheit stärkende Trainings erfolgen. Besonders hilfreich sind Methoden, die Entspannung und Ausgeglichenheit fördern.

Ich empfehle das TrophoTraining als Methode für konzentrative Entspannung und Harmonisierung des Organismus. Denn es ist leicht zu erlernen (es gelingt vielen schon allein mit Hilfe des Anleitungsbuches/Hörbuch/CD), man braucht für die Übungseinheit nur eine Minute und kann es überall und jederzeit machen. Zugleich hilft es einem, besser mit Stress umzugehen. Bedenken Sie, je ausgeglichener und selbst-

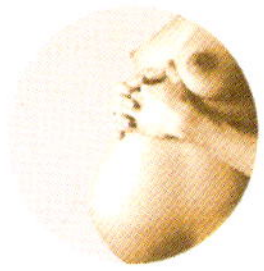

bewusster die Schwangere und Mutter ist, desto besser wirkt sich das auf das Kind und seine Entwicklung aus. Übrigens ist es hilfreich und zudem beziehungsfördernd, wenn die Eltern schon früh in der Schwangerschaft damit beginnen, mit ihrem Kind warmherzig zu sprechen.

Herr Dr. Derbolowsky, wie ist es eigentlich mit den Vätern?

» Auch von den Vätern fordert die Situation schon vom Beginn der Schwangerschaft an, sich auf einschneidende Veränderungen einzustellen.

Dies ist für sie schwieriger, weil sie keinen direkten körperlichen Bezug zu dem Kind haben, aber dennoch mit den Auswirkungen umgehen müssen. Erst wenn der Vater selbst die Kindsbewegungen fühlen kann, ändert sich das etwas. Deshalb ist es sinnvoll, sie von vornherein bei den häuslichen Umplanungen, bei dem Beziehungsaufbau zum Kind und bei der Umorganisation der sozialen Bezüge aktiv mitbestimmen zu lassen. So erleichtern vor allem die frühen Ultraschallbilder den Vätern die notwendigen Umstellungen.

Ganz interessant ist, dass Väter während der Schwangerschaft ihrer Partnerin häufiger kränkeln als andere Männer. Sie leiden dann meist an ähnlichen Symptomen wie die Schwangere, zum Beispiel an Verdauungsproblemen, Rücken- und Gliederschmerzen, allgemeiner Mattigkeit.

Auch in diesem Sinne ist es wichtig, dass beide ihre Partnerschaft pflegen, zum Beispiel indem sie über ihre Gefühle und Ängste miteinander sprechen bzw. sie miteinander teilen.

Herr Dr. Derbolowsky, so weit zur Schwangerschaft. Wie ist es nun bei der Geburt und danach?

» Ich weiß aus eigener Erfahrung, dass eine Geburt ein umwerfend glückliches Ereignis ist. Die damit verbundene abrupte Hormonumstellung bewirkt zudem eine besondere Verstärkung der Fähigkeit, Liebe zu entwickeln. Gleichzeitig sind schlagartig konkrete Anforderungen da, die sowohl die Mütter wie auch die Väter massiv fordern. Günstig ist es, wenn sich beide Eltern gemeinsam auf das neue Leben vorbereitet haben. Dann gelingt es leichter, die neue und konkrete Partnerschaft nun zwischen drei Menschen positiv zu gestalten. Insbesondere da der neu hinzugekommene Mensch erhebliche Forderungen und Bedürfnisse an die beiden anderen Partner stellt. Dabei sollten beide Eltern nicht vergessen, dass das Gelingen ihrer weiteren Partnerschaft auch für das Kind von grundlegender Bedeutung ist und dass sie ihre Beziehung zueinander ausreichend berücksichtigen. Gerade solange das Kind noch nicht allein etwas unternehmen kann, können sie das Kind an ihren eigenen und partnerschaftlichen Bedürfnissen teilhaben lassen, sei es Ausgehen, Reisen oder Sport. Entspannungstechniken wie das TrophoTraining sind für beide Eltern eine hervorragende Möglichkeit, zwischendurch den notwendigen Abstand zu schaffen, einen eigenen inneren Ausgleich zu erreichen und dadurch zur Harmonie und Freude in der jungen Familie beizutragen.

Wenn die Eltern sich dieser Zusammenhänge bewusst sind, wird es eine wunderbare und sehr intensive Zeit, in der alle zufrieden sind und keiner zu kurz kommt.

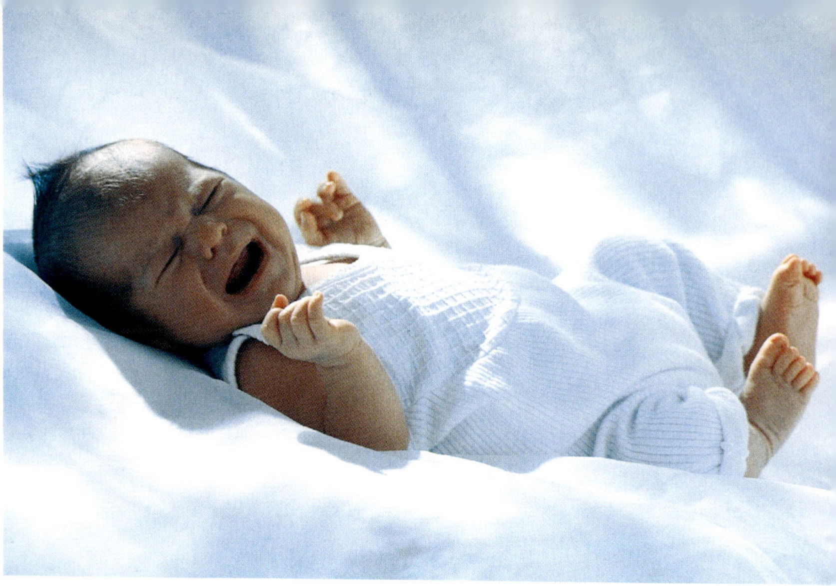

Hallo Mama: Wehwehchen beim Kind

Klar, dass Sie Ihren kleinen Youngster jetzt wie einen kostbaren Schatz hüten. Doch keine Angst, wenn er anfangs unter einer Schnupfennase oder kleinen Pickelchen leidet.

Kaum haben sie Hallo zu dieser Welt gesagt, müssen viele Kinder schon unter kleinen Wehwehchen leiden. Machen Sie sich als Mutter bitte nicht allzu große Sorgen, wenn Ihrem winzigen Schatz Folgendes zu schaffen macht:

Die ersten Probleme

Neugeborenen-Gelbsucht

Rund drei Viertel aller Babys leiden wenige Tage nach der Geburt unter einer Neugeborenen-Gelbsucht. Charakteristisch dafür ist die gelblich-ge-

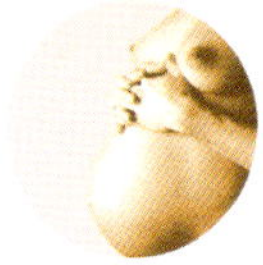

bräunte Gesichtsfarbe. Sie entsteht durch große Mengen an Bilirubin im Blut, einem Abbauprodukt der roten Blutkörperchen. Bilirubin lagert sich in der Haut und in den Augen des Babys an und sorgt für die Gelbfärbung, denn die Leber kann das Bilirubin noch nicht vollständig abbauen. Nur eine sehr starke Neugeborenen-Gelbsucht muss mit Bestrahlung durch blaues Licht behandelt werden, weil sie zu Hirnschäden führen kann. Ansonsten hilft auch das normale Tageslicht beim Abbau von Bilirubin.

Baby-Akne

Kleine Pickel auf Nase und Wangen – manche Babys scheinen sich wenige Tage nach der Geburt bereits mitten in der Pubertät zu befinden. Schuld sind in der Tat die Hormone, die durch die Schwangerschaft noch im Blut des Babys kreisen. Behandlungsbedürftig ist die Neugeborenen-Akne nicht, wenn aus den Pickeln Bläschen werden, hilft das Auftupfen von Rosenwasser (Rosenhydrolat).

Verstopfte Nase

Meist ist die Ursache eines verstopften Baby-Näschens kein Schnupfen, sondern Fruchtwasser, das noch in den oberen Atemwegen steckt. Außerdem reagiert die Nase eines Neugeborenen sehr empfindlich auf Staubpartikelchen aus der Luft. Um Ihrem Kind das Atmen zu erleichtern, können Sie etwas Kochsalzlösung oder Muttermilch in die Nase träufeln.

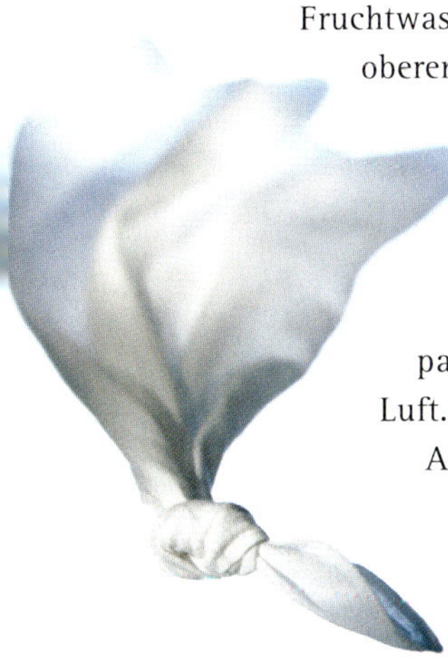

offen GESPROCHEN

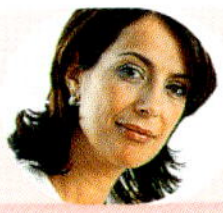

1+1=3

Jetzt sind Sie eine komplette Familie: Mutter, Vater, Kind. Die meisten Väter bekommen jetzt erst eine richtige Beziehung zum Kind, zeigen es überall herum. Und die Mutter vergessen sie häufig. Ähnlich geht es den Müttern. Das Kind steht im Mittelpunkt, was auch sein soll. Aber vergessen Sie die Partnerschaft nicht. Sie haben jetzt eine neue Konstellation, an die sich alle erst gewöhnen müssen. Gerade die Männer leiden häufig darunter, dass die Frauen nur noch das Kind sehen. Auch da mein Rat: Geben Sie sich Zeit, sprechen Sie miteinander und mit anderen Paaren.

Augenentzündung

Da die Tränenkanäle eines Neugeborenen sehr fein sind, können sie leicht verstopfen. Das kann zu verklebten Augen und leichten Entzündungen führen. Sie können die Augen mit einem Wattepad, der mit klarem Wasser oder Rosenwasser ohne Alkohol (Hydrolat) getränkt ist, vorsichtig von außen nach innen säubern.

Roter Urin/Blutungen

Kleine Jungs sondern in den ersten Tagen nach der Geburt oft roten Urin ab, das ist eine Folge von so genannten harnsauren Salzen und harmlos. Auch Eltern von Mäd-

offen GESPROCHEN

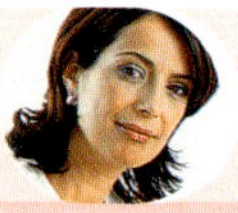

Feines Babynäschen

Die Nase eines Neugeborenen ist unglaublich empfindlich. Parfums, stark duftende Bodylotions, aber auch parfümierte Deos empfindet sie geradezu als Frechheit. Verzichten Sie deshalb anfangs auf solche Kosmetikprodukte. Auch die meisten ätherischen Öle sind nichts für feine Babynasen. Die einzigen Essenzen, die die meistens Babys mögen, sind Rosen- und Vanilleöl, später auch Mandarine und Lavendel. Wichtig: Niemals unverdünnt auf die Haut geben (reizend), sondern immer gelöst in einem Basisöl wie Mandel, Jojoba oder Calendula oder – später für ein Bad – in Sahne oder Honig als Emulgator.

chen erschrecken oft, wenn ihre kleine Tochter anfangs aus der Scheide blutet. Meist ist diese Blutung jedoch ebenfalls harmlos und eine Folge der Hormonumstellung.

Geschwollene Brust

Bei fast jedem zweiten Kind schwellen nach der Geburt die Brustdrüsen an, manche sondern sogar Flüssigkeit ab, die Hexenmilch genannt wird. Die Ursache liegt ebenfalls in der hormonellen Umstellung und klingt bald wieder ab. Brustschwellungen müssen normalerweise nicht behandelt werden.

Beauty-Spa für den Nachwuchs

Eine große Batterie an Pflegeprodukten braucht Ihr Baby nicht, auch wenn die Industrie häufig etwas anderes vorgaukelt.

Badespaß: Warmes Wasser ist für viele Babys das Größte. Kein Wunder, kommt es doch dem Geborgenheits-Erlebnis im Mutterleib sehr nah. Doch übertreiben Sie es nicht mit der Wonne in der Wanne. Babys müssen und sollten nicht jeden Tag gebadet werden, wie es früher üblich war. Ein bis zwei Bäder pro Woche in den ersten sechs Wochen reichen völlig aus, zwischendurch genügt zur Reinigung ein Waschlappen. Der Säureschutzmantel der Babyhaut ist nämlich noch nicht vollständig aufgebaut, zu häufiges Baden strapaziert ihn nur unnötig. Verwenden Sie als Badezusatz nur ein supermildes, unparfümiertes Produkt, noch besser gar nichts. Bei Babys mit sehr trockener Haut dürfen Sie auch einen Esslöffel Sahne mit einem

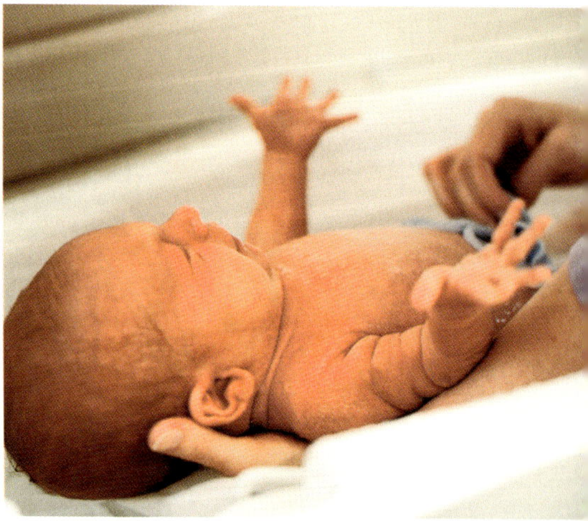

Baby bei seinem ersten Bad.

Esslöffel Calendula- oder Mandelöl ins Wasser geben. Das brennt nicht in den Augen und ist sehr hautverträglich. Damit Ihr Baby sicher in der Wanne liegt, sollten Sie es stützen.

Schieben Sie dafür den linken Unterarm unter den Nacken des Babys und umfassen Sie mit der Hand den Oberarm unter der Achselhöhle. Ihr Daumen liegt dabei auf der Schulter Ihres Babys, sein Köpfchen ruht auf Ihrem Handgelenk. Nach dem Bad die Hautfalten am Hals, unter den Achseln, in der Leistenbeuge, in den Kniekehlen, zwischen den Fingern und Zehen sorgfältig abtrocknen. Viele Babys mögen es gern, wenn man sie zusätzlich noch mit warmer Föhnluft trocknet (auf die Hitze achten, Hand davor halten und immer etwas hin und herwedeln).

Körperlotion braucht Ihr Kleines übrigens nicht, die Haut lernt mit der Zeit selber, genügend Feuchtigkeit und Fett zu produzieren. Vorsicht auch beim Inhaltsstoff Zink, er hat zwar eine heilende Wirkung, kann aber die Haut auf Dauer rissig machen.

Nägelschneiden: So manches Kind hat bereits in den ersten Wochen winzige Kratzer im Gesicht – Spuren von den langen, oft ganz schön spitzen kleinen Fingernägeln. Schneiden Sie die Nägel in den ersten vier Wochen besser nicht, sie sind noch sehr weich, können einwachsen oder einreißen und zu einer schmerzhaften Nagelbettentzündung führen. Abhilfe schaffen oft Hemdchen mit überlangen Ärmeln oder dünne Baumwollhandschuhe, die Sie Ihrem Baby überstreifen können. Außerdem schubbert das Baby seine Nägel meist auch etwas an der Kleidung oder der Bettdecke ab. Fürs erste Nägelschneiden sollten Sie sich eine spezielle Baby-Nagelschere zulegen. Sie ist an der Spitze abgerundet und deshalb weniger verletzungsträchtig. Am besten funktioniert die erste Maniküre übrigens, wenn Ihr Kind selig schlummert.

> **Info GESUNDHEIT**
>
> **Nabelpflege**
>
> Der Nabelrest trocknet nach der Geburt ein und fällt nach zwei bis zehn Tagen ab. Danach sollten Sie ihn einmal am Tag mit einem Wattestäbchen mit etwas Arnika-Tinktur desinfizieren. Viele Hebammen schwören auch auf Muttermilch zur Nabelpflege.

Po-Pflege: Früher bekamen Kinder ordentlich Creme auf den kleinen Popo geschmiert, um sie vor dem Wundsein zu schützen. Doch damit kann man schnell auch das Gegenteil erreichen. Die dicke, fette Cremeschicht schließt die Haut geradezu luftdicht ab, ein feuchtwarmes Klima entsteht. Das lässt die Haut aufquellen, sie wird durchlässiger für Bakterien. Bei leichtem Wundsein – und auch nur dann – kann Ihrem Baby eine Ringelblumen(Calendula)-Salbe helfen. Sitzbäder mit dem Aroma-Sitzbad *D* (Schafgarbe, Berglavendel, Kamille blau und Rose) können helfen und homöopathisch Arnica, Calendula, Hypericum oder Sulfur. Lassen Sie sich dafür aber unbedingt von einem Heilpraktiker, einer homöopathisch tätigen Hebamme oder einem Arzt beraten.

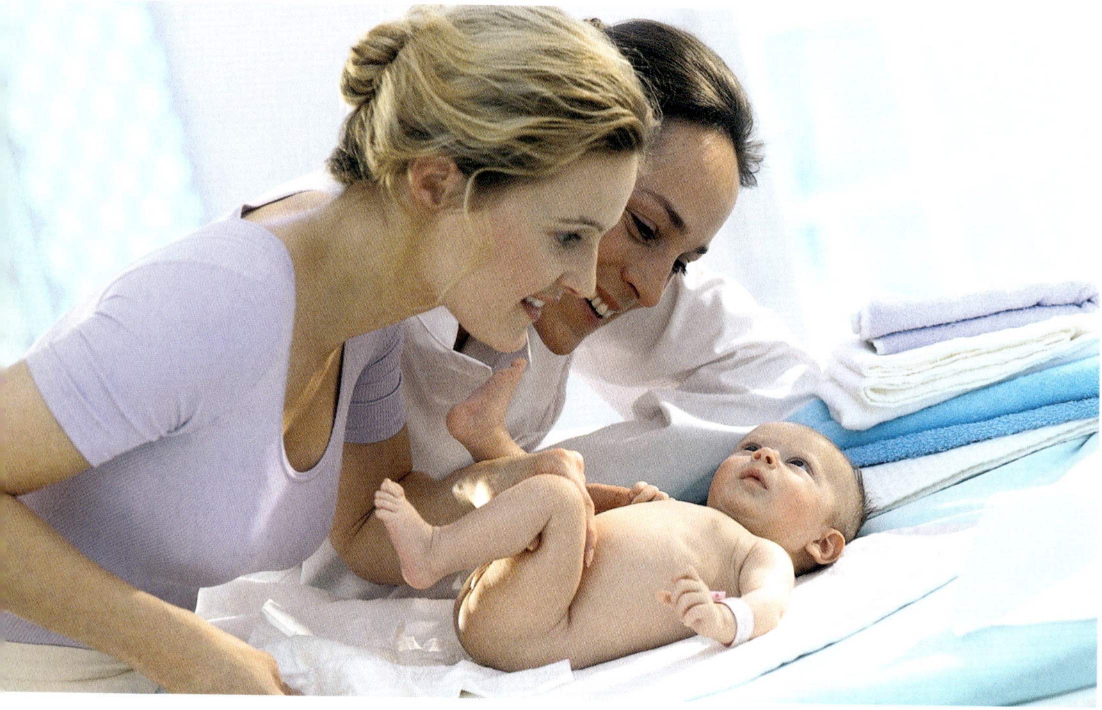

Das Baby kann beruhigt sein: Die Hebamme zeigt der Mama, wie richtig gewickelt wird.

Richtig gewickelt

Bis zu zehnmal am Tag werden Sie Ihr Baby in den nächsten Monaten wickeln.

Was irgendwann Routine wird, erscheint Ihnen vielleicht jetzt am Anfang kompliziert. Auch wenn man Ihnen im Krankenhaus gezeigt hat, wie es richtig geht, hier noch mal ein kurzer Wickel-Guide:

1. Legen Sie sich zum Wickeln alles zurecht, was Sie brauchen. Also Windeln, einen Waschlappen und warmes Wasser oder Feuchttücher, Handtuch oder Papiertücher, Puder oder Creme. Schalten Sie den Heizstrahler über dem Wickeltisch ein. Legen Sie Ihr Baby mit dem Rücken auf die Unterlage und entkleiden Sie seinen Unterleib. Warten Sie einen Moment, bevor Sie die alte Windel wegnehmen, denn viele Babys pieseln durch den Kältereiz gerne noch mal.

2. Reinigen Sie den Po Ihres Babys mit einem feuchtwarmen Waschlappen oder einem Feuchttuch, egal ob sich nur Urin oder auch Stuhl in der Windel befindet. Bei Mädchen sollten Sie immer von vorn nach hinten wischen, damit keine Darmbakterien in die Scheide oder Harnröhre gelangen und eine Infektion auslösen können.

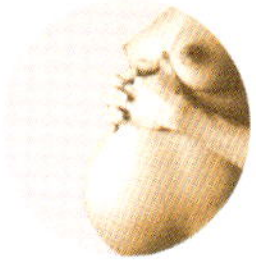

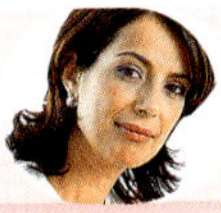

GESPROCHEN

Einweg oder Mehrweg?

Wegwerf- oder Stoffwindeln – da scheiden sich die Geister. Zum einen sind Einweg-Windeln natürlich praktisch – aber teuer. Stoffwindeln gelten als umweltfreundlicher und auf längere Sicht preisgünstiger, müssen aber gewaschen werden. In vielen Städten haben sich deshalb Windeldienste etabliert, die frische Stoffwindeln liefern und die gebrauchten abholen und waschen. Doch in mehreren Studien bezüglich der Ökobilanz von Stoffwindeln und Wegwerfwindeln kam heraus, dass beide Windelsysteme die Umwelt belasten. Stoffwindeln verursachen einen höheren Wasser- und Energieverbrauch, während Einweg-Höschenwindeln mehr Feststoffabfall erzeugen. Die Schlussfolgerung: Keines der untersuchten Windelsysteme kann als das umweltfreundlichere bezeichnet werden. In einer holländischen Windel-Studie konnte allerdings nachgewiesen werden, dass Papier-Windeln im Vergleich zu Stoffwindeln zu weniger Hautrötungen, Ausschlägen und einer geringeren Hautfeuchte führen.

Säubern Sie sorgfältig den gesamten Bereich, damit sich in den Hautfalten um die Genitalien kein Urin und Stuhl sammeln kann. Bei kleinen Jungen heben Sie auch den gesamten Hodensack hoch und reinigen darunter. Tupfen Sie dann Po und Genitalien mit einem Handtuch oder Papiertuch trocken. Viele Babys haben es auch sehr gerne, wenn Sie diese Partie zusätzlich mit einem lauwarm eingestellten Föhn trocken pusten.

3. Die neue Windel legen Sie am besten so an: mit der linken Hand zwischen den Beinen hindurch den linken Oberschenkel Ihres Babys greifen, der rechte Oberschenkel wird dabei automatisch von der Hand gestützt. Nun können Sie mit Ihrem Unterarm beide Beinchen anheben, das ist gesünder für die Hüfte Ihres Babys, als die Beine an den Füßen anzuheben. Dann legen Sie mit der rechten Hand die aufgefaltete Windel unter den Po und legen ihn wieder ab. Dann die Windel mit den Klettverschlüssen fixieren, sie sollte allerdings nicht zu stramm am Körper sitzen. Zupfen Sie dann noch das Bündchen an den Beinen mit dem Zeigefinger zurecht.

Normalerweise teilt Ihnen Ihr Baby meist lautstark mit, wenn es eine neue Windel braucht. Generell ist ein Windelwechsel angesagt:

Direkt vor oder nach dem Füttern
nach jedem Stuhlgang
vor dem Schlafengehen
wenn Ihr Baby aufwacht
wenn Sie mit Ihrem Baby aus dem Haus gehen.

Machen Sie aus dem Wickeln ein liebevolles, ruhiges Ritual, besonders wenn Ihr Baby schon einige Monate alt ist und nicht mehr so schnell auskühlt. Hängen Sie über der Wickelkommode ein Mobile auf, das Ihr Kind bestaunen kann, lassen Sie es ruhig einmal eine Zeitlang ohne Windel strampeln, schmusen oder reden Sie mit ihm und massieren Sie seinen kleinen Bauch zärtlich dabei.

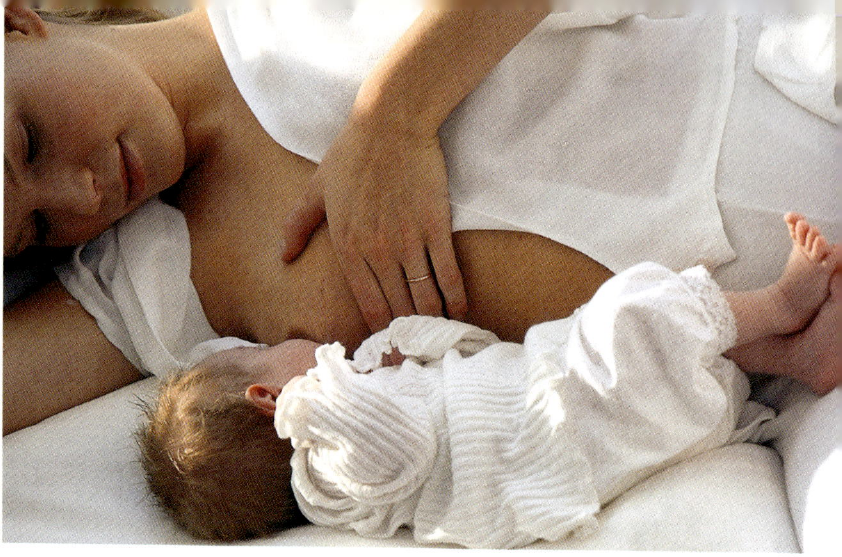

Stillen: So klappt's bestimmt

Die einfachste Sache der Welt, denken viele Frauen, wenn sie ihr Baby das erste Mal anlegen. Stimmt – wenn man's erstmal kann. Denn auch Stillen muss man lernen.

Zwei bis fünf Tage nach der Geburt schießt die Milch ein, vorher saugt das Baby die sahnige, gelbliche Vormilch, das so genannte Kolostrum. Es ist sehr nährstoffreich, wirkt leicht abführend und enthält jede Menge Antikörper, die das Immunsystem Ihres Kindes stärken. Beim ersten Einschießen der Vormilch wird die Brust oft heiß und hart, fühlt sich geschwollen an und schmerzt sogar. Keine Angst, das bleibt nicht so. Wenn sich nach einigen Tagen Milchproduktion und der Hunger Ihres Babys aufeinander abgestimmt haben, wird es besser.

Darauf sollten Sie achten

Bedenken Sie bitte beim Stillen, dass alle Dinge, die Sie zu sich nehmen – ob Nahrung oder Getränke – direkt in die Muttermilch übergehen. Achten Sie deshalb auf eine gesunde vollwertige Ernährung und meiden Sie Medikamente, Alkohol, Nikotin. Auch Kaffee sollten Sie nur in Maßen genießen. Hebammen oder Schwestern werden Ihnen in der Klinik die Tricks und Kniffe zeigen, die das Stillen leichter machen. Beispielsweise:

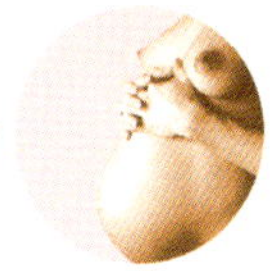

Calm down: Ruhe und Geduld sind beim Stillen besonders wichtig – Stillen hat auch etwas mit still zu tun. Wenn das ganze Klinikzimmer voll mit Besuch von anderen Müttern ist, sollten Sie sich in das Stillzimmer (soweit in der Klinik vorhanden) zurückziehen. Auch zu Hause suchen Sie sich einen ruhigen Stillplatz, den Sie sich so bequem wie möglich herrichten. Es ist egal, ob Sie im Sitzen oder Liegen stillen.

Auch wenn Stillen etwas ganz natürliches ist, müssen Sie es erst lernen. Führen Sie dabei unbedingt das Kind zur Brust und nicht umgekehrt. Das Baby sollte außerdem nicht nur die Brustwarze, sondern ein Stück des Warzenvorhofs mit in den Mund nehmen.

Kleine Risse und wunde Stellen an der Brustwarze durch das ungewohnte Saugen des Babys kommen relativ häufig vor. Sie können vorbeugen, indem Sie nach dem Stillen den Speichel Ihres Kindes und einige Tropfen Muttermilch auf den Brustwarzen verreiben und trocknen lassen. Notfalls helfen auch spezielle Salben oder so genannte Stillhütchen aus durchsichtigem Silikon, die auf die Brustwarze gesetzt werden.

Gar nicht so selten ist ein Milchstau, der häufig eine Brustentzündung nach sich zieht. Die Symptome lassen viele Frauen zunächst an eine Grippe denken: Fieber, Schüttelfrost, Kopf- und Gliederschmerzen und ein allgemeines Krankheitsgefühl. Das kann passieren, wenn das Baby zu selten getrunken oder die Brust nicht vollständig leer getrunken hat. Wichtig: Setzen Sie sich mit Arzt und Hebamme in Verbindung. Eine Brustentzündung ist eine ernst zu nehmende Erkrankung. Wärme in Form von sehr warmen Umschlägen, einer heißen Dusche oder Rotlicht bringt den Milchfluss wieder in Schwung. Lassen Sie Ihr Kind immer zuerst an der betroffenen Brust saugen. Nach dem Stillen sollten Sie kühle Umschläge auf die Brust legen, um die Milchproduktion etwas zu reduzieren. Nur in schlimmeren Fällen muss man abstillen und Antibiotika geben. Homöopathisch hilft eine Mischinjektion aus Lachesis, Echinacea und Pyrogenium. Bei den ersten Symptomen einer Brustentzündung hilft oft auch Belladonna.

Wenn Sie einmal weg müssen, können Sie die Milch auch absaugen und in den Kühlschrank oder die Kühltruhe geben.

GESUNDHEIT

Stillen oder Flasche?

Muttermilch ist nach wie vor das Beste für Ihr Baby. Sie schützt das Kind vor Allergien, besonders wenn sechs Monate voll gestillt wird. Sie gibt Ihrem Kind außerdem Abwehrstoffe, die es vor Krankheiten schützen. Stillen ist zudem praktisch, weil Sie die Nahrung Ihres Babys immer dabei haben. Und: Stillen bedeutet eine wunderbar innige Verbindung zwischen Mutter und Kind, die beiden gleichermaßen gut tut. Andererseits: Wenn Sie, aus welchen Gründen auch immer, nicht stillen können (oder wollen), sollten Sie sich nicht einreden lassen, dass Ihr »Flaschenkind« sein Leben lang benachteiligt sein wird. Nähe und Wärme können Sie Ihrem Kind auch geben, wenn Sie es liebevoll mit der Flasche füttern.

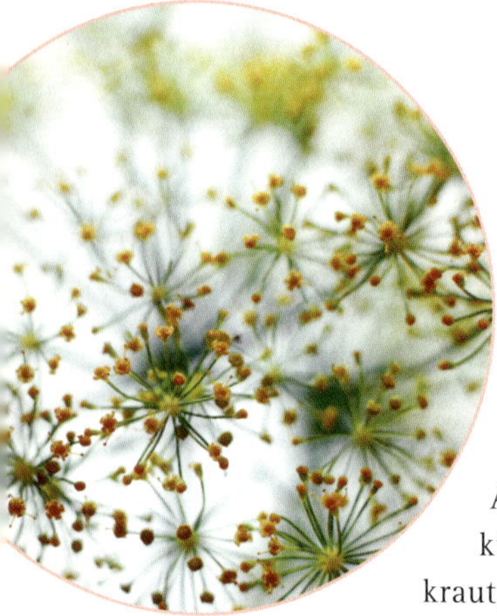

Ist der Milcheinschuss erschwert, empfehlen sich Milchbildungstees, zum Beispiel der Milchbildungstee nach I. Stadelmann mit Dill, Anis, Fenchel, Schwarzkümmelsamen, Majorankraut, Melissenblättern und Geißraute), Sie können diese auch fertig gemischt kaufen.

Phytolacca hilft bei verzögertem Milcheinschuss, Acidum phosphoricum bei starker Überforderung.

Phytolacca kann ebenfalls zum Abstillen benutzt werden, ähnliche Wirkung erzielen Sie mit Salbeitee.

Mehr Kalorien fürs Baby?

Ebenso wie die Schwangerschaft zehrt auch das Stillen an den Körperreserven. 350 bis 450 Kalorien mehr brauchen Sie als stillende Mutter pro Tag. Wichtig ist vor allem eine ausgewogene Ernährung mit vollwertigen Nahrungsmitteln, viel Obst und Gemüse. Denken Sie auch daran, dass Sie mit der Milch Flüssigkeit an Ihr Kind abgeben, die Sie durch Wasser, Saftschorlen, Kräuter- oder Früchtetees wieder aufnehmen sollten. Ganz wichtig: Alles, was Sie zu sich nehmen, geht innerhalb von wenigen Stunden auch auf den Organismus

Meine kleine Schwester, sie ist sooo niedlich ...

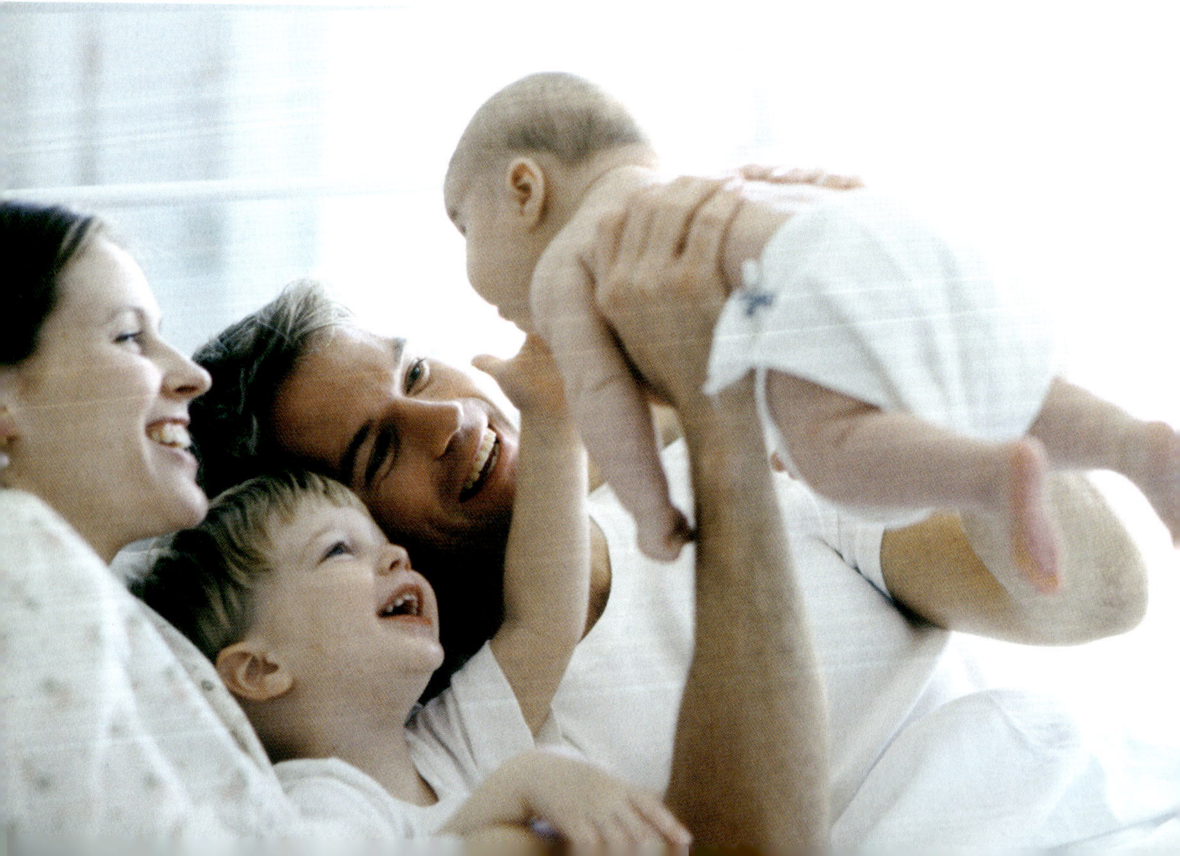

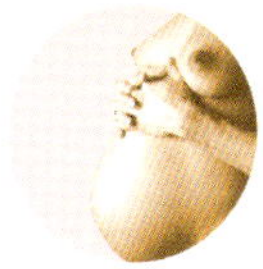

GESPROCHEN

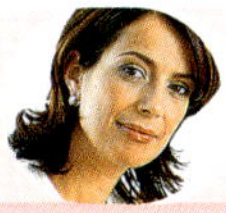

Sex nach der Geburt

Viele Frauen haben in den ersten Wochen nach der Geburt wenig Lust auf Sex. Das neue, oft schlafraubende und ungewohnte Leben mit dem Kind, der vielleicht schlecht verheilende Dammschnitt machen alles andere als Lust. Haben Sie etwas Geduld und setzen Sie sich nicht unter Druck, die Lust auf Liebe kommt von allein wieder. Sie können, wenn Sie möchten, dann wieder mit Ihrem Partner schlafen, wenn der Dammschnitt verheilt ist. Dann wird auch die Verhütung wieder ein Thema. Stillen schützt meistens vor erneutem sofortigem Schwangerwerden. Allerdings nicht hundertprozentig. Deswegen unbedingt zusätzlich verhüten! In Frage kommen Barrieremethoden wie Kondome, Lea, die Portiokappe oder ein Diaphragma. Denken Sie aber daran, dass spermizide Gels mit dem Wirkstoff Nonoxynol-9 in die Muttermilch übergehen können. Stillen und die Pille sind nicht kombinierbar, weil die Östrogene den Milchfluss hemmen, die Minipille ist erlaubt.

Sie haben auch nach der Geburt Anspruch auf eine Hebamme. Besonders nach einer ambulanten Geburt ist sie wichtig, da sie Ihnen bei der Versorgung des Kindes helfen kann.
Jetzt kann eigentlich nichts mehr schief gehen. Dann alles Gute und viel Freude mit Ihrem Nachwuchs.

Ihres Kindes über. Verzichten Sie deshalb möglichst auf Koffein, Nikotin und Alkohol und nehmen Sie auch scheinbar harmlose Medikamente nur nach Rücksprache mit Ihrem Arzt ein. Denken Sie auch an die Gefahren durch passives Rauchen und bitten Sie darum, dass in Gegenwart Ihres Kindes generell nicht geraucht wird. Auch bestimmte Lebensmittel wie Hülsenfrüchte, Kohl, Zwiebeln, Zitrusfrüchte, Tomaten oder Hefe können bei Ihrem Kind zu Blähungen, Bauchschmerzen oder Wundsein führen. Da aber nicht jedes Baby gleich sensibel reagiert, müssen Sie einfach ausprobieren, welche Lebensmittel ihm bekommen und welche nicht.

Wenn Ihre Milch nicht mehr ausreicht, können Sie natürlich zufüttern. Sie müssen deswegen kein schlechtes Gewissen haben. Oft reicht schon eine Flasche am Tag zusätzlich zu den Stillmahlzeiten aus. Gerade für Frauen, die arbeiten gehen, kann das eine Erleichterung sein. Und häufig lässt auch die Milchproduktion mit der Berufstätigkeit nach.

Übrigens: Auch Frühchen können gestillt werden. Liegt Ihr Kind in der Kinderklinik, gehen Sie so oft wie möglich hin und legen es an die Brust. Der Saugreflex ist bald da und kann so gefördert werden. Denn gerade Frühchen brauchen besonders den Körperkontakt.

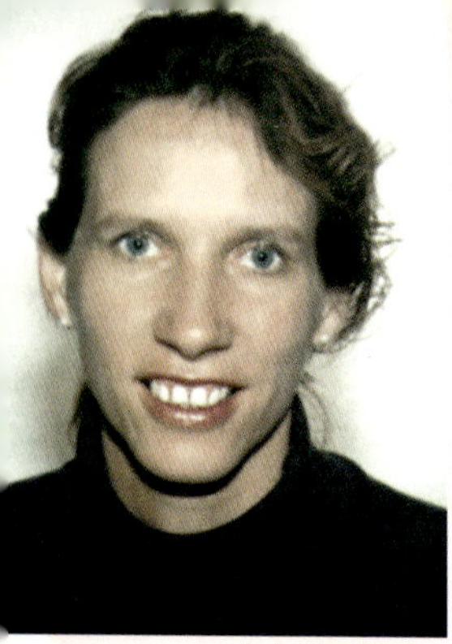

Für die Gesundheit Ihres Kindes

Dr. Christiane Terpeluk, Kinderkardiologin, arbeitet als niedergelassene Kinder- und Jugendärztin in Ehingen an der Donau.

Frau Dr. Terpeluk, welche Untersuchungen werden bei den Neugeborenen im Krankenhaus gemacht?

Direkt nach der Geburt wird die so genannte U1 gemacht. Dabei werden Herzschlag, Atmung, Muskelspannung, Reflexe und Hautfarbe des Neugeborenen untersucht. Nach einem gewissen Punktesystem werden sie bewertet und daraus der so genannte Apgar (von 0 bis 10) errechnet. Dieser Wert sagt aus, wie gut es dem Kind geht. Zusätzlich wird es gemessen und gewogen.

Folgen noch weitere Untersuchungen?

Ja, zwischen dem dritten und zehnten Lebenstag, also kurz vor der Entlassung aus der Klinik oder bei Hausgeburten in der Praxis des Kinderarztes, findet die Neugeborenen-Basisuntersuchung (U2) statt. Der Kinderarzt untersucht das Kind. Er schaut, ob es Verletzungen von der Geburt hat, prüft die Neugeborenengelbsucht, untersucht Herz, Lungen, Bauch- und Geschlechtsorgane und kontrolliert die Reflexe. Natürlich schaut er auch nach den Nerven, dem Skelett- und Knochensystem, Ferner werden die Hüften mit dem Ultraschall untersucht. So kann eine Hüftgelenksstörung frühzeitig erkannt und behandelt werden. Diese so genannte Hüftdysplasie kommt vermehrt bei Beckenendlagen vor. Mädchen sind häufiger betroffen als Jungen. Leichte Hüftreifungsstörungen hat ein Drittel aller Kinder, aber nur zehn Prozent müssen behandelt werden. Bei Auffälligkeiten wird eine Kontrolle nach vier Wochen durchgeführt.

Meist reicht schon eine Spreizhose, in leichten Fällen das Breitwickeln.

Ferner entnimmt der Kinderarzt Blut und untersucht die Schilddrüse (TSH-Test) und prüft eine Milchunverträglichkeit (Guthrie). Das ist eine Stoffwechselerkrankung.

Er macht Sie auf eine Karies- und Rachitisprophylaxe aufmerksam und berät zu Ernährungsfragen. Sie haben jetzt die Möglichkeit, den Kinderarzt alles zu fragen. Am besten schreiben Sie alle Fragen, die Sie bewegen, vorher auf eine Liste auf. So können Sie nichts vergessen. Und scheuen Sie sich nicht, alles zu fragen. Es geht letzten Endes um die Gesundheit Ihres Kindes.

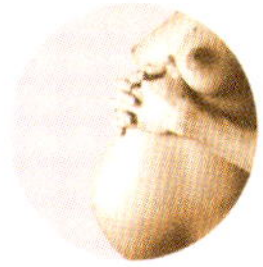

Muttermilch ist nicht nur das Beste für Ihr Kind – genießen Sie auch beim Stillen die innige Zweisamkeit mit Ihrem Kind.

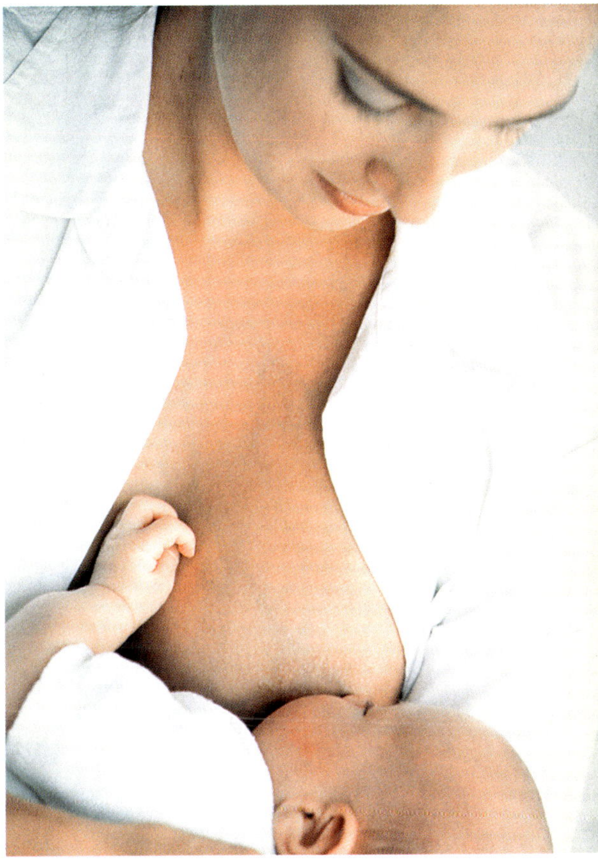

Muttermilch ist ja das Beste für den Säugling. Wenn aber die Milch nicht ausreicht, sind die jungen Mütter oft verunsichert. Was raten Sie?

» Die beste Ernährung für das Neugeborene und den Säugling ist die Muttermilch. Das Stillen hat sehr viele Vorteile hinsichtlich der Versorgung mit Immunglobulinen, des Mutter-Kind-Kontaktes und der sehr bekömmlichen Zusammensetzung der Muttermilch. Reicht die Muttermilch nicht vollständig aus, so kann mit einer hypoallergenen Milch zugefüttert werden. Hypoallergen bedeutet, dass das Kuhmilchprotein in kleinere Teile gespalten wurde. Diese kleineren Eiweißbruchstücke sind besser verdaulich.

Falls das Stillen nicht durchgeführt werden kann, muss das Kind mit einer Säuglingsnahrung ernährt werden. Hierzu eignen sich alle im Handel befindlichen Nahrungen. Von selbst gemachter Säuglingsmilch kann nur entschieden abgeraten werden, da Eiweiß-, Fett- und Kohlenhydratanteil sowie Vitamin- und Eisengehalt nicht standardisiert hergestellt werden können. Beim gestillten Baby sollte erst spät, dass heißt mit sechs Monaten, mit der Beikost angefangen werden. Üblicherweise beginnt man mit einem Gemüsebrei mittags, dann Gemüse-Kartoffel-Brei und anschließend Gemüse-Kartoffel-Fleisch-Brei. Im weiteren Verlauf gibt man nachmittags einen Obst-Getreide-Brei und abends einen Milchbrei. Zusätzlich werden zum Trinken ungesüßter Tee oder stilles Wasser angeboten. Morgens und abends stillt man noch oder gibt eine Flasche mit Säuglingsnahrung. Beim flaschenernährten Baby beginnt man mit der Beikost nach dem vollendeten vierten Lebensmonat.

Mit einem Jahr stellt sich die Nahrung dann allmählich auf eine Kleinkinderkost um. Man darf Kuhmilch sowie Mischkost anbieten.

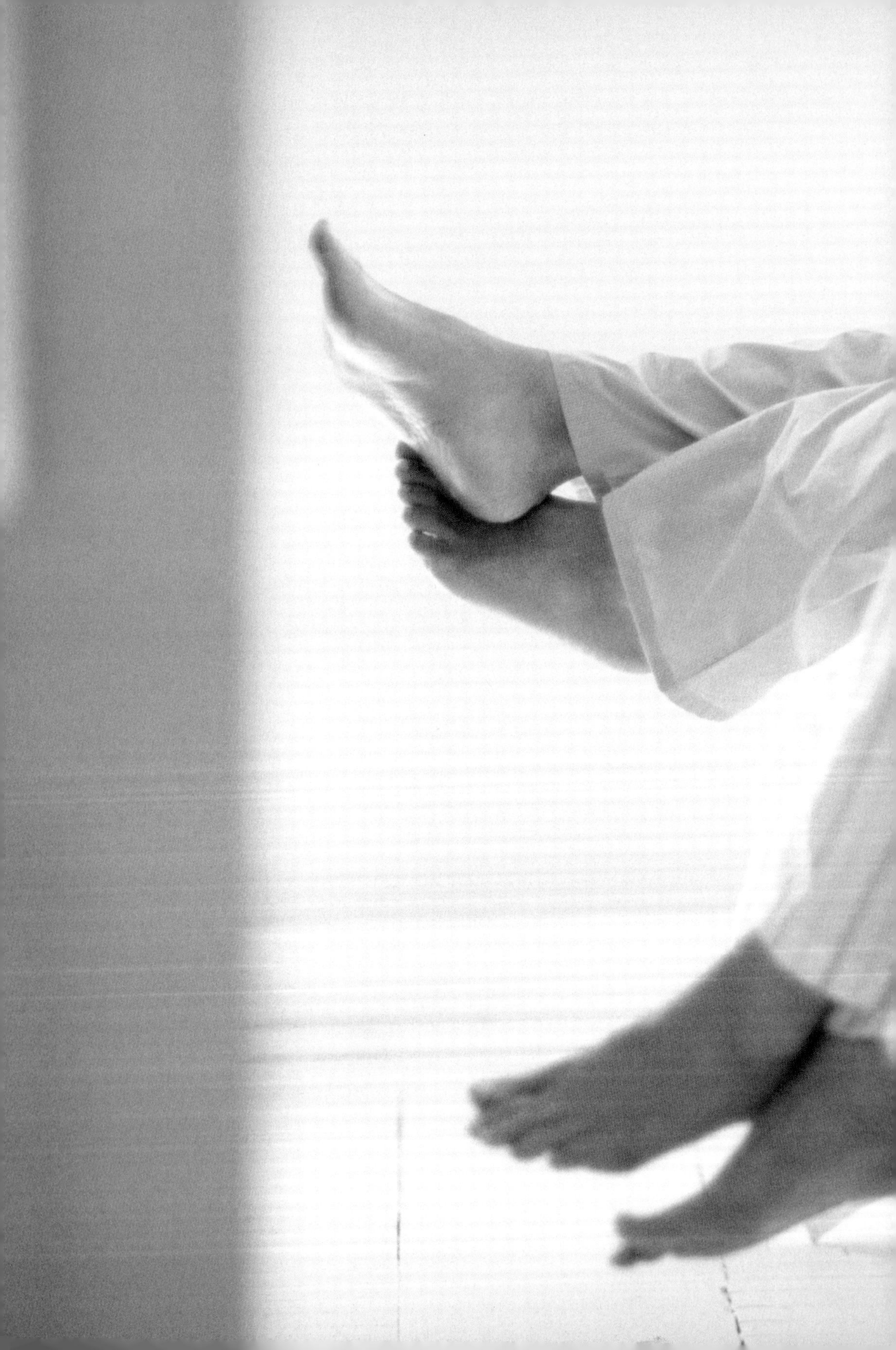

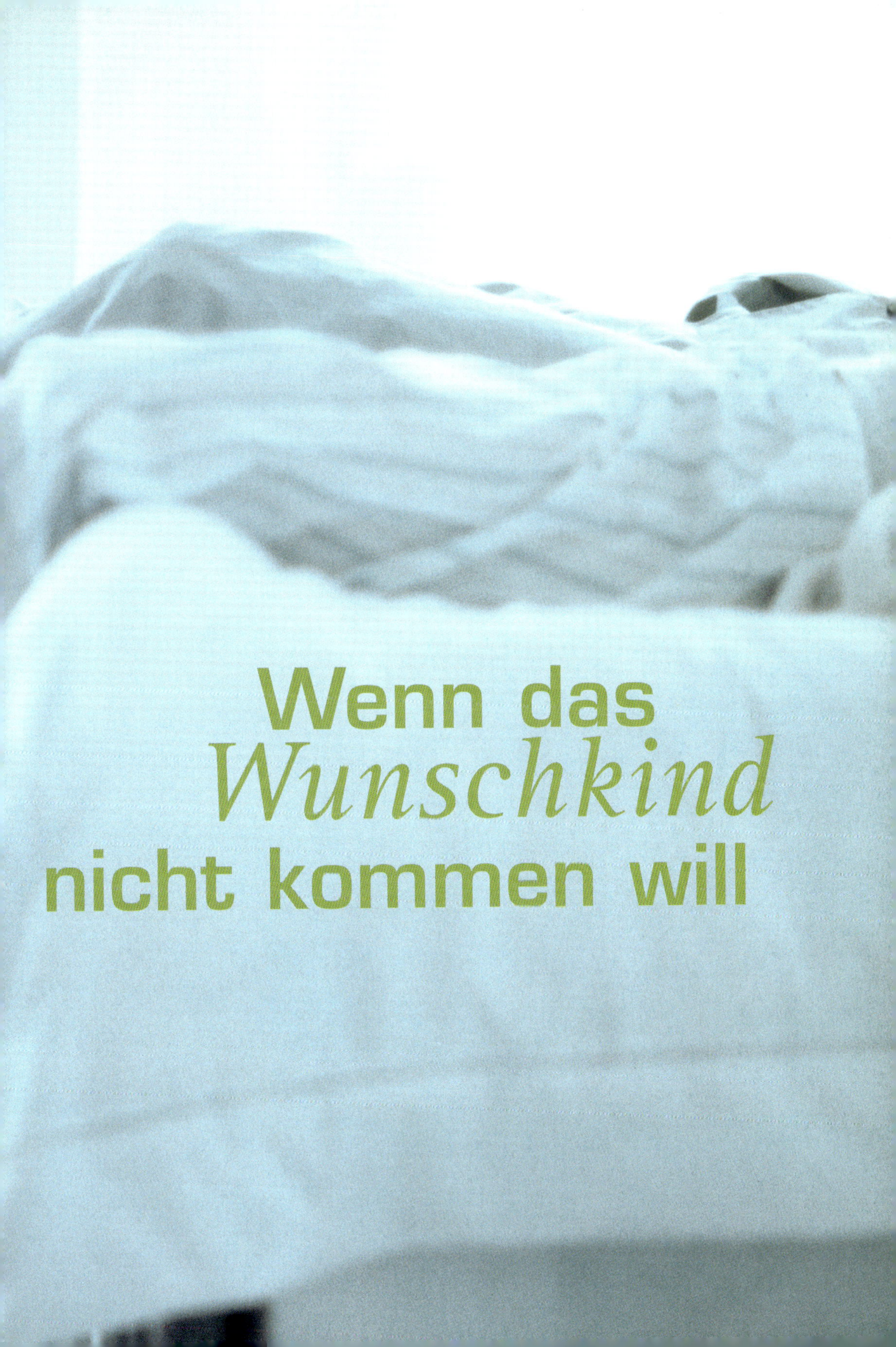

Wenn das *Wunschkind* nicht kommen will

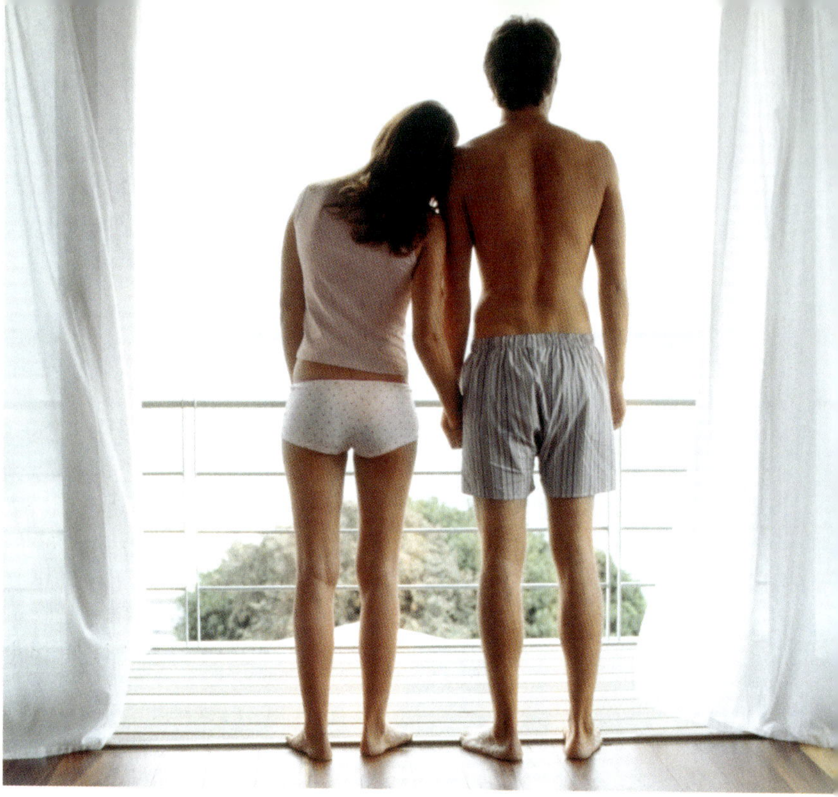

Es klappt einfach nicht

Schwanger werden - die einfachste Sache der Welt. So denken viele Paare und sind überrascht, dass es doch nicht so schnell klappt. Aber es gibt vielfältige Hilfen zum Wunschkind.

Ihre beste Freundin bekommt gerade das zweite Kind, die Kollegin hat Ihnen gerade freudestrahlend mitgeteilt, dass sie schwanger ist. Und Sie haben vor fast zwei Jahren die Pille abgesetzt, sind glücklich mit Ihrem Partner, berechnen die fruchtbaren Tage, haben so oft es geht Sex – und warten dennoch weiter sehnsüchtig auf ein Baby? Dann geht es Ihnen so wie 15 bis 20 Prozent aller Paare in Deutschland, die ungewollt kinderlos sind. Früher wurde die Ursache dafür häufig bei der Frau gesucht, heute weiß man, dass der Grund für die Kinderlosigkeit zu rund 40 Prozent bei der Frau und zu ebenfalls 40 Prozent beim Mann liegt. Beim Rest der Paare bleibt die Ursache im Dunkeln.

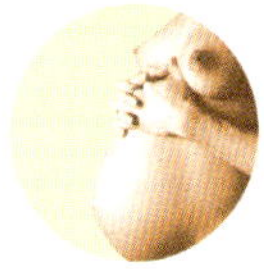

Unfruchtbar oder nicht?

Unfruchtbar – dieses Wort hängt wie ein Damoklesschwert über vielen Partnerschaften. Nach einer Definition der Weltgesundheitsorganisation (WHO) liegt jedoch eine Unfruchtbarkeit erst vor, wenn sich bei einem Paar nach einem Jahr ungeschütztem und regelmäßigem Geschlechtsverkehr keine Schwangerschaft einstellt. Dennoch ist nur jedes fünfte Paar, bei dem nach dieser Definition eine Unfruchtbarkeit festgestellt wird, auch wirklich unfruchtbar. Denn eine absolute Unfruchtbarkeit der Frau bedeutet, dass ihr Gebärmutter, Eierstöcke oder Eileiter fehlen oder ihrer Funktion überhaupt nicht mehr nachkommen. Beim Mann spricht man von einer absoluten Sterilität, also Unfruchtbarkeit, wenn er überhaupt keine Spermien mehr produziert. Das ist eher selten, bei den meisten Paaren liegt eine zeitweise Phase der Unfruchtbarkeit oder eine verminderte Fruchtbarkeit vor. Die Mediziner sprechen hier von einer relativen Sterilität, die behandelt werden kann, so dass die Möglichkeit einer Schwangerschaft dennoch gegeben ist. Übrigens: Ein Drittel der Paare, die als unfruchtbar gelten, werden nach einiger Zeit auch ohne medizinische Hilfe schwanger.

Ursachenforschung

Wenn ein Paar sich dazu entschließt, der vermeintlichen Unfruchtbarkeit auf den Grund zu gehen, ist der erste Weg zum Arzt. Als Frau werden Sie vermutlich Ihren Frauenarzt aufsuchen, Männer können sich an einen Andrologen (Männerarzt) oder Urologen wenden. Wichtig ist, dass immer beide Partner untersucht werden, um einem unnötige Untersuchungen zu ersparen. Zusammen als Paar können Sie sich auch in einer Klinik oder Arztpraxis untersuchen lassen, die sich auf Fertilitätsstörungen spezialisiert hat. Dort wird eine so genannte Sterilitätsdiagnostik durchgeführt. Nach einer gründlichen Anamnese, also Ihrer Vorgeschichte, bei der nach Erkrankungen, Alter, Lebensgewohnheiten und Ihrem Sexualverhalten gefragt wird, werden verschiedene Untersuchungen vorgenommen. Ich habe Ihnen einmal die häufigsten Ursachen für die ungewollte Kinderlosigkeit bei der Frau und beim Mann zusammengestellt.

Ursachen bei der Frau

Störung im Ei-Reifungsprozess: Dies ist die häufigste Ursache bei Frauen überhaupt. Die Eierstöcke arbeiten nur eingeschränkt, ein Eisprung findet häufiger hintereinander nicht statt. Meist liegt das an den wichtigen Steuerungs-Hormonen LH, FSH, Östrogen und Progesteron (auch Seite 14), die entweder in zu geringen oder zu hohen Dosen produziert werden. Manchmal liegt der Sterilität auch ein erhöhter Prolaktinspiegel zugrunde. Dieses Hormon wird eigentlich nur in der Stillzeit produziert und kann im normalen Zyklus dafür sorgen, dass die Eierstöcke ihre Tätigkeit einfach einstellen.

Behandlung: Sind zu hohe oder niedrige Hormonspiegel die Ursache der Kinderlosigkeit, kann beispielsweise mit dem Ovulationsauslöser Clomifen behandelt werden. Es regt die Hirnanhangsdrüse zur Produktion bestimmter Hormone an, die

die Ei-Reifung anregen. Bei einem zu hohen Prolaktinspiegel können Prolaktinhemmer zum Einsatz kommen.

Probleme beim Ei-Transport

Blockaden auf dem Weg zur Gebärmutter können den Spermien das Leben ebenfalls schwer machen. Bei manchen Frauen töten Antikörper im Scheidensekret die Samenzellen einfach ab. Bei anderen verflüssigt sich der Schleim am Gebärmuttermund um den Zeitpunkt des Eisprungs nicht, die Spermien kommen auf ihrem Weg nicht weiter. Das kann zum Beispiel bei einer Entzündung des Gebärmutterhalses der Fall sein.

Behandlung: Sind Antikörper im Scheidensekret schuld, raten Mediziner fast immer zu einer künstlichen Befruchtung. Ist die Konsistenz des Schleimpfropfes durch eine Entzündung beeinträchtigt, muss die Infektion beispielsweise durch Antibiotika behandelt werden.

Schädigungen der Eileiter

Manchmal sind auch zu enge oder zu stark geschlängelte Eileiter schuld daran, dass das Ei auf seinem Weg in die Gebärmutter nicht weiter kommt. Verklebungen, ausgelöst durch Eierstocks- und Eileiterentzündungen können ebenfalls die Ursache sein.

Aber auch Endometriose-Herde (Wucherungen der Gebärmutterschleimhaut), oder Myome (gutartige Tumore der Gebärmuttermuskulatur) können zu einem Verschluss oder einer Verwachsung des Eileiters führen.

Behandlung: Endometriose-Herde, Zysten, Myome, aber auch leichte Eileiterverschlüsse können bei ungünstiger Lage und wenn sie nicht von allein schrumpfen, mittels eines mikrochirurgischen Eingriffs durch den Bauchnabel oder auch per Laser-Technik entfernt werden.

Keine Einnistung in der Gebärmutter:

Wird eine Frau zwar schwanger, kommt es aber wiederholt zu frühen Fehlgeburten, kann das ein Zeichen für eine so genannte Infertilität sein. Der Grund kann darin liegen, dass sich die Schleimhaut der Gebärmutter nicht optimal aufbaut, damit sich das befruchtete Ei dort einnisten und zum ersehnten Baby werden kann. Ein zu niedriger Progesteron-Spiegel kann dafür die Ursache sein.

Behandlung: Liegt als Ursache eindeutig ein zu niedriger Progesteron-Spiegel vor, kann das Hormon in Form von Tabletten oder Zäpfchen ersetzt werden.

Ursachen beim Mann

Beim Mann wird ein so genanntes Spermiogramm erstellt, das Informationen über die Dichte, die Form und die Beweglichkeit der Spermien gibt. Bewegen sich die Spermien ungewöhnlich oder haben beispielsweise zwei Köpfe oder keinen Schwanz, können sie keine Befruchtung durchführen. Je nach Anzahl der defekten Samenzellen kann das eine Befruchtung unmöglich machen oder auch nur einschränken. Die schlechte Samenqualität kann mehrere Ursachen haben:

Hodenhochstand

Normalerweise liegen die beiden Hoden im Hodensack. Das ist wichtig, weil nur bei Temperaturen unterhalb der Körpertemperatur eine optimale Spermienqualität gebildet wird. Liegt ein Hoden außerhalb des Hodensacks, kann das zu einer Schädigung der Samenzellen führen.

offen ...... GESPROCHEN

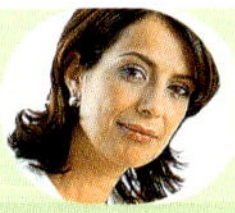

Der künstliche Weg zum Wunschkind kann sehr belastend sein – besonders für die Psyche. Paare, die sich für eine der genannten Methoden entschieden haben, können oft kaum noch spontan leben. Viele führen ein Leben nach dem Terminkalender, der aus Enthaltsamkeit, Sex auf Knopfdruck, ständigen Untersuchungen, Medikamenten, Krankheitsgefühlen und einer immer stärker werdenden Frustration sowie massivem Stress besteht. Auch Schuldgefühle oder Schuldzuweisungen an den Partner kommen vor, die Belastung für eine Partnerschaft ist besonders bei einer erfolglosen Behandlung sehr groß. Wenn Sie und Ihr Partner nicht mehr allein mit diesem Problem zurechtkommen, kann es helfen, sich an eine Selbsthilfegruppe zu wenden oder auch eine Therapie ins Auge zu fassen.

Behandlung: Normalerweise wird dieser Hodenhochstand schon bei kleinen Jungen im Vorschulalter operativ beseitigt, aber auch bei erwachsenen Männern ist dieser Eingriff möglich.

Krampfadern

Krampfadern am Hoden sind gar nicht so selten. Sie führen zu einer Durchblutungsstörung und damit zu einer Überwärmung der Spermien, die die Qualität beeinträchtigt.

Behandlung: Krampfadern können relativ risikolos mit einer eingepritzten Flüssigkeit verödet werden.

Antikörper

Im Sperma von manchen Männern stecken Antikörper, die bei Berührung mit der Scheidenflüssigkeit aktiv werden und zu einer Verklumpung der Samenzellen führen.

Behandlung: Auch hier ist wie beim Vorhandensein von Antikörpern im Scheidensekret der Frau oft nur eine künstliche Befruchtung möglich.

Verschluß der Samenleiter

Bei manchen Männern sind die Samenleiter verschlossen, die Spermien können gar nicht bis zur Eizelle vordringen.

Behandlung: Wenn der verschlossene Abschnitt nicht zu groß ist, kann eine Operation sinnvoll sein.

Hormonell bedingte Sterilität

Auch bei Männern wird die Fortpflanzungsfähigkeit hormonell gesteuert. Eine Disbalance im Hormonspiegel kann daher zu Einschränkungen in der Samenproduktion führen. Das ist jedoch eher selten der Fall.

Behandlung: Hormonpräparate wie Antiöstrogene, Clomifen oder Tamoxifen können die Spermienbildung beeinflussen.

Übrigens: Bei 20 Prozent aller betroffenen Paare lassen sich keine eindeutigen Ursachen für die Unfruchtbarkeit feststellen. Hier kann die Psyche eine große Rolle spielen. Der innere Druck, unbedingt schwanger werden zu müssen, aber auch eine Überbelastung im Job können zu Stress führen. Der wiederum setzt Unmengen von so genannten Stresshormonen wie Adrenalin oder Noradrenalin frei, die dann durch den Körper fluten. Sie können die Funktion von Eierstöcken und Hoden stark einschränken oder sogar komplett stoppen. Hier können Anti-Stress-Übungen (→ auch Seite 188) helfen.

Natürliche Methoden, die helfen können

Falls Sie schon längere Zeit erfolglos versuchen, schwanger zu werden, sollten Sie nicht gleich verzweifeln und sofort mit einer künstlichen Befruchtung liebäugeln. Denn so hilfreich die moderne Reproduktionsmedizin auch sein mag, so belastend ist diese auch für den Körper und vor allem für die Psyche. Mit folgenden natürlichen Methoden helfen Sie dem Wunschkind eventuell auf die Sprünge:

Löffelchen oder Missionar?

Natürlich können Sie theoretisch in jeder Stellung schwanger werden. Doch es gibt Positionen, die es nett mit den Spermien meinen und ihnen den beschwerlichen Weg zum Eileiter erleichtern. Bei der klassischen Missionarstellung dringt der Penis tief in die Vagina ein und bringt so die Spermien relativ nah an den Muttermund heran. Ein Kissen unter dem Po der Frau hebt das Becken noch etwas an und verhindert, dass die Spermien gleich wieder aus der Scheide herausfließen können. Wenn Sie nach dem Sex die Beine an der Wand hochlegen, wirkt das den Gesetzen der Schwerkraft entgegen. Gut geeignet zum Schwangerwerden ist außerdem die Löffelchen-Stellung, bei der Sie auf der Seite liegen und Ihr Partner von hinten in Sie eindringt. Auch bei dieser Position gelangt das Sperma nahe an den Gebärmuttermund. Weniger gut geeignet, um schwanger zu werden, ist Sex im Sitzen oder Stehen, weil das Sperma doch ziemlich rasch wieder aus der Scheide herausfließt. Auch auf Sex in der Badewanne sollten Paare mit bisher unerfülltem Kinderwunsch verzichten. Denn das warme Wasser kann die Qualität der Spermien beeinträchtigen.

Gesünder leben

Wenn Sie sich ein Kind wünschen, sollten Sie Ihre Lebensweise ein kleines bisschen umstellen. Essen Sie frische, möglichst naturbelassene Lebensmittel, Vollkorn- und Milchprodukte. Achten Sie auf ausreichend Jod und Folsäure in der Nahrung, nehmen Sie ruhig täglich ein Kombi-Präparat mit 400 Mikrogramm Folsäure und 200 Mikrogramm Jod ein. Ihr Partner sollte besonders auf die Aufnahme von Vitamin C achten, denn das verbessert die Samenqualität. Denken Sie auch daran, dass sich Alkohol, Kaffee, schwarzer Tee und Nikotin negativ auf die Fruchtbarkeit auswirken können. Und: Nähern Sie sich Ihrem Normalgewicht an. Stärkeres Über-, aber auch Untergewicht wirken sich nachteilig auf Ihre Fruchtbarkeit aus.

Auch eine homöopathische Entgiftung zur Ausschleusung von Schwermetallen und Schadstoffen empfehle ich. Eine Darmsanierung kann das schützende Immunsystem stärken.

Akupunktur, Neuraltherapie, Kinesiologie, Yoga (besonders Luna Yoga) und Homöopathie können ebenfalls helfen.

Auch eine Psychotherapie wirkt unterstützend oder hilft dann, wenn der Nachwuchs nicht kommt, diese Situation zu verarbeiten und gemeinsam neue Perspektiven zu finden. Das ist auch für Ihre Partnerschaft sehr wichtig.

Quer durch Wald und Wiese

Gegen Unfruchtbarkeit können auch verschiedene Kräuter helfen. So reguliert der Frauenmantel den Zyklus und stimuliert die Gebärmutter, Ginsengwurzel hilft, wenn Stress und Hektik das Warten aufs Wunschkind verlängern. Ingwer stärkt traditionell die Fortpflanzungsorgane, Mönchspfeffer kann das Hormongleichgewicht nach Absetzen der Pille wieder herstellen. Wichtig: Lassen Sie sich zur Zubereitung dieser Heilkräuter von einem in Phytotherapie erfahrenen Arzt oder Heilpraktiker beraten, denn die Wirkung einiger Kräuter kann durchaus der von chemischen Medikamenten entsprechen.

So hilft die Schulmedizin

Neben den so genannten konservativen Behandlungsmethoden gibt es verschiedene Methoden der künstlichen Befruchtung: die so genannte homologe und die heterologe Insemination, die In-Vitro-Fertilisation (IVF) sowie die Mikroinjektion. Ich möchte sie Ihnen hier kurz vorstellen:

Homologe Insemination

Wenn der Mann zu wenig Spermien produziert oder die Qualität der Samenzellen schlecht ist und sie deshalb nicht in der Lage sind, den Weg zur Eizelle allein zu bewältigen, kann eine homologe Insemination der richtige Weg sein. Auch bei Antikörpern im Scheidensekret und einem Schleimpfropf am Gebärmuttermund, der sich nicht verflüssigt und die Samenzellen deshalb nicht durchlässt, ist sie oft der einzige Weg zum Kind. Der bestmögliche Zeitpunkt dafür sind 12 bis 24 Stunden vor dem Eisprung. Bei der Behandlung selbst wird das durch Masturbation gewonnene Sperma über einen in den Muttermund eingeführten Plastikkatheter in die Gebärmutter bzw. direkt in den Eileiter injiziert. Das Sperma wurde vorher einem speziellen Trennverfahren unterzogen, das »gute« und »schlechte« Samenzellen voneinander trennt. Der Eingriff erfolgt ohne Narkose, nach einer kurzen Ruhezeit können Sie die Klinik oder Praxis wieder verlassen. Dann heißt es warten, ob es geklappt hat.

Erkundigen Sie sich vorher bei Ihrer Krankenkasse, ob diese die Behandlungskosten übernimmt.

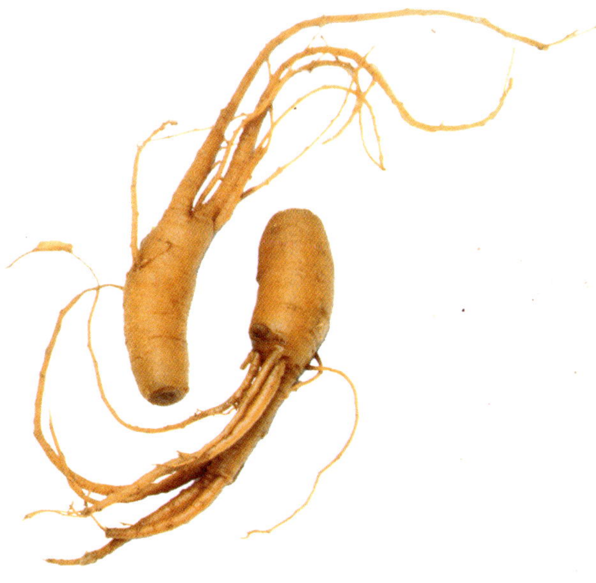

Präparate aus Ginsengwurzeln sorgen für Ruhe und Ausgeglichenheit.

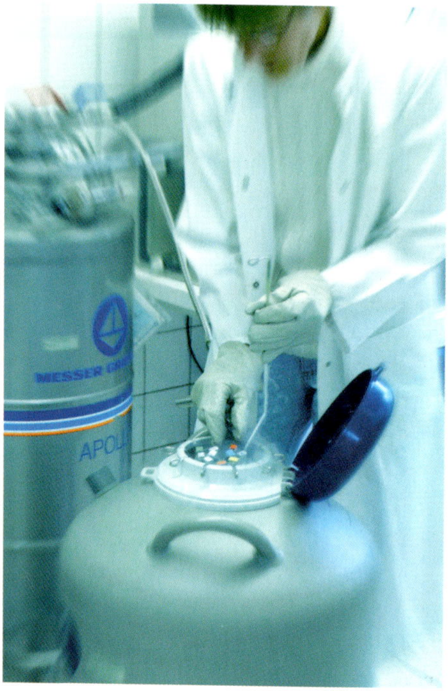

Spermaproben werden eingefroren.

Heterologe Insemination

Bei dieser Methode wird nicht der Samen des Partners, sondern der Samen eines anderen, meist anonymen Spenders verwendet. Der Eingriff ist im Grunde derselbe wie bei der homologen Insemination. Bei Paaren, die sich dazu entscheiden, kann der Mann meist überhaupt keine Samenzellen produzieren oder es besteht das Risiko, dass er eine Erbkrankheit auf das Kind übertragen könnte. Neben der schwierigen Rechtslage (in bestimmten Fällen könnte der genetische Vater zu Unterhaltszahlungen herangezogen werden) sind die psychischen Folgen einer heterologen Insemination oft gravierend. Letztendlich bleibt für die Kinder ihre Herkunft zeitlebens im Dunkeln, da der Arzt keine Auskunft über den Samenspender geben muss. Andererseits ist es für viele Männer nur schwer zu verkraften, ein Kind großzuziehen und zu lieben, dass zwar von ihrer Frau geboren wurde, aber von einem anderen Mann stammt. Die heterologe Insemination wird von den Kassen nicht bezahlt.

In-Vitro-Fertilisation (IVF, »Retortenbaby«)

»In vitro« bedeutet so viel wie »im Glas« und genau dort, nämlich im Reagenzglas, findet die Befruchtung auch statt. Sie kommt zum Einsatz bei operativ nicht zu behebenden Eileiterschäden, aber auch bei Antikörperbildung oder schlechter Spermaqualität. Mittels Punktion werden der Frau dabei unmittelbar vor dem Eisprung Eizellen über die Scheide entnommen, die im Reagenzglas mit den Spermien des Mannes zusammengebracht werden. Jede Eizelle wird mit rund 100 000 Samenzellen zusammengebracht und in einen Brutschrank gestellt. Nach 18 bis spätestens 24 Stunden erkennt man, ob eine Befruchtung stattgefunden hat. Nach rund zwei Tagen werden die befruchteten Eizellen mittels eines Katheters durch die Scheide in die Gebärmutter der Frau eingeführt. Dort sollen sie sich – wie bei einer natürlichen Befruchtung – in den nächsten 14 Tagen einnisten. Pro Transfer dürfen übrigens höchstens drei befruchtete Eizellen eingesetzt werden. Die körperliche und psychische Belastung für eine Frau ist bei der In-Vitro-Fertilisation relativ hoch. Um mehrere Follikel zur Reifung anzuregen, also später auch mehrere Eizellen befruchten lassen zu können, wird der Prozess der Eireifung hormonell beeinflusst. Ab dem zweiten Zyklustag muss die Frau diverse Präparate schlucken, bekommt Spritzen. Ab dem achten Zyklustag muss sie täglich zum Ultraschall oder zur Blutabnahme, damit der Zyklus überwacht werden kann und die Hormonwerte bestimmt werden können. Sind die Follikel ausgereift, kann mit Hilfe des Hormons HCG (Human Corionic Gonatropine) der Eisprung gezielt ausgelöst werden.

Durch die Hormongaben leiden viele Frauen unter Übelkeit, Schwindelgefühlen, Kopfschmerzen oder Gewichtszunahme. Es kann auch zu einer Zystenbildung an den Eierstöcken kommen. Da Ärzte in Deutschland bis zu drei befruchtete Eizellen einsetzen, kommt es bei IVF wesentlich häufiger zu Mehrlingsschwangerschaften mit den entsprechenden Risiken als bei natürlichen Schwangerschaften. Die Chance, mit IVF schwanger zu werden, liegt bei 10 bis 15 Prozent pro Zyklus. Laut einer US-Studie nimmt die Chance bei jedem weiteren Versuch sogar noch weiter ab, liegt nach dem vierten Mal nur noch bei vier Prozent. Daran sollten Sie denken, wenn Sie in Broschüren von Erfolgsraten zwischen 15 und 20 Prozent lesen: Sie beziehen sich lediglich auf das Zustandekommen einer klinischen Schwangerschaft, das heißt, das Ei hat sich in der Gebärmutter eingenistet. Dass daraus auch ein Kind geboren wird, besagt sie nicht.

Die Krankenkasse übernimmt seit dem 1. Januar 2004 bei einer IVF nur noch die Kosten für maximal drei Versuche, außerdem müssen Patientinnen eine Eigenleistung von rund 50 % für die entstandenen Kosten zahlen. Das sind bei der IVF rund 1000 Euro pro Zyklus. Wichtig: Frauen müssen bei Therapiebeginn mindestens 25 und dürfen nicht älter als 40 sein. Der Mann darf bei Therapiebeginn das 50. Lebensjahr noch nicht vollendet haben.

Mikroinjektion

Diese Methode ist die aktuellste in Sachen Reproduktionsmedizin. Sie kommt dann zum Einsatz, wenn die Samenqualität des Mannes so schlecht ist, dass eine Insemination oder eine IVF wenig Sinn machen. Auch hier werden der Frau Eizellen entnommen. Sie werden jedoch nicht im Reagenzglas mit dem Samen zusammengebracht, sondern die Samenzelle wird direkt in die Eizelle injiziert. So braucht das Spermium nicht die Hürde der Eihülle zu nehmen. Die Erfolgsrate ist ähnlich niedrig wie bei der IVF. Erkundigen Sie sich wegen der Kosten bei Ihrer Krankenkasse.

In-Vitro-Fertilisation: Befruchtung im Reagenzglas.

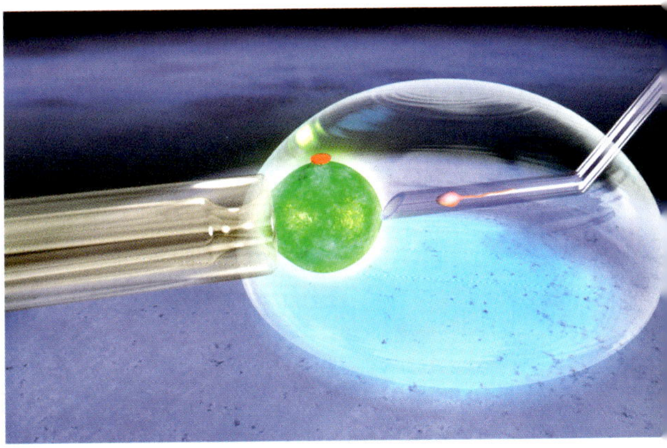

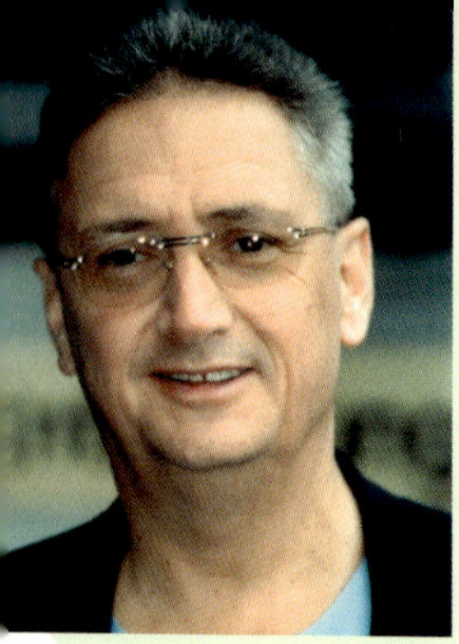

Auch mit 40 noch schwanger?

Universitätsprofessor Dr. med. Ernst Rainer Weissenbacher, Oberarzt an der Frauenklinik Großhadern

Herr Professor Weissenbacher, wie groß ist die Möglichkeit, mit vierzig Jahren schwanger zu werden?

» Ab dem vierzigsten Lebensjahr gibt es leider nur noch eine 5- bis 10-prozentige Chance einer Schwangerschaft. Statistisch ist die Chance zwischen 18 und 35 Jahren am höchsten und nimmt danach ab. Ein Viertel aller Frauen ist heute beim ersten Kind bereits über 30 Jahre alt. Es gibt immer mehr Frauen, die mit vierzig Jahren zum ersten Mal schwanger sind und ohne Probleme ein gesundes Kind zur Welt bringen. Einige Frauen machen zuerst Karriere und erfüllen sich den Kinderwunsch später. Also wenn Frauen den Wunsch haben, mit vierzig schwanger zu werden, sollten sie sich nicht durch Zahlen abschrecken lassen. Zudem wenn sie schon Kinder haben, stehen die Chancen ohnehin besser.

Wie verkraften Frauen mit 40 Jahren eine Schwangerschaft?

» Durchaus gut, wenn die Frauen gesund sind. Meistens sind es gut ausgebildete, gesundheitsbewusste und motivierte Frauen, die in diesem Alter einen Kinderwunsch haben.

Sicherlich handelt es sich medizinisch gesehen um eine so genannte Risikoschwangerschaft, das heißt, die Frauen sollten öfters in der Schwangerschaft zur Vorsorge kommen.

Jeden körperlichen und seelischen Stress sollten sie vermeiden und sich einfach schonen.

Welche Risiken haben diese Schwangerschaften?

» Das Risiko für eine Chromosomenstörung ist erhöht. Mit 35 Jahren liegt das Risiko, ein behindertes Kind zu bekommen, bei einem Prozent, mit 45 bei 5 Prozent. Auch Erkrankungen wie Schwangerschaftsvergiftungen, Fehl- und Frühgeburten sowie Plazentalösungen sind etwas vermehrt.

Brauchen diese Frauen immer einen Kaiserschnitt?

» Nein, durchaus nicht. Einige Frauen wünschen sich einen Kaiserschnitt, um möglichst wenig Risiken während der Geburt für das Kind zu haben. Aber viele Frauen bringen es auf natürlichem Weg zur Welt.

Wichtig ist eine gute Information der werdenden Eltern, dass die Geburt optimal gestaltet werden kann.

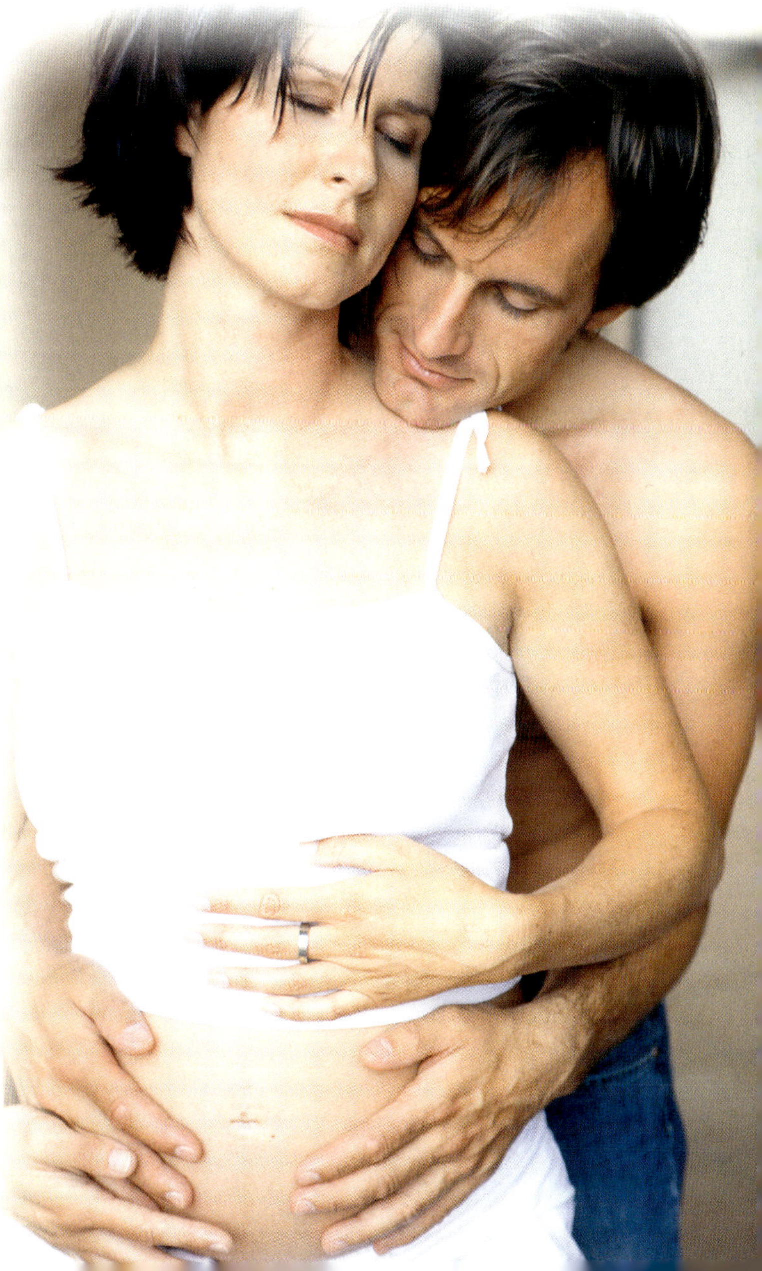

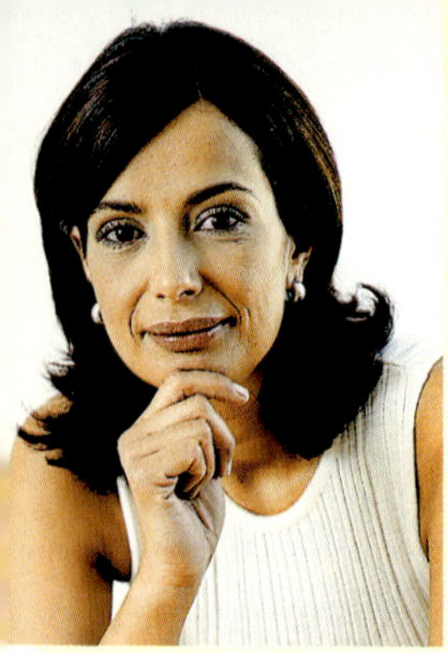

Aus meiner Praxis
Was schwangere Frauen häufig fragen

Dr. Verena Breitenbach ist Fachärztin für Frauenheilkunde mit eigener Praxis in der Nähe von Ulm.

Kann ich während der Schwangerschaft weiter Kaffee trinken?

» Zwei bis drei Tassen täglich schaden dem Kind nicht. Das Koffein durchdringt die Plazenta und hat beim Kind die gleichen Wirkungen wie bei Ihnen. So schlägt zum Beispiel das Herz schneller. Koffein entzieht dem Körper jedoch Kalzium und verringert die Eisenaufnahme, ferner produzieren Sie mehr Urin. Außerdem kann Koffein die Gefühlsschwankungen in der Schwangerschaft verstärken und den Schlaf negativ beeinflussen. Viele Frauen verlieren jedoch automatisch am Anfang der Schwangerschaft die Lust auf Kaffee – eine clevere Maßnahme der Natur. Auf jeden Fall sollten Sie den Kaffeekonsum reduzieren, eventuell entkoffeinierten Kaffee oder besser noch Wasser und Fruchtsäfte trinken. Übrigens gilt das gleiche auch für Schwarztee und Cola. Besser ist es, auch auf diese Getränke zu verzichten.

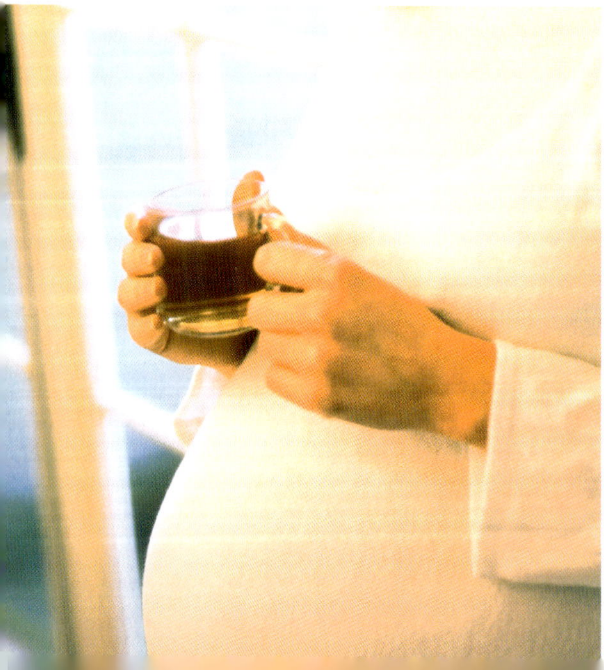

Ich habe am Anfang der Schwangerschaft hin und wieder ein Glas Wein getrunken, weil ich noch nicht wusste, dass ich schwanger bin. Schadet das dem Kind?

» In der Schwangerschaft sollten Sie unbedingt auf Alkohol verzichten, da er schwere körperliche und geistige Schäden beim Kind verursachen kann. Aber die meisten Frauen wissen am Anfang der Schwangerschaft noch nicht, dass sie schwanger sind. Ich kann Sie beruhigen. Es gibt keine Beweise, dass gelegentlicher Alkoholkonsum für den Embryo gefährlich sein könnte. Wenn Sie wissen, dass Sie schwanger sind, sollten Sie auf keinen Fall diese Trinkgewohnheiten beibehalten. Denn der Alkoholspiegel ist beim Kind gleich hoch wie bei Ihnen. Und es braucht länger, ihn wieder abzubauen. Neben den Fehlbildungen kann es auch zu Früh- und Fehlgeburten kommen.

Ich habe vor der Schwangerschaft geraucht, aber sofort aufgehört, als ich wusste, dass ich schwanger bin. Hat das dem Kind geschadet?

» Wenn Sie zu Beginn der Schwangerschaft mit dem Rauchen aufgehört haben, hat das Kind keine erhöhten Risiken. Rauchen Sie weiter, wird die Plazenta schlechter durchblutet und es kann zu schweren Schäden kommen, wie Fehlgeburten, Plazentaablösung, Frühgeburten und Blasensprung. Kinder von Raucherinnen sind kleiner und haben öfter Atemprobleme. Ein plötzlicher Atemstillstand tritt fast doppelt so häufig auf. Auch Atemwegserkrankungen können noch Jahre später auftreten. Außerdem können Raucherbabys an körperlichen und geistigen Defiziten, sowie an Lernstörungen leiden. Sie werden auch eher hyperaktiv.

Ich wurde beim Zahnarzt geröntgt, als ich noch nicht wusste, dass ich schwanger bin. Ist das für das Kind gefährlich?

» Röntgenstrahlen im Kopfbereich sind weit von der Gebärmutter entfernt, außerdem bekommen Sie ja auch noch eine Bleischürze, die die Strahlen reduziert. Selbst Röntgenaufnahmen im Unterleib sind bei einmaliger Anwendung wahrscheinlich nicht gefährlich, da sie fast nie mehr als 10 Gray Dosis haben. Dosen von 50–250 Gray können dem Kind schaden. Trotzdem sollten Sie Röntgenuntersuchungen in der Schwangerschaft möglichst vermeiden.

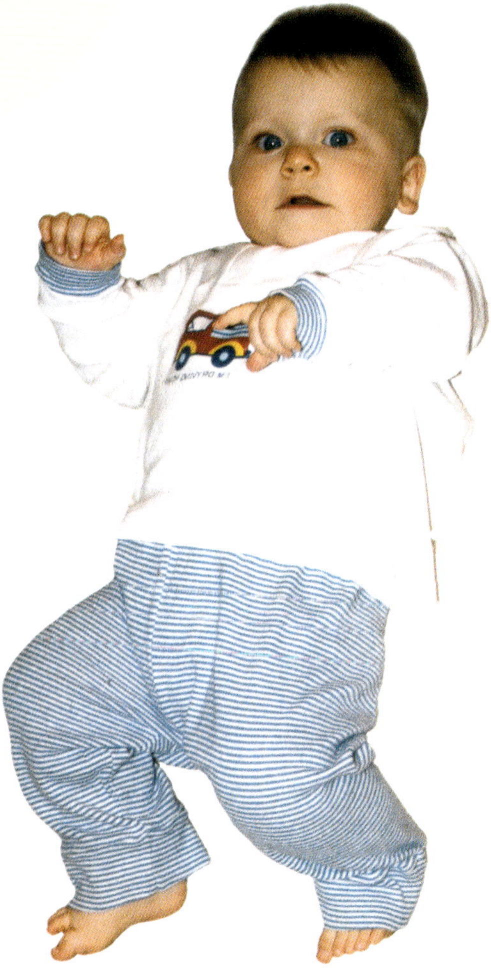

Ein kleiner Mensch – immer wieder ein großes Wunder.

Ich sitze im Büro viel am Computer. Wie gefährlich ist das für mein Kind?

» Momentan gibt es keine Beweise, dass die niedrigen Bildschirmstrahlen zu Schäden beim Kind führen. Aber immer wieder gibt es seit den frühen achtziger Jahren Berichte, die Zusammenhänge zwischen Computerbildschirmen und Schwangerschaftsproblemen andeuten. Machen Sie sich Sorgen, sollten Sie nicht mehr als 20 Stunden pro Woche am Computer arbeiten. Was die Strahlung betrifft, ist es hinter dem Computer gefährlicher als davor, da dort mehr abgestrahlt wird.

Ich arbeite im Management einer Firma und habe viel Stress. Soll ich nun die Abteilung wechseln?

» Es kommt darauf an, wie Sie sich fühlen. Ist der Stress negativ, sollten Sie überlegen, in einen anderen Bereich innerhalb der Firma zu wechseln. Fördert er Sie und Sie fühlen sich wohl, ist es keine Gefahr für die Schwangerschaft. Werden Sie allerdings durch den Stress nervös, haben Schlafstörungen, Depressionen oder Verspannungen, könnte er auch dem Kind schaden.

Finden Sie Entspannungsmethoden, machen Sie Sport, schlafen Sie viel und ernähren Sie sich gesund.

Ganz wichtig: Sprechen Sie das Problem bei Ihrem Chef an. Bestimmt findet sich eine für beide Seiten akzeptable Lösung.

Ich werde bei der Hausarbeit und beim Sport immer schnell müde. Sollte ich besser mit dem Sport aufhören?

» Müdigkeit ist ein Warnsignal, dass Sie und Ihr Kind erschöpft sind. Also hören Sie lieber auf, bevor Sie den müden Punkt erreicht haben und gönnen Sie sich öfter eine Pause. Entspannen Sie, hören Sie Musik, legen Sie die Beine hoch und tun Sie einfach mal nichts.

Wenn Sie nicht mehr als 20 Stunden pro Woche am Computer arbeiten, wird es Ihnen und Ihrem Kind nicht schaden.

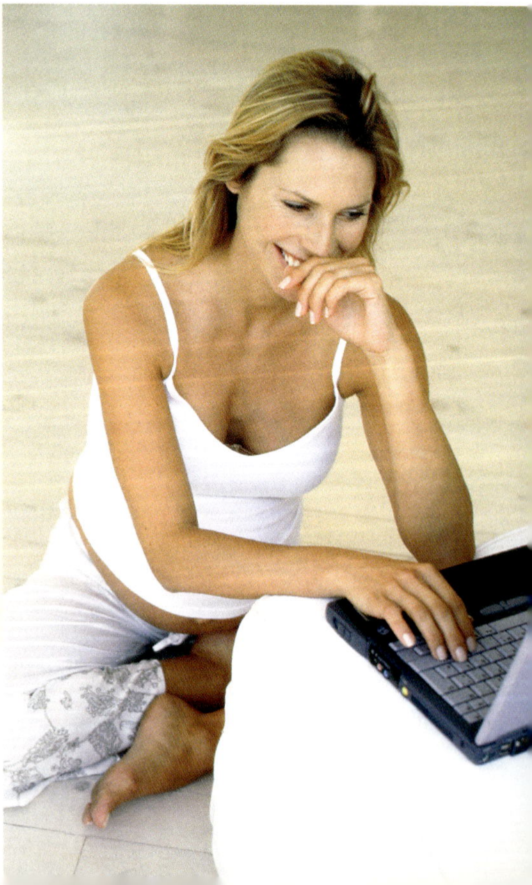

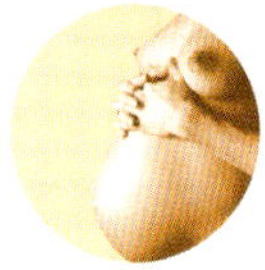

Mein Freund möchte nicht zur Geburt mitkommen. Was soll ich tun?

» Einige, besonders jüngere Männer, haben Angst vor der Geburt. Das erlebe ich in der Praxis immer wieder. Es ist auch verständlich, denn sie wissen nicht, was auf sie zukommt. Manchmal brauchen sie auch Zeit, in die Vaterrolle zu wachsen. Ich empfehle Ihnen aber, jemanden zur Geburt mitzunehmen, sei es eine Freundin, eine Schwester oder die Mutter. Denn liebevolle und vertraute Unterstützung ist bei der Geburt immer gut. Sie fühlen sich dann sicherer und nicht so einsam. So wird auch Ihr Freund entlastet. Viele Männer entscheiden sich übrigens doch noch im letzten Augenblick, bei der Geburt dabei zu sein.

Wenn ich in den Spiegel sehe, bin ich ganz deprimiert – ich bin ja so dick!

» In unserer Gesellschaft herrscht ja fast ein Schlankheitswahn. Da kann eine starke Gewichtszunahme schon deprimieren. Aber: Es besteht doch ein großer Unterschied zwischen den Pfunden, die angefuttert sind und den Kilos, die Sie jetzt zugenommen haben. Das sind doch die schönsten Gründe, denn Sie ernähren ein Baby, das in Ihnen wächst. Sie sind nicht dick, Sie sind schwanger! Und das sollen Sie getrost zeigen.

Die zusätzlichen Zentimeter sind ganz normal und sie verschwinden ja auch bald nach der Geburt Ihres Kindes.

Wenn Sie jedoch eine der Schwangerschaft angemessene Gewichtsgrenze überschritten haben, überdenken Sie Ihre Essgewohnheiten. Vielleicht essen Sie ja für zwei. Sie brauchen ab dem vierten Monat aber nur 2300 bis 2500 Kilokalorien. Das sind ca.300 mehr als Sie sonst, das heißt ohne schwanger zu sein, verbrauchen würden.

Übrigens: Sie können aber auch noch eine Menge tun, damit Sie sich wohl fühlen. Wie wäre es mit einer neuen pfiffigen Frisur, einer schicken Bluse oder einem schmeichelnden Make-up?

Ich habe gehört, dass Schwangere viel Seefisch essen sollen. Stimmt das?

» Ja, das ist richtig. Besonders fette Kaltwasser-Seefische enthalten viel Omega-3-Fettsäuren, die für die Entwicklung des Gehirns Ihres Kindes sehr wichtig sind. Im Gehirn eines Fötus bilden sich pro Minute 250 000 Nervenzellen, bei der Geburt sind es 100 Milliarden Neuronen. Die speziellen Gehirn-Aufbaustoffe kommen direkt von der Mutter, die sie mit der Nahrung aufnimmt.

Neben Seefischen enthält auch Leinöl die wichtigen Fette zum Aufbau des Gehirns.

Schwangerschaft und Geburt rund um den Globus

Schwanger werden

Nach dem Glauben der Aborigines, der Ureinwohner Australiens, hat die alte Erdenmutter alle Kinder auf dieser Welt, die jemals geboren werden sollen, als Geister in der Nähe von Flüssen, Bergen und Höhlen angesiedelt. Hier warten die Kinder nun darauf, in eine vorbeigehende Frau zu schlüpfen. Frauen, die nicht schwanger werden möchten, wird deshalb auch ausdrücklich empfohlen, diese Orte zu meiden.

Die Malaien glauben, dass sich das Leben des Kindes zunächst im Gehirn des Mannes entwickelt. Erst nach 14 Tagen sinkt der entwickelte Fötus zu den Geschlechtsorganen des Mannes ab, um dann während des Geschlechtsverkehrs der Frau zur weiteren Entwicklung übergeben zu werden.

Noch bis zur Mitte des 20. Jahrhunderts glaubten die Bewohner der Trobriand-Inseln im Südpazifik, dass eine Frau beim Bad im Ozean schwanger würde. Der Geschlechtsverkehr bereite sie zwar auf die Empfängnis vor, die eigentliche Befruchtung würde aber durch den Seetang geschehen, der im Wasser schwimmt.

Junge oder Mädchen?

Bei den Newari aus Nepal war man der festen Überzeugung, dass Sex an einem geraden Kalendertag einen Jungen, Liebe an einem ungeraden Tag ein Mädchen hervorbringt.

Bei den Maori in Neuseeland deuten Träume von einem Totenschädel auf ein Mädchen, Träume von Huisa-Federn auf einen Jungen hin.

In Polen sprach man von der bevorstehenden Geburt eines Mädchens, wenn die

Mutter gelbe Flecken im Gesicht hatte. Bei einem Jungen dagegen sah sie besonders gut aus.

Die Serben glaubten an die Geburt eines Mädchens, wenn die Frau die ersten Kinds-bewegungen außer Haus spürte. Fühlte sie die Bewegungen des Kindes das erste Mal zuhause, würde es ein Junge werden.

Im mittelalterlichen Islam aber auch im Europa des Mittelalters galt die Ansicht, dass sich Mädchen auf der linken, »kühlen« Gebärmutterseite, Jungen dagegen auf der rechten »wärmeren« Seite entwickeln.

Mir ist so übel...

Im alten Rom tranken schwangere Frauen, die unter Übelkeit litten, jeden Morgen einen Mix aus Limonensaft, Wasser und Zimt.

Im Elisabethanischen England galt ein Sirup aus Granatäpfeln, Muskat, Aloe Vera, Zimt, Sauerampfer und Wasser als probates Mittel gegen die Schwangerschaftsübelkeit.

Auf Hawaii schwören Schwangere auf Ingwertee.

Asiatische Frauen halten es mit traditionellen Gewürzen und Lebensmitteln.
So greifen schwangere Japanerinnen bei morgendlicher Übelkeit zu Umeboshi-Pflaumen, Chinesinnen kurieren sich mit Ginseng, Bambussprossen, Ingwer und Süßholzwurzel.

Gefahren fürs Baby

In Ostafrika meiden schwangere Frauen heiße Speisen und Getränke. Sie glauben, dass dadurch das ungeborene Kind verbrüht werden könnte.

Die Nyinba in Nepal raten ihren schwangeren Frauen, nicht auf dem Feld zu übernachten, weil dort ein eifersüchtiger Geist das Kind stehlen könnte.

Die Azteken in Mexiko glaubten, dass das Betrachten einer Mondfinsternis zu Missbildungen beim Kind, beispielsweise einer Hasenscharte, führen kann.

Die Bariba in der Volksrepublik Benin glauben, dass sich die Nabelschnur des Kindes um den Hals des ungeborenen Kindes wickeln kann, wenn die Mutter auf dem Rücken schläft.

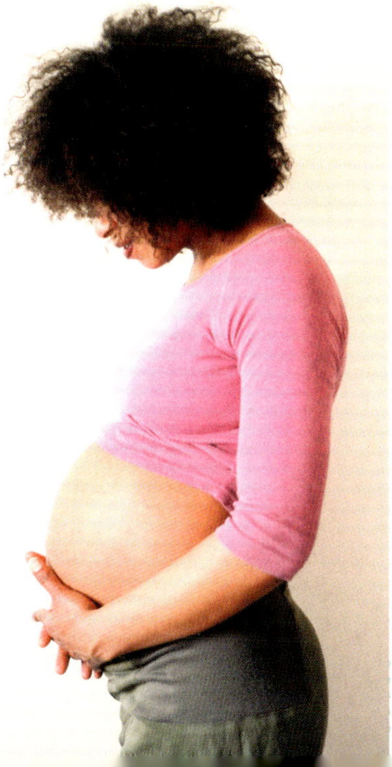

Pflege für Mutter und Kind

Hawaiianische Frauen reiben ihren Bauch täglich mit Kukuinuss-Öl ein, um Schwangerschaftsstreifen zu vermeiden.

Nordamerikanische Indianer-Frauen schwören auf gekochte Gummibaumblätter, die gegen Juckreiz und trockene Stellen helfen sollen.

Malaiinnen verwöhnen sich und ihr Kind durch tägliche Bauchmassagen mit Kokosnuss-Öl.

Der große Moment rückt näher

Im Sudan bereiten sich schwangere Frauen schon ab dem 7. Monat feierlich auf die Geburt ihres Kindes vor. Sie färben sich die Haare mit Henna, binden sich einen geknüpften Lederriemen um die Taille und legen sich auf eine spezielle Hochzeitsmatte aus Palmblättern. Verwandte kommen zu Besuch, verwöhnen die Schwangere mit einem besonders nahrhaften Brei aus Hirse, von dem auch eine Handvoll auf dem runden Bauch verstrichen wird.

In Nordamerika sehr beliebt: der so genannte »Baby-Shower«. Dabei treffen sich Freundinnen, um die Schwangere mit Geschenken fürs Baby, guten Tipps und Ratschlägen zu versorgen.

Die Zulus in Südafrika schmücken den Geburtsraum mit bunten Perlen und Holzschnitzereien. Das soll dafür sorgen, dass das Kind als ersten Anblick in seinem Leben etwas Schönes sieht.

Bei den Maori in Neuseeland kommt das Kind in einem kreisrunden Geburtshaus zur Welt, das ein heiliger Ort ist. Hier hinein dürfen nur bestimmte Personen, und es schützt Mutter und Kind vor den Geistern, die sich gerne am Ort der Geburt versammeln.

Die Kung-Frauen in Botswana ziehen sich dagegen zur Geburt in den Wald zurück. Sie suchen sich eine schattige Stelle und errichten dort eine Art Nest aus weichen Blättern, auf die das Kind fallen soll.

Den Geburtsschmerz lindern

Zulu-Frauen aus Südafrika machen spezielle Atemübungen, die den Geburtsschmerz erträglicher machen sollen. Außerdem liegen sie in einer Hütte mit einem Loch im Dach, durch das sie in der Nacht den Sternenhimmel beobachten können. So versuchen sie, den Schmerz in Richtung der Sterne wegzuatmen.

Indische Frauen denken während der Geburt an eine sich öffnende Lotosblüte, das soll die Öffnung des Gebärmuttermundes unterstützen.

Bei den Indianerfrauen im Hochland von Guatemala ist es üblich, dass eine Hebamme die Schwangere im Dampfbad massiert.

Die Gahuku-Frauen in Neuguinea bringen ihre Kinder traditionell am Flussufer zur Welt. Zur Entspannung blicken sie dabei auf das Wasser, andere Frauen tauchen Tücher in den Fluss und kühlen ihr damit den Rücken, um die Schmerzen zu lindern.

Väter bei der Geburt

Bei den Bang Chan in Thailand lehnt sich die Frau mit dem Rücken gegen den Körper ihres Mannes. Er stützt sie und massiert ihr zwischen den Wehen liebevoll die Brüste und den Bauch.

Bei den Huichol-Indianern saß der Vater während der Geburt auf dem Dach der Hütte über seiner gebärenden Frau. Er hatte sich ein Seil um seine Hoden geschlungen, dessen Ende seine Frau in der Hand hielt.

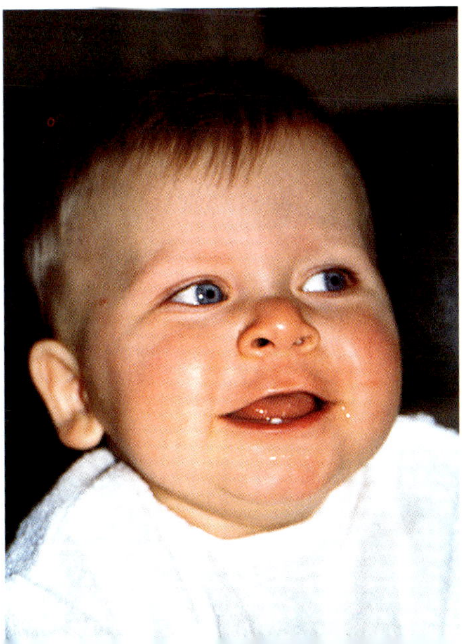

Bei jeder Wehe zog sie an dem Seil, damit er den Schmerz der Geburt mitfühlen konnte.

Im Mittelalter war man auch in Europa der Meinung, dass sich Schmerzen durch das Austauschen der Kleidung übertragen ließen. Während die Frau in den Kleidern ihres Mannes still die Wehen ertrug, wälzte er sich in ihren Kleidern am Boden, schrie und stöhnte, als ob er das Kind zur Welt bringen müsste.

Die Inuit-Männer in der Antarktis sind Vater, Hebamme und Arzt in einem. Sie führen die Entbindung und die Pflege nach der Geburt selbst durch, häufig völlig ohne weibliche Verwandte.

Der große Moment

In Pakistan werden symbolisch in der letzten Geburtsphase alle einengenden Dinge gelöst. So werden alle Fenster und Türen geöffnet, Knoten gelöst, Flaschen entkorkt und Tiere losgebunden. Das soll der Mutter helfen, auch ihr Kind loszulassen und ihm so leichter auf die Welt zu helfen.

Die Kanuri-Frauen auf Borneo sitzen auf einer angewärmten Holzschüssel. Das soll Mutter und Kind gut tun, die Wärme soll für Entspannung sorgen und den Geburtsschmerz erträglicher machen.

Im Sudan wird ein Seil von der Decke herabgelassen. Die werdende Mutter kann sich daran festhalten, wenn sie ihr Kind in der Hocke zur Welt bringt.

Adressen · Internetadressen · Bücher

Adoption

- Bundesverband der Pflege- und Adoptiveltern
Am Stockborn 5–7, 60439 Frankfurt/Main
Tel.: 069/979 86 70
www.pfad-bv.de

- Evangelische Zentralstelle für Fragen der Adoptions- und Pflegevermittlung des Diakonischen Werkes der Evangelischen Kirche Deutschlands
Stafflenbergerstraße 76, 70184 Stuttgart

- Generalbundesanwalt beim Bundesgerichtshof
Bundeszentralstelle für Auslandsadoption -
Adenauerallee 99–103, 53113 Bonn
Tel.: 0228/410-40
E-Mail: haagadopt@bzr.bund.de

Alleinerziehende

- Bundesverband Alleinerziehender Mütter und Väter e.V.
Beethovenallee 7, 53173 Bonn
Tel.: 0228/35 29 95 · Fax: 0228/35 83 50
www.allein-erziehende-online.de

Fehlgeburt/Todgeburt

- Verwaiste Eltern in Deutschland e.V.
Fuhrenweg 3, 21391 Reppenstedt
Tel.: 04131/680 32 32
www.veid.de

Frauengesundheit

- Bundesverband Pro Familia
Stresemannallee 3, 60596 Frankfurt/Main
Tel.: 069/63 90 02
www.profamilia.de

- Arbeitskreis Frauengesundheit in Medizin, Psychotherapie und Gesellschaft e.V. (AFK)
Knochenhauerstraße 20/25, 28195 Bremen
Tel.: 0421/434 93 40 · Fax: 0421/160 49 60
www.akf-info.de

- Dachverband der Frauengesundheitszentren e.V.
Goetheallee 9, 37073 Göttingen
Tel.: 0551/48 70 25 (Mo. bis Fr. 9–12 Uhr)
www.frauengesundheitszentren.de

Frühgeburt

- Bundesverband »Das früh geborene Kind e.V.«
Malplaquetstraße 38, 13347 Berlin
Tel: 01805/87 58 77 (Di., Do. 9–12 Uhr)
www.fruehgeborene.de

- Elternkreis Frühgeborene und kranke Neugeborene Mannheim e.V.
Manfred R. Hetzel
Almenplatz 16, 68199 Mannheim
Tel.: 06203/107 90 86
www.fruehchen.de

Homöopathie

- Homöopathie-Forum e.V.
Grubmühlerfeldstraße 14a, 82199 Gauting
Tel.: 089/89 35 57 65
www.homoeopathie-forum.de

- Deutsche Gesellschaft für klassische Homöopathie
Saubsdorfer Straße 9, 86807 Buchloe
Tel.: 08241/91 16 80
www.dgkh-homoeopathie.de

Mehrlinge

- Internationale Drillings- und Mehrlingsinitiative
Bethlehemstraße 8, 30451 Hannover
Tel.: 0511/215 19 45
www.abc-club.de

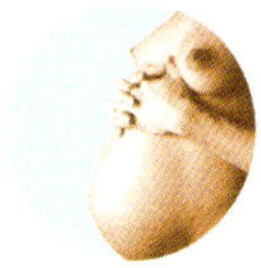

Naturheilverfahren

- Patienteninformation für Naturheilkunde e.V.
Viktoriastraße 13, 12105 Berlin
Tel.: 030/454 18 07 (Mo. bis Fr. 9–12 Uhr)
www.datadiwan.de

- Homöopathie-Forum e. V.
Grubmühlerfeldstraße 14 a, 82199 Gauting
Tel.: 089/893 55 765
www.homoeopathie-forum.de

- Deutsche Gesellschaft für klassische Homöopathie
Saubsdorfer Straße 80, 86807 Buchloe
Tel.: 08241/911 680
www.dgkh-homoeopathie.de

Psychologische Beratung

- Berufsverband Deutscher Psychologinnen und Psychologen
Heilsbachstraße 22, 53123 Bonn
Tel.: 0228/987 31–0

Einen geeigneten Therapeuten vermittelt der

- Psychotherapie Informations-Dienst (PID)
Heilsbachstraße 22b, 53123 Bonn
Tel.: 0228/74 66 99
www.psychotherapiesuche.de

- Deutscher Psychotherapeuten Verband e.V. (DPTV)
Bundesallee 213–214, 10719 Berlin
Tel.: 030/235 00 09–0
www.dptv.de

Psychotherapeuten-Suchdienst unter
www.psychotherapie-liste.de

- Evangelische Telefon-Seelsorge
(rund um die Uhr und kostenlos)
0800/111 01 11

- Katholische Telefon-Seelsorge
(rund um die Uhr und kostenlos)
0800/111 02 22

- Kinder- und Jugend-Telefonseelsorge
(rund um die Uhr und kostenlos)
0800/111 03 33

Schwangerschaft und Geburt

- Gesellschaft für Geburtsvorbereitung Bundesverband e.V. (GfG)
Antwerpener Str. 43, 13353 Berlin
Tel.: 030/45 02 69 20
www.gfg-bv.de

- Bund Deutscher Hebammen e.V. (BDH)
Gartenstraße 26, 76133 Karlsruhe
Tel.: 0721/981 89–0
www.bdh.de

- Bund Freiberuflicher Hebammen Deutschlands e.V. (BFHD)
Kasseler Straße 1a, 60486 Frankfurt/Main
Tel.: 069/79 53 49 71
www.bfhd.de

- Netzwerk zur Förderung der Idee der Geburtshäuser in Deutschland e.V.
Netzwerk Geschäftsstelle
Kaiser-Karl-Ring 25, 53111 Bonn
Tel.: 0228/721 88 98
(Do. 10.30–13.30 Uhr)
www.geburtshaus.de

- Arbeitsgemeinschaft Gestose-Frauen e.V.
Kapellener Straße 67a, 47661 Issum
Tel.: 02835/26 28
www.gestose-frauen.de

- Arbeitskreis Down-Syndrom e.V.
Gadderbaumerstraße 28 a, 33611 Bielefeld
Tel.: 0521/44 29 98
www.down-syndrom.org

- CARA e.V.

Kritische Beratungsstelle zur vorgeburtlichen Diagnostik
Große Johannisstraße 110, 28199 Bremen
Tel.: 0421/59 11 54
E-Mail: Cara-ev@t-online.de

Stillen

• La Leche Liga Deutschland e.V.
Postfach 650096, 81214 München
Tel.: 06851/25 24
www.lalecheliga.de

• Arbeitsgemeinschaft Freier Stillgruppen
Rüngsdorferstraße 17, 53173 Bonn
www.afs-stillen.de

• Schatten und Licht – Krise nach der Geburt e.V.
c/o Bianca Dietrich
Postfach 1106, 67355 Lingenfeld
Tel.: 06344/93 91 73

Ungewollte Kinderlosigkeit

• Bundesverband Reproduktionsmedizinischer Zentren Deutschlands e.V. (BRZ)
Friedrichstraße 50, 10117 Berlin
Tel.: 030/20 65 94 36
Dudweiler Straße 58, 66111 Saarbrücken
Tel.: 0681/37 35 51
(Mo., Mi., Fr. 9–13 Uhr, Di., Do. 9–16 Uhr)
www.repromed.de

• Wunschkind e.V.
Fehrbelliner Straße 92, 10119 Berlin
Tel.: 0180/500 21 66
Fax: 030/69 04 08 38
www.wunschkind.de

• KWID Kinderwunsch-Informationsdienst
Dr. Hamm-Harzer
Bolongarostraße 82
65929 Frankfurt/Main
Tel.: 069/31 40 53 44
www.zwergen-web.de

Verhütung

• Malteser Arbeitsgruppe Natürliche Familienplanung
Kalker Hauptstraße 22–24, 51103 Köln
Tel.: 0221/98 22 01
www.home.t-online.de/home/malteser.nfp

• • Verhütungs-Informations-Zentrum
Bolongarostraße 82
65929 Frankfurt/Main
Tel.: 069/31 40 53 26
(Do. 14–17 Uhr)

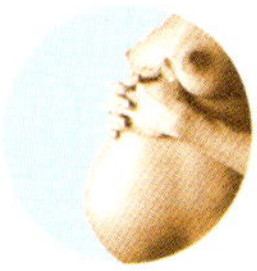

Bücher

Kristin Adamaszek: Tanzen in der Schwangerschaft, Urania: Stuttgart 2002

Christine Ammer: Gesundheitslexikon der Frau, dtv: München 1995

Silke Amthor: Fit für den Bikini, Südwest: München 2002

Anja Beulenbelt/Anke Wevers: Frauen und Alkohol, Rowohlt: Reinbek 1998

Bild Buch: Wenn die Seele Hilfe braucht, Ullstein: München 2000

Verena Breitenbach: Woman. Body & Soul, Heyne: München 2003

Benita Cantieni: Tiger Feeling. Das sinnliche Beckenbodentraining für sie und ihn, Südwest: München 2002

Rüdiger und Margit Dahlke: Der Weg ins Leben, Goldmann: München 2004

Sandra Eberlein: Aquafitness in der Schwangerschaft, Meyer & Meyer: Aachen 2004

Andrea Ernst/Vera Herbst: Kursbuch Frauen, Kiepenheuer & Witsch: Köln 1996

Krista Federspiel/ Ingeborg Lackinger Karger: Kursbuch Seele, Kiepenheuer & Witsch: Köln 1996

Ute Frangenberg: Fatburner – sich schlank essen, Südwest: München 1999

Birgit Gebauer-Sesterhenn/ Dr. Thomas Villinger: Schwangerschaft & Geburt, Gräfe und Unzer: München 2001

Marcus Goldman: Vater & Kind, Bassermann: München 2003

Marion Grillparzer: Fatburner – so einfach schmilzt das Fett weg, Gräfe und Unzer: München 1999

Karin Hertzer/ Rolf-Dieter Hesch: Absolut Frau, Droemersche Verlagsanstalt Th. Knaur: München 2003

Brigitte Holzgreve: 300 Fragen zur Schwangerschaft, Gräfe und Unzer: München 2003

Journal für die Frau: Frauenpower für Powerfrauen, Südwest: München 2000

Ingeborg Lackinger Karger: Frau und Gesundheit, Gräfe und Unzer: München 1998

Susan Love: Das Brustbuch – was Frauen wissen wollen, Limes: München 1996

Prashant Naik: Homöopathie – Ratgeber für Schwangerschaft, Geburt und Stillzeit, Koch Media Verlag: München 1998

Lennart Nilsson: Ein Kind entsteht, Goldmann: München 2003

Gerti Samel: Heilkräuter für die Seele, Ludwig: München 1996

Birgit Sesterhenn: Natürlich verhüten? Aber sicher!, Gräfe und Unzer: München 1999

Ingeborg Stadelmann: Die Hebammensprechstunde, VLG Ingeborg Stadelmann: Ermengerst 2002

Manfred Stauber/ Thomas Weyersthal: Gynäkologie und Geburtshilfe, Thieme: Stuttgart 2001

Ulrich Strunz/ Andreas Jopp: Fit mit Fett, Heyne: München 2002

Ulrich Strunz/ Andreas Jopp: Mineralien, Heyne: München 2003

Christine Wolfrum/ Karin Hertzer: Hauptsache gesund! Das Frauenbuch für Körper und Seele, Mosaik: München 2001

Bezugsquelle der »*Original* Ⓢ® *Aromamischungen*«:
Bahnhof-Apotheke, Bahnhofstraße 12, 87435 Kempten
www.bahnhof-apotheke.de

Sachwörterverzeichnis

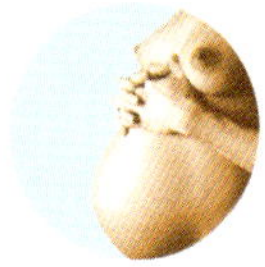

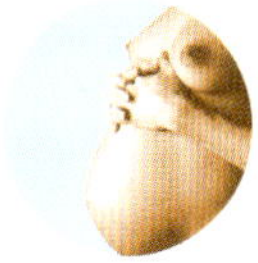

Bildnachweis

Anita Dr. Helbig GmbH, Brannenburg: 86–87 (2x); **Archiv Verlag Gesundheit:** 94,128; **Corbis, Düsseldorf:** 18 (Michael Keller), 142 (T. Steward), 146 (L. Kennedy), 166 (L. Williams), 167 (The Cover Story), 198 u. (A. Shelley); **Gettyimages, München:** 62 re. (D. Young-Wolff); **IFA-Bilderteam, Taufkirchen:** 31, 99 u., 113, 116, 198 o. (IPS), 34–35 (DIAF/SDP), 37 (Imagez), 39 (SIV), 46 (A. Lukas), 59 (Comnet), 99 o. (G.Hartmann), 130, 157 (Int. Stock), 134 u. (BCI), 136 (Tschanz), 153 (Michler), 169 (Vision), 191 (G. Bumann); **Imageshop, Düsseldorf:** Vignette, 51; **jump, Hamburg:** 13, 49, 89, 96–97, 102, 120, 123, 126, 184–185, 186–187 (K. Vey), 81, 122, 163, 164 (A. Falck); **Mauritius, Mittenwald:** 33 (A. Suan), 38 (Kupka), 41, 58, 61 (Pöhlmann), 45 (Seymour), 50, 105 (Stock Image), 63, 84, 88, 95, 111, 170 (AGE), 82 (Wodmann), 115, 168 (Filser), 132 (Power Stock), 144 (Phototheque SDP), 150 (Jiri), 172 (Reinhard), 176–177 (P. Ludwig), 190, 194, 196 (Raith), 210 (Haag + Kropp), 211 (Graf); **MedicalPictures, Köln:** 134 o. (Friedrich), 135 (Schulz-Isenbeck); **Olonetzky Nick, München:** 44, 45 re., 56–57, 66–67; **Sander, Carsten, Hamburg:** 148 **Schedler Wolfgang, Strausberg:** 148, 155, 160, 180; **Schüler, Ina, Berlin:** 215, 221; **Südwest Verlag, München:**40, 71, 74, 75 (Antje Plewinski); **Wilhelm Heyne Verlag, München:** Portraits V. Breitenbach (N. Olonetzky), 72–73, 101 (A. Plewinski); **Zefa, Düsseldorf:** 8–9, 17, 36, 108–109,112, 137, 138–139, 201, 213 (A. Inden), 10 (M. Moellenberg), 25, 79, 178, 192, 202–203 (Masterfile), 28, 149, 179 (P. Leonard), 54, 76, 173 (Creasource), 62 li., 68–69, 165, 204, 216 (Grace), 70, 110, 117 (Emely), 74 li. (M. Jepp), 80 (A. Scott), 85, 152 (A. Green), 91 (M. Sandkühler), 92, 98 (A. Scott), 99 li. (H. Benser), 104 (C. Artmann), 106 (S. Hammid), 114 (Cloud Nine Productions), 124 (Benelux), 140 (O. Pelzer), 209 (T. Reed), 219 (Golvezo)

Umwelthinweis:
Dieses Buch wurde auf chlor- und säurefreiem Papier gedruckt.

Originalausgabe

Copyright © 2004 by Wilhelm Heyne Verlag, München,
in der Verlagsgruppe Random House GmbH
www.heyne.de

Die Verwendung der Texte und Bilder, auch auszugsweise, ist ohne Zustimmung des Verlages urheberrechtswidrig und strafbar. Das gilt auch für Vervielfältigungen, Übersetzungen, Mikroverfilmungen und die Verbreitung mit elektronischen Systemen.

Redaktion und Projektleitung: Gudrun Jänisch
Bildredaktion: Gabriele Feld
Layout: Katharina Schweissguth, München
Umschlaggestaltung: Martina Eisele, Grafik-Design, München
Umschlagfotos: Camera Press/Picture Press/Richard Stonehouse
und Marina Rath (Rückseite)
Satz und Lithos: LVD GmbH, Berlin
Druck und Verarbeitung: Offizin Andersen Nexö, Leipzig
Printed in Germany

ISBN: 3-453-87745-4

Danksagung

Herzlichen Dank all jenen, die mich bei der Erstellung des Buches tatkräftig unterstützt haben: den Mitarbeitern des Verlages und meinen Mitarbeiterinnen der Praxis, die mir oftmals den Rücken frei gehalten haben. Besonderer Dank gilt meinen Patientinnen, die mir ihr Vertrauen schenken. Ganz lieben Dank auch meinen Freunden Waltraud und Axel Dengler, Dagmar Schlegel, Tatjana Anderer, Dr. Sabina Teige-Singer und Barbara Ostojic. Last but not least ein großes Dankeschön an meine Eltern und meinen Bruder, die immer an meiner Seite standen.

Wichtiger Hinweis

Die Ratschläge in diesem Buch sind von Autorin und Verlag sorgfältig erwogen und geprüft. Sie bieten jedoch keinen Ersatz für kompetenten medizinischen Rat. Jede Leserin und jeder Leser ist für sein eigenes Handeln selbst verantwortlich. Alle Angaben in diesem Buch erfolgen daher ohne jegliche Gewährleistung oder Garantie seitens des Verlages oder der Autoren. Eine Haftung der Autoren bzw. des Verlages und seiner Beauftragten für Personen-, Sach- und Vermögensschäden ist ausgeschlossen.